# 社区慢病

## 中西医康复治疗和预防调养

主编 陈碧华 杨芸峰 周鹏

U0295246

上海交通大学出版社
SHANGHAI JIAO TONG UNIVERSITY PRESS

## 内容提要

　　本书选择社区康复医学常见的、有中医药治疗特色的 20 种慢病,包括神经、肌肉骨骼、心肺、内分泌等疾病的中西医结合康复。通过系统评价的方法,理论与实践相结合,既从现代康复角度介绍了这些病种的定义、流行病学、诊断、康复治疗,又重点介绍了中医相关术语、病因病机和中医特色疗法,并阐述相关的社区预防和调养。本书立足社区临床,侧重康复治疗,突出中医特色,可供广大中西医医师、康复医师、治疗师参考阅读,也可供对相关内容感兴趣的普通读者阅读参考。

## 图书在版编目(CIP)数据

　　社区慢病中西医康复治疗和预防调养/陈碧华,杨芸峰,周鹏主编.—上海:上海交通大学出版社,
2024.11—ISBN 978 - 7 - 313 - 31826 - 8

　　Ⅰ.R4

　　中国国家版本馆 CIP 数据核字第 20241V8X51 号

## 社区慢病中西医康复治疗和预防调养
SHEQU MANBING ZHONGXIYI KANGFU ZHILIAO HE YUFANG TIAOYANG

主　　编:陈碧华　杨芸峰　周　鹏

| | | | |
|---|---|---|---|
| 出版发行:上海交通大学出版社 | 地　　址:上海市番禺路 951 号 |
| 邮政编码:200030 | 电　　话:021 - 64071208 |
| 印　　制:上海锦佳印刷有限公司 | 经　　销:全国新华书店 |
| 开　　本:710mm×1000mm　1/16 | 印　　张:14.25 |
| 字　　数:239 千字 | |
| 版　　次:2024 年 11 月第 1 版 | 印　　次:2024 年 11 月第 1 次印刷 |
| 书　　号:ISBN 978 - 7 - 313 - 31826 - 8 | |
| 定　　价:68.00 元 | |

# 编委会名单

**主　编**

陈碧华　杨芸峰　周　鹏

**副主编**

邓佳南　左文英　林其意　陈国蓉　魏百川

**编　委**

（按姓氏汉语拼音排序）

丁宏娟　冯　洁　牛敬敬　秦　杰　单园菲

王　丹　王晓琴　谢　雯　薛　斌　薛　薇

杨　蓝　翟国华　张佳丽　张　妤

　　在当今社会,慢病已成为影响人类健康的主要疾病负担。随着人口老龄化和生活方式的改变,社区慢病防治工作显得尤为重要。社区是实施慢病管理的主要场所,中西医结合是慢病管理的有效手段。《社区慢病中西医康复治疗和预防调养》一书的出版,正是在这样的背景下应运而生,旨在为社区医疗工作者和患者提供一个全面、实用的康复治疗与预防调养的参考书。

　　中西医结合是现代医学发展的重要趋势之一,符合广大居民和慢病患者对健康管理与疾病诊疗的需求。在慢病的康复治疗和预防调养中,中西医结合能够发挥各自的优势,互补不足。中医强调整体观念和辨证施治,注重通过调整人体的阴阳平衡来达到治疗目的,而西医则侧重于疾病的生物医学机制和精准治疗。在基层医疗卫生服务中,两者有机结合,不仅可以提高治疗效果,还能减少药物不良反应,提升患者的生活质量。

　　社区预防与调养的优势在于其贴近居民生活,能够提供持续、个性化的医疗服务。社区医疗机构在慢病管理中扮演着"守门人"的角色,通过早期识别、及时干预和长期跟踪,可以有效控制慢病的发展,减少并发症的发生。此外,社区调养注重患者教育和自我管理能力的提升,这对于慢病的长期控制至关重要。

　　本书详细介绍了中西医结合在社区慢病康复治疗和预防调养中的应用,系统介绍了慢性筋骨病、心肺疾病、内分泌及代谢疾病,尤其关注女性、儿童和老年人的社区常见慢病的中西医康复评估、治疗与预防调养等内容;不仅阐述了中医的辨证施治、中药方剂、针灸推拿等特色疗法,而且介绍了现代医学的药物治疗、营养指导、运动康复等整合性医疗方法。

　　本书读者涵盖社区医生、护士、康复治疗师以及慢病患者。对于医疗工作者来说，可为其提供科学、系统的中西医结合康复治疗与预防调养相关知识和技能；对于患者而言，可为其提供实用的自我管理方法和生活调养建议，帮助他们更好地控制病情，提高生活质量。

　　《社区慢病中西医康复治疗和预防调养》一书的出版，既为中西医结合在社区慢病康复治疗与预防调养领域的深入发展起到了很好的推动作用，也为社区医疗工作者和患者提供了一本宝贵的参考书。我们期待本书能够助力社区慢病防治工作，提升大众健康水平。

于德华

同济大学附属杨浦医院全科学科带头人

上海市全科医学临床质量控制中心主任

上海市全科医学与社区卫生发展研究中心主任

2024 年 8 月

# 序 二

在上海，政府对于慢病的中西医结合康复与预防保健给予了高度重视，制定了一系列的政策与措施。这些政策旨在通过提高社区卫生服务的可及性和质量，从根本上改善居民的健康状况，打造一个更加健康、活力的城市环境。具体措施包括加强社区卫生服务中心的建设，提升基层医疗机构医护人员的服务能力和水平，以及通过多方位、多渠道、多形式的宣传，推广健康生活方式的教育活动等。上海正努力构建一个全面覆盖、高效运行的慢病康复与预防保健体系，鼓励各级医疗机构、社区组织、企事业单位以及科研机构之间的紧密合作，共同开展慢病防治项目，分享最新的研究成果和实践经验。这种跨领域、跨部门、跨机构的合作模式，不仅有助于提升慢病康复与预防的整体效果，还能促进医疗资源的优化配置和合理利用。

本书汇聚中西医康复领域的专家学者和一线医务工作者的智慧与经验，系统阐述了慢病的中西医结合康复治疗方法和预防调养策略。它不仅详细介绍了中医的针灸、推拿、中药等传统疗法在慢病康复中的应用，还深入探讨了西医的物理治疗、药物治疗以及心理干预等方式的有效性。更重要的是，本书编写团队将理论与实践紧密结合，通过丰富的案例分析和实用的操作指南，为广大医务工作者、社区健康管理者、家庭护理人员及慢病患者提供了科学、全面、易懂的康复指导。另一大亮点在于其强调"预防为主，防治结合"的理念。不仅关注慢病的治疗，更重视疾病的预防和调养，倡导通过合理膳食、适量运动、心理调适等生活方式干预，来降低慢病的发生率和复发率。这种全覆盖、多层次的康复模式，为慢病的防治工作提供了新思路、新方向。

上海社区慢病的康复与预防,亟需社会合力与长期投入。期许《社区慢病中西医康复治疗和预防调养》一书,能助力提升本市慢病防治水平,精进社区康复服务质量,推动科研创新,为民众健康福祉添砖加瓦。

王爱芬

上海市残疾人康复协会会长

2024 年 10 月

# 前　言

慢病是威胁人类健康的重要挑战之一,其高发病率、长病程及复杂的病因机制,不仅给患者个人带来了沉重的身心负担,也对家庭、社区乃至整个社会造成了深远的影响。面对这一严峻形势,如何有效地进行慢病的康复治疗与预防调养,成为医疗界和社会各界共同关注的焦点。

传统医学与现代医学在慢病管理领域各有千秋,而中西医结合的康复治疗模式,正逐渐展现其独特的优势与潜力。中医强调"辨证论治""整体观念"和"治未病"的思想,注重调节人体内在平衡,通过中药、针灸、推拿、食疗等多种手段,达到防治疾病、促进康复的目的。而现代医学则以精准的病理诊断和高效的药物治疗手段著称,两者相互融合,可以形成更为全面、个性化的治疗方案。

社区作为慢病防治的前沿阵地,其重要性不言而喻。社区慢病管理不仅关乎患者的健康恢复,更涉及疾病的预防、早期发现与干预,以及患者长期的生活质量与社会功能恢复。因此,将中西医结合的康复治疗与预防调养理念引入社区,对于提升慢病管理水平、减轻患者负担、促进社会和谐具有重要的意义。

本书正是基于这一背景应运而生。全书旨在深入探讨中西医结合在社区慢病康复治疗中的具体应用策略,以及如何在社区层面实施有效的预防调养措施。通过分析慢病的特点与病因机制,结合中西医治疗的优势与不足,提出一系列科学、实用、可操作的康复治疗方案和预防调养策略。

本书内容涵盖慢性筋骨病、心肺疾病、内分泌及代谢疾病、女性健康、儿童疾病、老年疾病等常见社区慢病的中西医康复评估、治疗与预防调养方法,不仅详细介绍了中医的辨证施治、中药方剂、针灸推拿等特色疗法,还融入了现代医学的药物治疗、营养指导、运动康复等先进手段。本书的出版与推广,能够为广大医疗工作者、社区健康管理人员及慢病患者提供有益的参考与指导,推动中西医结合在慢病康复治疗与预防调养领域的深入发展与应用,为提升全民健康水平、构建健康社会做出积极贡献。

本书编委会

2024 年 7 月

# 目 录

# 第一章

# 社区慢病中西医康复概述

## 第一节　社区慢病中西医康复的概念和意义

### 一、社区慢病

#### (一) 概念

社区慢病即社区慢性非传染性疾病,是对一类起病隐匿、发展缓慢、病程长且病情迁延不愈,缺乏确切的传染性生物病因证据,病因复杂且有些尚未完全确认的疾病的概括性总称。这些疾病主要涉及循环、呼吸、运动、泌尿生殖、内分泌、消化等系统以及代谢和营养,可涉及不同年龄段的患者。慢性病简称"慢病",其危害主要是造成脑、心、肾等重要脏器损害,易造成伤残,影响劳动能力和生活质量,且医疗费用极其昂贵,增加了社会和家庭的经济负担。

#### (二) 影响因素

社区慢病的发生可能由多种因素导致,主要可归结为以下几个方面。

1. **不良的生活习惯**　生活方式对慢病的发生也有重要影响。不良的生活方式包括缺乏运动、不健康的饮食、吸烟、饮酒等,这些因素可能导致个体患上慢病的风险增加。

2. **遗传因素**　慢病发生与遗传因素密切相关。一些基因变异和家族史可能导致个体更容易患上某些慢病。例如,高血压、糖尿病等常见慢病在家族中具有明显的聚集现象。某些基因变异可能导致人体对胰岛素反应降低,进而引发糖尿病;而另一些基因变异则可能增加血压升高的风险,导致高血压。

3. **环境因素**　环境污染、不良饮食等因素也可能对慢病发病产生影响。例如,长期暴露于空气污染的环境中,或者长期摄入不健康的食物,都可能增加患慢病的风险。

**4. 社会心理因素** 现代生活节奏快、工作压力大，许多居民在快速的工作节奏和生活压力下，有较大的心理压力。长期的心理压力不仅影响人的精神状态，而且可能对身体健康产生负面影响，增加患慢病的风险。

**5. 病毒感染** 某些慢病，如肝炎、艾滋病等，与病毒感染有关。这些病毒可能通过感染人体细胞并潜伏在体内，长期积累而导致疾病发生。

## 二、社区康复

世界卫生组织对社区康复概念的最早描述为：利用优质的社区资源为残疾人提供卫生保健和康复服务，尤其在低收入国家。而康复医学所涉及的不仅是患者本身，还包括其周遭的家庭及社会环境，这就要求患者、家庭及所在社区共同参与康复服务计划的制订与实施。2004 年，国际劳工组织、联合国教科文组织和 WHO 出版了第一部《社区康复联合意见书》，将社区康复重新定义为：是一项通过残疾人及其家属、社区、政府和社会各界力量在医疗、教育、职业、社会和其他服务等方面提供康复服务保障，共同促进社区康复项目的开展，以实现缓解贫困、残疾人享有机会平等的康复资源、社会融入等的社区康复总体发展的战略措施。2010 年版的《社区康复指南》中依然沿用 1994 年和 2004 年版的《社区康复联合意见书》中对社区康复的定义。社区康复或称基层康复，是指依靠社区本身的人力资源，建设一个由社区领导、民政人员、卫生人员、社团、志愿者、残疾者本人及其家属参加的社区康复系统，在社区进行残疾普查、预防和康复工作，使分散在社区的残疾者得到基本康复服务；为残疾人提供医疗康复、教育康复、职业康复、社会康复等方面的服务，从而帮助残疾人恢复身体功能、提高生活质量、融入社会。社区康复与机构康复相结合，形成了全面、有效的康复服务体系。

## 三、社区慢病康复

### （一）概念

社区慢病康复是针对社区常见慢病的一个综合性的康复过程，通过一系列的康复措施，帮助患者恢复身体功能、改善生活质量，并防止疾病进一步恶化。在康复过程中，康复训练是核心环节。这通常包括运动疗法、心理治疗、药物治疗等,根据患者的具体情况,制订个性化的康复方案。运动疗法可以帮助患者改善身体功能,提高身体素质;心理治疗则侧重于减轻患者的心理压力,帮助他们保持积极的心态;药物治疗则根据医生的建议,合理使用药物以控制病情。

除了康复训练外,患者在日常生活中也需要注意养成良好的生活习惯。这包括保证充足的休息,避免熬夜和过度劳累;在饮食方面,应保持清淡,多摄入富含蛋白质的食物,如瘦肉、鸡蛋、牛奶等,避免食用辛辣和刺激性食物。此外,戒烟和限酒也是非常重要的。社区慢病康复还需要注重患者的心理调护。由于慢病的病程往往较长,患者容易出现焦虑、抑郁等不良情绪。因此,医护人员和家属应给予患者足够的关心和支持,帮助他们保持积极的心态,增强战胜疾病的信心。在康复过程中,患者还需要定期复查,监测身体的恢复情况。医生会根据患者的具体情况,调整康复方案,确保康复效果最佳化。

总之,社区慢病康复是一个综合性的过程,需要患者、医护人员、家属和社会各界的共同努力。通过个性化的康复方案、良好的生活习惯、心理支持以及定期复查,患者可以有效地控制病情,提高生活质量,享受更加健康的生活。

**(二) 重要性**

1. **有助于提高患者的生活质量**　慢病患者往往面临身体功能下降、生活质量降低等问题。通过康复治疗和护理,可以帮助患者恢复或改善身体功能,提高生活自理能力,减轻疼痛和不适,更好地融入社会和家庭,享受更加健康、有质量的生活。

2. **有助于预防和控制疾病的进一步恶化**　慢病患者往往需要长期的治疗和护理,如果不及时进行有效的康复干预,病情可能会进一步恶化,导致更严重的后果。通过康复治疗和护理,可以延缓疾病的进展,减轻病情,防止并发症发生,降低患者再次入院的风险,减轻医疗负担。

3. **有助于提高社区居民的健康意识和健康素养**　通过开展康复知识宣传、健康教育等活动,可以让居民了解慢病的危害和康复的重要性,掌握一些基本的康复技能和健康生活方式,提高自我保健能力,预防慢病发生。

4. **是构建和谐社会的重要一环**　慢病患者康复需要家庭和社会的支持和帮助。通过社区慢病康复工作,可以加强社区与居民的联系和互动,增强社区的凝聚力和向心力,营造和谐、健康、积极向上的社区氛围。

## 四、社区慢病中西医结合康复

### （一）中西医结合康复的必然性

中医和西医在康复理论和方法上各有特色和优势，但各自也存在一定的局限性。中医注重整体观念和辨证施治，强调阴阳平衡和脏腑功能调理，但在某些疾病的诊断和治疗上可能缺乏精确性。而西医则依赖现代科技手段，如影像学、病理学检查等，对疾病进行精确定位和定性，但在治疗慢病或调整身体整体功能上可能显得力不从心。因此，将中医和西医的康复方法相结合，可以优势互补，提高康复效果。

随着现代社会的快速发展，人们对健康的需求日益增加，对康复治疗的期望也越来越高。中西医结合康复能够提供更全面、个性化的治疗方案，以满足不同患者的需求。中医的食疗、推拿、针灸等非药物疗法，结合西医的物理治疗、运动疗法等，可以为患者提供多元化的治疗选择，提高患者的康复体验和满意度。

中医和西医在预防疾病和健康管理方面也有着共同的目标。中医强调"治未病"，注重通过调整生活方式、饮食习惯等预防疾病的发生；而西医则通过定期体检、疫苗接种等方式进行疾病的早期预防和干预。中西医结合康复可以更好地实现疾病预防和健康管理的目标，提高社区居民的整体健康水平。

总之，中西医结合康复的必然性在于其能够充分发挥中医和西医的优势，弥补彼此的不足，提供更全面、个性化的康复治疗方案，满足现代社会对健康的需求。同时，中西医结合康复也是医学发展的必然趋势，有助于推动康复医学的进步和发展。

### （二）社区慢病中西医康复的意义

社区慢病康复对于提高患者的生活质量、预防和控制疾病恶化、提高居民健康素养，以及构建和谐社会等方面都具有重要意义。因此，应加强对社区慢病康复工作的重视和投入，为慢病患者提供更好的康复服务和支持。社区慢病中西医康复将中医和西医的康复理念和方法相结合，为患者提供更为全面、个性化的康复服务，从而更好地满足社区慢病患者的需求。

中医的康复方法注重整体观念和个体化治疗，通过望、闻、问、切四诊合参，全面了解患者的病情和体质状况，注重个体差异，根据患者的体质和病情制订个性化的康复方案,能够更好地适应慢病患者的复杂病情和多样化需求。中医依据患者的体质、病情和环境等因素进行辨证施治,常用的康复治疗方法包括针灸疗法、推拿按摩、中药疗法、气功疗法和饮食疗法等。其中针灸疗法通过刺激穴位来疏通经络;推拿按摩则通过手法促进气血流通,舒筋活络,缓解肌肉紧张;中药疗法使用中药调节气血和脏腑功能;气功疗法通过调整呼吸和气息来平衡身心;饮食疗法则通过调整饮食来改善营养和代谢。中医康复更强调调整人体的阴阳平衡和脏腑功能,这不仅有助于缓解患者的疼痛和不适,改善患者的身体功能和症状,促进患者身体的康复,还能提高患者的生活质量。

西医的康复方法侧重精准诊断和治疗,包括专业评估及物理疗法、运动疗法、作业疗法等现代康复技术,通过现代科技手段以改善患者的身体功能,增强肌肉力量,提高生活自理能力。例如,作业疗法通过针对性的训练措施帮助患者恢复生活自理能力;微波治疗利用微波热量对局部组织加热,促使组织坏死,有助于去除病变组织;运动疗法则通过适当的运动恢复患者的肢体功能。此外,西医还注重通过药物、手术等方式控制慢病的进展,减少并发症发生。西医康复方法的应用可以让患者的疾病得到及时、有效的控制,为患者康复提供有力的保障。

将中医和西医的康复方法相结合,可以充分发挥各自的优势,形成互补效应,这是我国康复医学的优势和特色。西医康复医学重点作用于肌肉骨骼及神经系统,通过专业评估,侧重于病理诊断和药物治疗,能够迅速控制病情,并综合运用各种手段改善机体的功能状态。而中医康复的功能训练则充分体现了"整体观念""辨证论治""形神合一"以及"治未病"等中医思想,强调阴阳平衡和调理脏腑功能,着重追求生理和心理的平衡以促进康复。将两者有机融合,用于社区慢病康复,可以充分发挥两者的优势,为患者提供更全面、个性化的治疗方案。

在预防和调理方面,中医注重疾病的预防和调理,通过调整体质和生活习惯,提高机体的抵抗力和自愈能力,预防疾病的发生和复发。西医也重视预防医学,通过健康教育方式降低慢病的发病率。

社区慢病的中西医结合康复是一个综合治疗的过程,旨在帮助患者恢复身体功能,提高生活质量,并防止疾病进一步恶化。这种康复方法结合了中医和西医的理论和实践,不仅可以提高康复效果,缩短康复周期,有效控制病情,提高生活质量,帮助患者回归正常的生活,还能减轻患者的经济负担。此外,中西医结合康复还有利于提高社区居民的健康意识和健康素养,促进健康行为形成;有助于完善社区医疗服务体系,提升社区医疗服务水平,满足居民对高质量医疗服务的需求;有助于推动康复医学领域的创新和突破。因此,社区慢病中西医康复具有深远的意义和价值,值得大力推广和实施。

## 第二节　社区慢病康复的发展历程

### 一、国际社区慢病康复的发展历程

社区康复医学的发展历程可以追溯到"二战"后的英国,当时为了帮助伤员和残疾人重新融入社会,英国政府开始推行社区康复政策。在这一阶段,康复服务主要由志愿者组织和慈善机构提供。20世纪70年代社区康复概念由世界卫生组织首次提出,主张利用社区资源开展残疾卫生服务,帮助大量处于发展中国家的残疾人获得基本的康复服务。早期社区康复的服务项目主要集中在物理治疗、辅助装置、药物或手术介入,有条件的社区通过技术培训或创收项目引进教育活动和残疾人就业机会。1989年,世界卫生组织发布了《关于残疾人的社区培训》,主要介绍了社区层次、地区层次、省域层次和国家层次的社区康复转诊服务系统。1994年,由世界卫生组织、国际劳工组织和联合国教科文组织联合发表了第一份《社区康复联合意见书》阐明了社区康复的概念、目标、实施方法和可持续发展的要素,将社区康复从"社区治疗"模式转变为"医学—社会"模式。2003年,在赫尔辛基召开的社区康复国际协商会议中提出:在社区康复实施过程中,不但要提供高效的服务,更要注重将社区康复发展融入社区发展整体规划中。2004年,由世界卫生组织、国际劳工组织和联合国教科文组织联合发表了第二份《社区康复联合意见书》,强调社区康复的受益人不仅是残疾人,而是社区内所有人,它是一种社区整体发展战略,也反映了社区康复的发展和演变。2006年,《残疾人权利公约》提供了权威性的残疾人法律与政策性框架,为促进残疾人全面发展以及有效开展社区康复服务提供了理论依据。2010年,世界卫生组织、国际劳工组织、联合国教科文组织和国际残疾与发展联盟共同出版了《社区康复指南》,运用包容性发展的理论与方法,全面构建新的社区康复体系。

在国际上,社区康复已经发展了40余年,在理论研究和实践探索方面取得了显著的成果,这也为世界各国的社区慢病康复提供了理论框架、技术支持和经验借鉴。许多国家已经发展出多种慢病管理模式和实践,通过整合社区资源,为慢病患者提供包括健康教育、康复锻炼、心理咨询等全方位的康复服务,旨在帮助患者恢复机体功能,提高生活质量。由于各国经济、社会和文化背景的差异,这些模式和方法在策略上存在差异。随着全球健康观念不断更新和医疗技术不断进步,推动国际社区慢病康复发展具有重要的意义。

## 二、我国社区慢病康复的发展历程

国际社区康复为全球社区康复发展提供先进的理念和一般原则。20 世纪 80 年代初,我国引进现代康复医学的理念。1982 年,卫生部选择若干医疗机构试办康复中心,标志着我国现代康复医学事业扬帆起航。由于我国的康复医学起步晚、需求大、供需不平衡,长期以来,康复医疗是我国医疗服务体系中的短板。1986 年,我国派工作人员参加世界卫生组织举办的"现代康复原则、计划与管理培训班",标志着我国社区康复医疗正式开展。同年,卫生部在山东、吉林、广东、内蒙古 4 省开始试点工作。1988 年,白内障复明手术、聋儿听力训练和小儿麻痹症后遗症矫治手术在基层开展,开启了我国为基层残疾人提供康复服务的途径。20 世纪 90 年代初,我国进入社区康复医疗试点阶段,《中国康复医学事业"八五"规划要点》和《中国残疾人事业"八五"计划纲要》将社区康复纳入其中。在此期间,全国已有 62 个县(区)开展社区康复示范工作。与此同时,民政部门也将残疾人康复纳入城市社区服务范畴。此后,《中国残疾人事业"九五"计划纲要》明确了社区康复的目标,初步建立康复服务指导站,并由中国残联统一管理,促进了社区康复事业在全国范围内推广。同时,通过一系列的康复专业书籍相继出版,以及成立社区康复训练与服务指导专家组,使得我国社区康复总体向规范化、科学化发展。到了 21 世纪,我国进入社区康复快速发展的全新阶段。2002 年,第三次全国残疾人康复工作会议确定了社区康复是实现我国残疾人"人人享有康复服务"这一宏伟目标的基础和关键。2005 年,《关于印发〈进一步将社区康复纳入城乡基层卫生服务的意见〉的通知》和《关于开展全国残疾人社区康复示范区活动的通知》等文件要求各省市以点带面推动社区康复工作开展;2008 年,国务院印发《关于促进残疾人事业发展的意见》,要求大力开展社区康复,并对社区康复人员培训、服务网络建设及场地条件提出了要求;2009 年,在两次全国残联康复工作会议中,要求启动全国社区康复师资的培训工作,进一步明确社区康复的重要意义；2006—2010年，修订实施了《中华人民共和国残疾人保障法》，陆续出台了《中共中央国务院关于促进残疾人事业发展的意见》《国务院办公厅关于加快推进残疾人社会保障体系和服务体系建设指导意见》等重要政策，要求完善社区康复服务网络，大力发展社区康复。2015年，《社区康复"十二五"实施方案》提出，要充分利用社区资源，规范城市社区康复开展，确保提高对残疾人康复服务的质量，标志着我国残疾人社区康复进入规范化实施期。2016年，习近平总书记在全国卫生与健康大会上强调"要重视重点人群健康，努力实现残疾人'人人享有康复服务'的目标"，进一步加大了各级政府及社会力量对社区康复的支持力度。同年，国务院又印发了《"十三五"加快残疾人小康进程规划纲要》，要求加快社区康复专业人才队伍建设，使残疾人享有基本民生和平等康复的权益。

显而易见，我国的社区康复建设已初见成效。随着社会对慢病康复需求的增加，政府开始重视并推动康复服务发展。康复服务对象也不仅仅局限于残疾人，而且还包括老年人、慢病患者、疾病和损伤的急性期和恢复期患者、亚健康人群。在此过程中，社区慢病康复服务的理念和方法也在不断地发展和完善，中西医康复相结合逐渐受到关注。特别在慢病管理方面，中西医康复的理念开始逐渐融合。一些社区医疗机构开始尝试在慢病管理中融合西医诊疗理念，将中医康复方法融入现有的西医康复体系中，通过实践探索其有效性和可行性。越来越多的研究表明，中西医康复相结合在某些慢病和复杂病症的治疗中具有显著的优势，这为中西医康复融合提供了科学依据。随着中西医康复领域不断地涌现新的技术和方法，如中医推拿结合现代物理治疗、中药与现代药物联合应用等，加上相关部门开始制定相关标准和规范，推动其健康发展。现如今，社区中西医康复已经得到广泛认可和应用，成为慢病管理和康复领域的重要力量。一些社区医疗机构开始将中西医康复作为有效控制慢病的关键环节。这种融合不仅体现在康复方法上，也体现在服务模式和管理理念上。

社区慢病中西医康复作为社区发展的一项长期战略，在整体的社会发展中占有越来越重要的地位。社区慢病中西医康复发展历程是一个不断探索、创新和完善的过程。未来，随着科技发展和医学进步，社区中西医康复将更加注重个体化、精准化和智能化的发展，为患者提供更加高效、便捷的康复服务。

# 第三节 国内外社区康复发展现状

## 一、国际社区康复发展现状

### （一）形成较为完善的理论体系和实践模式

在国际上，社区康复发展已经取得了显著进步。自世界卫生组织在 1978 年首次提出社区康复的概念以来，国际社区康复已经走过了 40 余年的历程，形成了较为完善的理论体系和实践模式。

首先，从政策支持的角度，越来越多的国家和地区开始重视社区康复发展，并将其纳入国家卫生保健计划和政策框架中。这些政策为社区康复提供了资金支持和制度保障，推动了其快速发展。其次，在康复服务方面，国际社区康复已经形成了多元化的服务模式。除了传统的医疗康复服务外，还涵盖了心理康复、社会康复、职业康复等多个方面。这些服务旨在帮助患者全面恢复身体功能，提高生活质量，并顺利融入社会。此外，国际合作与交流也是社区康复发展的重要推动力。各国在康复技术、康复理念、康复政策等方面开展广泛的交流与合作，共享经验和资源，共同推动社区康复事业发展。同时，科技进步也为社区康复带来了新的机遇。虚拟现实、人工智能等先进技术应用，为康复治疗提供了更多的可能性和选择。这些技术不仅提高了康复治疗的效率和质量，也增强了患者的参与度和满意度。

### （二）面临的挑战

1. **资源分配不均** 许多地区，特别是发展中国家和偏远地区，社区康复资源严重不足。这包括资金、医疗设备、康复专业人员以及教育资源的匮乏。

2. **文化和社会障碍** 不同的文化背景和社会观念可能对康复服务的接受度产生影响。在一些社区中，残疾或健康问题可能被看作是一种耻辱，这可能导致患者和家属不愿寻求康复服务。

3. **专业知识和技能缺乏** 社区康复需要专业的知识和技能，包括康复医学、心理治疗、职业训练等。然而，目前全球范围内专业的康复人员仍然不足，尤其是在基层社区。

4. **政策和法规不完善**　一些国家和地区在康复服务方面的政策和法规尚未完善,可能无法为社区康复提供足够的支持和保障。

5. **康复服务的连续性和综合性问题**　社区康复既是医疗行为,还涉及教育、就业、社会融入等多个方面。如何确保康复服务的连续性和综合性,是一个需要解决的问题。

6. **技术应用的挑战**　尽管现代技术在康复领域的应用越来越广泛,但如何将这些技术有效地应用到社区康复中,以及如何确保技术的可及性和普及性,都是当前面临的挑战。

为了应对这些挑战,国际社会共同努力,加强合作与交流,推动康复资源合理分配,提升康复服务的专业性和综合性,同时推动相关政策和法规的完善,以及技术的应用和推广。通过不断努力和完善,国际社区康复发展呈现蓬勃向上的态势。未来,随着全球卫生保健事业的不断发展和社会对康复需求的不断增加,国际社区康复将迎来更加广阔的发展前景。

## 二、我国社区康复发展现状

### (一) 取得的进展

我国社区康复服务得到了政府的大力支持和推动,相关政策不断出台,为康复服务的发展提供了良好的环境。随着人口老龄化、慢病增多等社会问题加剧,社区康复需求也在不断增加。目前,国内社区康复服务已经取得了一定的进展,包括康复机构数量增加、康复服务内容丰富以及康复技术不断创新等。

### (二) 面临的挑战

1. **市场缺口大**　随着生活水平的提高,人们对生活质量和健康问题的关注日益增加,这使得康复行业作为一个新兴的服务行业在过去几年中发展迅速。尽管市场规模在不断扩大,但康复医疗服务供应和需求规模之间仍存在较大差异。虽然医院在康复方面的供应量正在逐步增加,但患者的需求量也在持续上升,市场潜在的供需缺口有待进一步补充。

2. **社区康复保障制度与服务模式不完善**　一方面,政府政策支持、人口老龄化趋势和健康意识的增强等因素都在推动康复行业的发展,但社区康复的保障性政策欠缺,康复服务供给方式和途径单一,缺少创新。应加强组织领导,突出政府责任,加大投入力度;加强统筹规划,完善相关配套政策和制度体系,将社区康复进一步纳入社区建设规划,融入社区服务、健康服务等框架中。探索"政府主导、市场调控、社会力量参与"多元化的社区康复服务模式,从服务内容、形式、流程、标准、质量有突破性创新。另一方面,社区康复人才匮乏、资金不足、康复意识淡薄以及地区发展不均衡等问题也在一定程度上制约了其发展。

3. **人才队伍有待完善** 培养一专多能的高素质社区康复人才是我国社区康复事业发展的关键。然而,目前康复人才的数量和质量尚不能满足需求,尤其是在与发达国家相比时,每百万人口拥有的康复师数量仍有很大的差距。社区职业发展环境需进一步优化,应鼓励和支持高等学校、职业学校康复专业学生下基层,参与社区康复的管理与技术培训,提升社区康复人员的整体素质和专业水平。

4. **社区康复地区发展不均衡** 由于我国农村残疾人口基数相对城市大,城乡康复资源分布与社区康复发展不均衡,导致康复服务的普及和质量在不同地区之间存在显著差异。应强化政府责任,推进落实乡镇、村的康复服务站设置,加大财政投入。同时,加强乡镇卫生院、村卫生室人员及社区康复协调员的培训,整合利用各级康复资源,逐步缩小城乡残疾人社区康复服务差距。

5. **在资金方面** 社区康复的社会化筹资渠道尚未建立,主要依赖国家财政拨款,这导致康复工作缺乏有力的物质保证,影响了社区工作人员的工作积极性。

6. **在康复意识方面** 许多康复患者及其家属由于各种原因对康复的认识度不高,不能积极配合治疗,这会导致最佳康复治疗时机的延误。

7. **社区康复适宜技术面窄** 目前对社区脑卒中等肢体康复适宜技术研究较多,而对一些慢病相关社区康复适宜技术研究甚少,且缺少统一的操作标准。应加大不同系统疾病社区康复适宜技术的研究,在行业专家的指导下逐步建立统一的操作标准。

国内社区康复发展在政策支持和服务供给方面取得了一定的进步,但仍然面临着资金、人才、地区差异和居民康复意识、康复技术等多方面的挑战。为了推动社区康复事业持续发展,需要政府、社会各界和居民共同努力,加强政策引导、资金支持和人才培养等方面的工作,提高康复服务的覆盖率和质量,为更多需要康复服务的人群提供更好的支持。

### 三、中西医结合慢病康复发展现状

#### (一)取得显著进展

近年来,中医在疾病康复中的作用越来越受到重视,《"健康中国 2030"规划纲要》提出要充分发挥中医药在疾病康复中的核心作用。中西医结合康复发展在近年来取得了显著进展,主要体现在以下几个方面。

**1. 理论基础与实践应用** 中西医结合康复医学以中医的整体观念和辨证论治为核心,同时充分吸收和利用西医的现代科技手段,实现两者优势互补,从而提高临床疗效。这种结合不仅体现在理论层面,更在实践中得到了广泛应用,例如,在心脑血管疾病治疗中,中医的活血化瘀理论和西医的抗血小板聚集药物联合应用,可有效改善患者的预后。

**2. 康复医学体系的建设** 随着科技进步和医学模式转变,中西医结合康复医学正逐渐成为一种全球性的医学趋势。中医康复工作者已成为我国康复医学事业的重要力量,他们通过挖掘、整理祖国医学的康复治疗方法和技术,推进康复技术创新,加快了具有中国特色的中西医结合康复医学体系的建设。

**3. 多学科综合发展** 未来中西医康复医学将更加强调多学科综合发展,既融合中西医学,又结合心理学、康复工程学等多学科的知识,为患者提供更加全面的康复治疗。这种跨学科整合有助于提高康复服务的综合性和连续性。

**4. 智能技术的应用** 随着人工智能、云计算等技术发展,中西医康复医学开始更多地应用智能技术(如远程康复监测系统、虚拟现实技术等),为患者提供更加便捷、个性化的康复服务。这些技术的应用不仅提高了康复治疗的效率,也提升了患者的满意度。

**5. 标准化建设的推动** 为了提高中西医康复医学的治疗效果,未来还会推动标准化建设,制订规范的治疗方案和康复标准,以提高医疗服务的质量和水平。

总体上,中西医结合康复发展在理论基础、实践应用、体系建设、多学科综合发展、智能技术应用以及标准化建设等方面都取得了显著进展。然而,仍然存在一些挑战和问题需要解决,如资源分配不均、专业知识和技能缺乏等。因此,国际社会需要继续加强合作与交流,推动中西医结合康复医学持续发展,为更多患者带来更加全面、深入的康复服务。

**(二)优势和挑战**

中医康复服务在全国各地普遍开展,中西医结合慢病康复在当前的医疗实践中,展现了独特的优势和发展趋势,但同时也面临一些挑战。

**1. 优势** 中西医结合能够综合中医的整体观念和辨证论治与西医的精准

诊断和有效治疗手段,为慢病患者提供全面、个性化的康复方案。中医的调理方法和养生理念在慢病康复中发挥重要的作用,能够帮助患者调整身体状态,提高生活质量。同时,西医的现代科技手段如药物、手术等也为慢病康复提供了有力的支持。

**2. 发展趋势** 随着科技进步和医学模式转变,中西医结合慢病康复将更加注重科技化、个体化和多学科融合。例如,利用先进的影像技术、基因治疗技术等手段,可以更精准地评估患者的康复状况并制订个性化的治疗方案。此外,多学科融合也将成为未来中西医结合慢病康复的重要发展方向,包括医学、工程学、心理学等多个学科交叉融合,将为患者提供更全面的康复服务。

**3. 挑战** 一方面,中医和西医在理论体系和治疗方法上存在差异,如何在实践中有效结合两者是一个需要解决的问题。另一方面,专业队伍的结构和素质也是影响中西医结合慢病康复效果的关键因素。此外,由于慢病康复需要长期的治疗和调理过程,患者的经济负担和依从性也是需要考虑的问题。

中西医结合慢病康复在当前的医疗实践中展现了独特的优势和发展趋势,但仍需要不断地克服挑战并加以完善。通过加强中医和西医的交流与合作、提高专业队伍素质、加强患者教育等措施,可以进一步推动中西医结合慢病康复发展,为更多的患者带来福音。

《健康中国行动(2019—2030 年)》提出:要提供系统连续的预防、治疗、康复、健康促进一体化服务,提升健康服务的公平性、可及性、有效性,实现"早诊、早治、早康复"。当前,我国人口基数大,医疗卫生资源分布不均衡,如何发挥中西医结合慢病康复的优势,大力发展具有中国特色的康复服务体系,以较低成本取得较高健康绩效的有效策略,是提高康复服务公平性和可及性问题的现实途径。

## 第四节　社区慢病中西医康复的内容与管理

社区慢病中西医康复内容与管理是一个涉及多个方面的综合体系,旨在通过综合运用中医和西医的理论和技术,为慢病患者提供全方位的康复服务和管理。

## 一、康复内容

### (一) 中医特色康复

基于中医的阴阳五行理论,强调人体内外环境的相互关系,通过调整人体阴阳平衡、五脏六腑的协调运作,达到康复治疗的目的。这一理念贯穿整个康复过程,为患者提供个性化康复方案。在治疗方法上,中医特色康复采用了多种手段。其中,中药汤剂应用尤为广泛,根据患者的具体病情和体质,选用合适的中药进行治疗,达到调理身体、缓解症状的目的。此外,针灸疗法也是中医康复的重要手段之一,通过针刺穴位和温灸等手段调节人体气血运行状态,促进康复。推拿按摩则通过采用推、拿、揉、压等手法调理经气血脉络,帮助患者改善身体状况。这些治疗方法在中医康复中发挥重要的作用,为患者提供了多样化治疗的选择。同时,中医特色康复还注重饮食调养。中医认为,饮食与人的健康密切相关。因此,在康复过程中根据患者的体质和病情,制订个性化饮食方案,通过食疗辅助治疗可以提高患者的康复效果。此外,中医特色康复还强调心理调养。慢病往往会给患者带来心理压力和焦虑,影响康复效果。因此,在康复过程中,中医会关注患者的心理状态,通过心理疏导、情志调摄等方式,帮助患者建立积极的心态,提高康复的信心和效果。

### (二) 西医康复治疗

**1. 药物治疗** 西医康复治疗的核心之一是药物治疗。根据患者的具体病情和身体状况,医生会开具针对性的药物处方,如降糖药、降压药、降脂药等,以控制疾病进展,缓解症状,预防并发症发生。

**2. 物理疗法** 在慢病康复中扮演重要角色,包括运动疗法、电疗法、热疗、水疗等。这些疗法旨在通过物理手段改善患者的身体功能,增强肌肉力量,提高关节灵活性,缓解疼痛,促进康复。

**3. 康复训练** 针对慢病导致的功能障碍,西医康复治疗还包括专业的康复训练。这些训练旨在帮助患者恢复或改善日常生活的能力,如步行、上下楼梯、自理能力等。通过系统训练,患者可以逐渐提高身体功能水平,提高生活质量。

**4. 健康教育与生活方式调整** 西医康复治疗同样注重健康教育和生活方式调整。医生会向患者提供有关疾病的知识和自我管理技巧,帮助他们了解如何控制饮食、调整作息、进行适度的运动等。这些措施有助于改善患者的身体状况,预防疾病复发。

**5. 心理支持与辅导** 慢病往往给患者带来心理压力和焦虑。因此,西医康复治疗中也包括心理支持与辅导。医生或专业的心理咨询师会与患者进行沟通交流,帮助他们建立积极的心态,应对疾病带来的挑战。

通过专业评估给予患者药物治疗、物理疗法、康复训练、健康教育与生活方式调整以及心理支持与辅导等手段,对慢病进行针对性治疗,帮助患者控制病情、缓解症状,控制病情发展,减少并发症。

## 二、康复管理

建立详细的康复档案,记录患者的病情、治疗方案、康复进展等信息。根据患者的病情、体质、生活习惯等因素,制订个性化康复计划,确保治疗方案的针对性和有效性。定期进行随访、评估,了解了解康复进展、病情变化和康复效果,为调整治疗方案提供依据,及时调整治疗方案,确保康复过程顺利进行。同时,也关注患者的心理状况,提供必要的心理支持和疏导。在康复管理过程中,中西医康复团队紧密协作,共同制订康复方案,确保患者在康复过程中得到全面、连续的治疗。团队成员根据患者的具体病情和康复进展,及时调整康复计划,确保康复效果最大化。

此外,社区慢病中西医康复管理还注重患者的健康教育和自我管理能力培养。通过定期开展健康讲座、康复指导等活动,提高患者对慢病的认知和自我管理能力,促进患者积极参与康复过程。重视资源整合与协作,整合社区内外的康复资源,加强与其他医疗机构、社会组织的协作,为患者提供更为全面、便捷的康复服务。社区慢病中西医康复管理是一种融合中医和西医康复理念和技术的管理模式,通过个性化康复方案、中西医团队紧密协作以及患者积极参与,为慢病患者提供全面、有效的康复服务。这种管理模式有助于改善患者的身体状况,提高生活质量,促进社区健康发展。

社区慢病中西医康复内容与管理是一个涉及多个方面的综合体系,需要充分发挥中医和西医各自的优势,为患者提供全面、个性化的康复服务。同时,通过加强管理和健康教育,提高患者的自我管理能力,预防疾病复发,实现慢病患者的长期康复和健康生活。

# 第五节 社区慢病中西医康复的发展趋势

随着人口老龄化加剧和慢病增多,康复医疗服务市场需求呈现快速增长的趋势。这为康复医疗服务市场提供了巨大的发展机遇,推动了社区慢病康复服务进一步发展。中西医结合康复将整体观思想和全面康复理念相结合,通过理论与实践结合,使得中西医相互协同,互相借鉴,优势互补。在社区慢病康复治疗与管理过程中,以功能评估和社会参与为目标,将多种中西医手段相互配合,综合应用于社区慢病的康复评定、康复治疗和康复管理方面,实现长期的、可持续的社区慢病康复服务。社区慢病中西医康复发展趋势可呈现多个方向。

## 一、专业化与综合化并进

随着社区康复需求不断增加,康复服务将越来越专业化,在慢病康复过程中,重点关注功能的恢复和改善,直接关系到疾病状态减轻、健康水平改善,体现中医健康思想和有效康复技术的优势,并在中医疾病康复的评价中符合中医"形与神俱"与"天人合一"的健康要求。如此,将整体功能和活动能力作为中西医结合康复工作的指标,针对不同慢病种和患者需求,提供更为精细化的治疗方案。同时,康复服务也将更加综合化,除物理治疗和药物治疗外,还将融入心理康复、营养指导、生活辅导等一系列服务,全方位满足患者的康复需求。

## 二、中西医结合成为主流

中医和西医在康复领域各有优势,未来的社区康复将更加注重中西医结合,发挥两者的协同作用。基于中医"整体观"和全面康复的思想,体现综合康复理念,真正地从功能的角度进行评价和干预。通过综合运用中医的针灸、推拿、中药等方法和西医的物理治疗、药物治疗等手段,为患者提供更全面、有效的康复服务。

## 三、人性化服务日益凸显

未来的社区康复将更加注重患者的实际情况和需求,提供更加人性化的服务。这意味着康复机构将更多地考虑患者的心理、生理和社会需求,努力为他们创造一个温馨、舒适的康复环境。

## 四、慢病康复、养老与预防融合

中医康复以"简、便、验、廉"的特点，易于在社区中推广，这在减轻慢病群体的疾病状态，降低医疗成本，改善整体健康中至关重要。老年人的功能水平低下是加重、加快老年人疾病发生、发展的主要原因，也是造成老年人医疗支出不断提高的主要因素。中医药在慢病、老年病的预防保健、养生康复方面的优势突出。中医顺应自然、培养正气的观念，与现代主张维持良好的身心功能、预防各种疾病发生和发展、减缓因增龄导致功能和活动能力下降的健康思想一脉相承。诸如八段锦、五禽戏、易筋经等中医传统功法与导引术既能改善运动能力、提高心肺功能，还能有效改善认知功能，改善精神和心理功能。针灸能改善各类功能障碍，缓解疼痛，提高活动能力等；再结合现代康复在慢病、老年病康复方面的方法，能最大限度改善患者的功能水平和活动能力，显著提高其生活质量，这也是我国慢病康复医学的必然趋势。同时，社区慢病康复将更加注重预防与康复的结合。康复预防的优先化意味着人们将不仅依赖被动的康复医疗和康复评估，而是将更多的康复医疗资源用于康复预防，从而更有效地减少慢病的发病率和复发率。

## 五、技术创新推动康复发展

随着科技进步，越来越多的新设备、新技术应用于社区康复领域。技术创新也将推动社区慢病中西医康复发展，虚拟现实技术、机器人技术、智能康复设备等的应用，为康复治疗提供了新的可能性。例如，智能康复设备、远程康复指导等技术的应用，将使得康复服务更加便捷、高效。这些技术创新既提高了康复效果，也降低了康复成本，还提升了患者的康复体验，使得更多的患者能够享受高质量的康复服务。今后应进一步加大中医康复科技的投入和研发，对中医康复理论进一步挖掘整理、梳理优化，加强中医康复专有设备推广应用，形成更多的可重复、可推广、可落地的社区中西医康复方案和技术。

## 六、政策支持和社会参与增强

随着国家对康复医疗领域的重视和支持力度不断加大，社区慢病中西医康复将迎来更多的发展机遇。通过加强社区医疗机构的康复科建设，鼓励社区广泛提供中医康复服务。中医康复技术简便可行，具有较好的群众基础，要充分发挥中医康复技术在社区康复中的独特作用，提升社区康复服务能力，推广和普及科学有效、简便可行的技术和设备。同时，社会组织和公众参与也将成为推动社区康复发展的重要力量。通过政策引导、社会参与和多方协作，社区慢病中西医康复将得到更广泛的推广和应用。

# 第二章

# 社区慢性筋骨病中西医康复

## 第一节 颈 椎 病

### 一、概述

#### (一) 定义

颈椎病是指颈椎椎间盘退行性改变及继发病理改变累及周围组织结构(神经根、脊髓、椎动脉、交感神经等),出现相应的临床表现。仅有颈椎退行性变而无临床表现者称为颈椎退行性变。颈椎病属于中医病名"项痹""项痛""颈项强""风湿""筋伤""骨错缝""颈筋急"等范畴,该病与血瘀气滞、肝肾亏虚、气血不足、风寒湿邪侵袭等密切相关,临床病情多为反复发作、迁延难愈,疼痛多遇寒加重、得温则减,劳累加重、休息减轻。

#### (二) 需求与现状

据统计,颈椎病可导致患者损失 3%～11% 的工作时间,而坚持工作的颈椎病患者工作效率也相对低下。在 2016 年全球疾病负担研究报告中,颈椎病在伤残调整生命年中排名第 6,而我国颈椎病在伤残调整寿命年(disability adjusted life year, DALY)中排名首位。全球范围内,颈椎病时点发病率为 4.9%,年发病率为 10.4%～21.3%。1990 年全球发生颈椎病的新发病例有 3 800 万人,2017 年增加至 6 500 万人;而我国 1990 年颈椎病的新发病例是 110 万人,2017年增加至 1 900 万人,约占全球的 1/3。个体一生中颈椎病的平均发病率为48.5%,办公室人员和从事计算机工作者的发病率较高,60%～80% 的工作人群在首次发病后 1 年内经历复发。颈椎病发病率与年龄相关,成人和儿童的年发病率分别为 12.1%～71.5% 和 34.5%～71.5%,以 45 岁左右为发病高峰,此后随着年龄增长颈椎病发病风险呈下降趋势。此外,女性平均发病率(5.8%)普遍高于男性(4.0%),高收入人群的发病率高于中低收入人群,城市地区高于农村。

## 二、病因及危险因素

### (一)病因

**1. 颈椎退行性变** 是颈椎病发病的主要原因,其中椎间盘退变尤为重要,是颈椎结构退变的首发因素,并由此演变出一系列颈椎病的病理解剖及病理生理改变。包括椎间盘变性、韧带-椎间盘间隙出现与血肿形成、椎体边缘骨刺形成、颈椎其他部位退变以及椎管矢状径及容积减小等。

**2. 发育性颈椎椎管狭窄** 近年来已明确颈椎管内径,尤其是矢状径,不仅对颈椎病的发生和发展,而且与颈椎病的诊断、治疗、手术方法选择以及预后判定均有十分密切的关系。有些人颈椎退变严重,骨赘增生明显,但并不发病,其主要原因是颈椎管矢状径较宽,椎管内有较大的代偿间隙。而有些患者颈椎退变并不十分严重,但症状出现早而且比较严重。

**3. 慢性颈椎劳损** 慢性劳损是指超过正常生理活动范围最大限度或局部所能耐受时值的各种超限活动。因其有别于明显的外伤或生活、工作中的意外,易被忽视,但其与颈椎病的发生、发展、治疗及预后等都有着直接关系。此种劳损的产生与起因主要来自以下三种情况。

(1)不良的睡眠体位:因此种体位持续时间长及在大脑处于休息状态下不能及时调整,必然造成椎旁肌肉、韧带及关节平衡失调。

(2)不当的工作姿势:大量统计资料表明,某些工作量不大、强度不高,但处于坐位,尤其是低头工作者的颈椎病发病率特别高,如家务劳动者、刺绣女工、办公室人员、打字抄写者、仪表流水线上的装配工等。

(3)不适当的体育锻炼。正常的体育锻炼有助健康,但超过颈部耐受量的活动或运动,如以头颈部为负重支撑点的人体倒立或翻筋斗等,均可加重颈椎负荷,尤其在缺乏正确指导的情况下。

**4. 先天性颈椎畸形** 在对正常人颈椎进行健康检查或作对比性摄片研究时,常发现颈椎段有各种异常,其中骨骼明显畸形约占5%。

### (二)危险因素

**1. 年龄** 颈椎病是衰老的一种体现。

2. **占用**　如重复颈部运动、笨拙定位或大量头顶重物的工作会给颈部带来额外压力。

3. **颈部受伤**　既往有颈部损伤病史会增加颈椎病的风险。

4. **遗传因素**　家族中有颈椎病病史的人，患颈椎病的概率可能更高。

5. **抽烟**　吸烟与颈部疼痛加重有关。

## 三、临床表现

颈椎病的临床症状较为复杂，主要表现为颈背疼痛、上肢无力、手指发麻、下肢乏力、行走困难、头晕、恶心、呕吐，甚至视物模糊、心动过速及吞咽困难等。颈椎病的临床症状与病变部位、组织受累程度及个体差异有一定关系。

1. **神经根型颈椎病**　①具有较典型的根性症状（麻木、疼痛），且范围与颈脊神经所支配的区域相一致；②压头试验或臂丛牵拉试验阳性；③影像学所见与临床表现相符合；④痛点行封闭治疗无显著疗效；⑤排除颈椎外病变，如胸廓出口综合征、腕管综合征、肘管综合征、肩周炎等所致以上肢疼痛为主的疾病。

2. **脊髓型颈椎病**　①临床上出现颈脊髓损害的表现；②X线片显示椎体后缘骨质增生、椎管狭窄。影像学检查证实存在脊髓压迫；③排除肌萎缩性侧索硬化症、脊髓肿瘤、脊髓损伤、多发性末梢神经炎等。

3. **椎动脉型颈椎病**　①曾有猝倒发作，并伴有颈源性眩晕；②旋颈试验阳性；③X线片显示节段性不稳定或枢椎关节骨质增生；④多伴有交感神经症状；⑤排除眼源性、耳源性眩晕；⑥排除椎动脉Ⅰ段（进入颈6横突孔以前的椎动脉段）和椎动脉Ⅲ段（出颈椎进入颅内以前的椎动脉段）受压所引起的基底动脉供血不全；⑦术前须行椎动脉造影或数字减影椎动脉造影（disgital subtraction angiography，DSA）。

4. **交感神经型颈椎病**　临床表现为头晕、眼花、耳鸣、手麻、心动过速、心前区疼痛等一系列交感神经症状，X线片显示颈椎有失稳或退变，椎动脉造影结果阴性。

5. **食管压迫型颈椎病**　颈椎椎体前鸟嘴样增生压迫食管引起吞咽困难（经食管钡剂检查证实）等。

6. **颈型颈椎病**　颈型颈椎病也称局部型颈椎病，是指具有头、肩、颈、臂疼痛及相应的压痛点，X线片显示没有椎间隙狭窄等明显的退行性改变，但可以有颈椎生理曲线改变,椎体间不稳定及轻度骨质增生等变化。

## 四、康复评定

### (一)中医辨证

1. **风寒袭络证** 上肢窜痛麻木,以痛为主,颈项部僵硬,活动不利,疼痛,惧怕风寒;舌淡苔薄白,脉弦紧。此型多见于急性发作期。

2. **气滞血瘀证** 颈肩部、上肢疼痛,痛处固定,可伴有麻木;舌质暗,脉弦或弦涩或弦紧。

3. **痰湿互阻证** 颈肩臂痛,上肢麻木,头重头晕,四肢倦怠,乏力,呕恶痰涎,纳差;舌苔腻或厚腻,脉弦滑或濡。

4. **气虚寒凝证** 上肢麻木疼痛,以麻木为主,怕冷,四肢欠温,疲乏无力;舌体胖大苔白,脉弦细或弦细无力。

5. **肝阳上亢证** 上肢麻木,头痛眩晕,耳鸣,眼干目涩,失眠多梦,夜寐不安;舌红少津,苔少,脉弦细。

6. **气血亏虚证** 上肢麻木,头晕目眩,耳鸣,心悸气短,四肢乏力,肌肤蠕动;舌质淡苔薄,脉细无力。

### (二)康复医学评定方法

1. **颈部疼痛评定**

1)疼痛尺

(1)视觉模拟评分法(visual analogue scale,VAS):有水平型、垂直型两种类型。有研究表明,垂直型的量表敏感度更好,更能准确地反映人们对疼痛的感受。方法为在纸上画一条长度为10 cm的横线,横线一端标为0,表示无痛;另一端标为10,表示剧痛;患者根据自我感觉在横线上画一个记号,表示疼痛程度。此方法较为简单,易被患者理解和接受(图2-1)。

(2)数字分级评分法(numerical rating scale,NRS):有水平型、垂直型两种形式。用数字0~10表示疼痛的程度。0表示无痛,10表示剧痛。NRS便于对患者的疼痛程度进行量化处理,数据也易于储存。

(3)词语描述法:用无痛、轻度痛、中度痛、重度痛、剧痛5类词语来表示不同的疼痛强度。此量表简短,易于完成;但选择面太窄,无法准确描述患者最真实的感受。

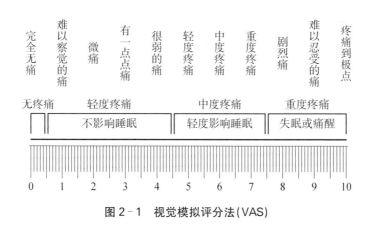

图2-1　视觉模拟评分法(VAS)

（4）面部表情法：向患者提供一系列面孔图片，面孔由平静温和到极度疼痛的渐变，患者选择当前最能体现其感受的表情（图2-2）。这种方法易于被认知水平不高的患者和医护人员接受，但评定结果较模糊、不易量化。

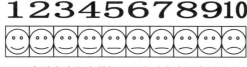

0表示疼痛程度最轻，10表示疼痛程度最重

图2-2　面部表情法

2）简版 McGill 疼痛问卷　是在临床试验中最常用的一种语义差别法的评分量表。该量表将疼痛分为感觉、情感、评价和其他相关的4个方面进行记录，每个分类下的词语都按照强度分级。中文版 SF-MPQ-2 的内部一致性 Cronbach's α＝0.844，Guttman 分半系数为0.791，4个维度内部 Cronbach's α＞0.7，具有良好的内部一致性和信度。其与原量表设计4个维度相符的4个公共因子累计方差贡献率为52.631%，各条目的因子负荷在相应的公共因子中都大于0.4；具有良好的表面效度和结构效度。VAS 只在记录疼痛强度时被使用，而 SF-MPQ 不仅包含了这项功能，还能记录疼痛的其他特性。不过总体而言，SF-MPQ 相对困难且耗时，它要求患者具有较高的识字水平和正常的认知能力。

3）简明疼痛量表(brief pain inventory，BPI)　是最常用的多维度疼痛评估工具之一。目前 BPI 有长表（17项）和简表（9项）两种版本，临床上普遍使用简版。BPI 主要用于评估过去24小时或过去1周内的疼痛。评估的主要内容包括疼痛的程度(0～10分别表示从无痛到非常疼痛)、疼痛性质(如刀割痛和闪电痛)、和疼痛对日常生活功能的影响(0～10分别表示无影响到非常影响)。同时要求患者在一张人体轮廓图上通过涂色的方法表示所有疼痛的位置,并以"×"标记出最疼的部位。人体轮廓图最好选用标准的皮节图。

**2. 活动度评定**

(1)屈曲:颈椎的屈伸活动度寰枕关节占50%,旋转活动度寰枢关节占50%。屈曲颈椎主动屈曲时应尽可能使下颌触到前胸部,下颌与前胸间有两指宽的距离属正常范围,如大于两指宽则为颈椎屈曲活动受限。

(2)伸展:颈椎主动伸展时应尽可能舒适地向上看,颈椎正常应该可以舒适地看到天花板,面部与天花板接近平行,注意保持身体直立,避免腰背部伸展的代偿动作。

(3)侧屈:颈椎主动侧屈时尽可能使耳朵向肩部靠,正常侧屈活动范围约45°角。

(4)旋转:颈椎主动旋转时尽可能舒适地向一侧转头,然后再向另一侧转头,正常旋转活动范围约70°角。

**3. 肌力评定**

(1)徒手肌力评定法:对患侧上肢肌肉进行肌力评定,并与健侧对照。徒手肌力评定法主要评定以下肌肉。①冈上肌(冈上神经$C_3$):主要作用是外展、外旋肩关节。②三角肌(腋神经$C_{50}$):主要作用是屈曲、外展、后伸、外旋、内旋肩关节。③胸大肌(胸内、外神经$C_3$～T):主要作用是内收、屈曲、内旋肩关节。④肱二头肌(肌皮神经$C_3$):主要作用是屈曲肘关节、前臂旋后。⑤肱三头肌(桡神经$C_5$):主要作用是伸展肘关节。⑥伸腕肌(桡神经$C_a$):主要作用是伸展腕关节。⑦骨间肌(尺神经$C8$～$T1$):主要作用是内收、外展手指。

(2)握力计测定法:握力测定时,上肢在体侧下垂,用力握2～3次,取最大值。握力测定可反映屈指肌力,正常值约为体重的50%。

## 五、康复

### (一)中医康复技术

**1. 推拿疗法** 可以促进局部血液循环、缓解颈肩肌群的紧张和痉挛、镇静止痛,并能理筋整复、松解软组织粘连、恢复颈椎活动。

（1）舒筋：患者取俯卧位，术者用双手掌根部沿斜方肌、背阔肌、骶棘肌纤维方向，分别向项外侧沟及背部推揉分舒，再用手法放松舒筋。手法力度适中，反复 8～10 次。

（2）提拿：患者取俯卧位或坐位，术者用双手或单手提拿颈后、颈两侧及肩部肌肉，反复 3～5 次。

（3）揉捏：患者取坐位，术者立于患者身后，用双手拇指或小鱼际置于颈后两侧，着力均匀，上下来回揉捏 10～20 次。

（4）点穴拨筋：患者取卧位，术者用拇指或中指或小鱼际点按揉患者的肩井、天宗、阿是穴、臑会、曲池、手三里、阳溪等穴位，以有酸胀感为宜。然后术者拨患者的腋下臂丛神经、桡神经和尺神经，以麻窜至手指端为宜；再在背部拨两侧骶棘肌，与肌肉垂直方向从外向内拨 3～5 次。

（5）端提运摇：患者取坐位或仰卧位，术者立于患者身后或坐于患者头前，双手置于患者枕后、颌下部，缓慢向上提颈或牵伸，并慢慢做颈项部旋转、屈伸和侧屈动作，使头部向左右两侧旋转 30°～40°，重复 8～10 次。此法慎用于脊髓型、椎动脉型颈椎病。

（6）拍打叩击：患者取坐位或俯卧位，术者握拳或用空心掌拍打、叩击患者的项背部和肩胛部，力度适中，以患者舒适为宜，反复 3～5 次。

（7）旋转复位：患者取坐位或卧位，术者立于患者身后或坐于患者头前进行操作。该法难度较大，必须经过专业培训才能进行。适用于颈椎小关节紊乱、颈椎半脱位、部分颈椎间盘退突出等，一般禁用于脊髓型、椎动脉型颈椎病。

**2. 针灸疗法** 具有通经气、镇静止痛的作用，临床应用可根据颈椎病类型不同选择穴位。常用毫针刺法，每日针刺 1 次，留针 20～30 分钟，每 5～10 分钟行针 1 次。使用电针治疗时，可选用疏密波或断续波。

（1）毫针刺法：常选择后溪、绝骨、颈夹脊穴、风池、风府、天柱、大椎、肩井、天宗、合谷等穴位。

（2）艾灸、拔罐和刮痧疗法：可选择大椎、肩井、天宗、气海、关元等穴艾灸，常在大椎、肩井、天宗等穴及颈肩部肌肉拔罐，刮痧。这些方法均可用于各型颈椎病，具有温阳益气、疏经通络、散寒祛瘀的功效。

**3. 中药疗法**

（1）风寒袭络证：治以祛风散寒、通络止痛，方用桂枝附子汤加葛根、鸡血藤、木瓜等。

（2）气滞血瘀证：治以行气活血、通络止痛，方用活血止痛汤加减。

（3）痰湿互阻证：治以化痰利湿、通络止痛，方用温胆汤加片姜黄、木通、桑枝等。

（4）气虚寒凝证：治以温阳益气、通络止痛，方用黄芪桂枝五物汤加细辛、附子等。

（5）肝阳上亢证：治以平肝潜阳、通络止痛，方用天麻钩藤饮加络石藤、路路通等。

（6）气虚亏虚证：治以益气养血、通络止痛，方用归脾汤加熟地黄、木瓜、威灵仙等。

**4. 传统运动疗法** 可选择练习太极拳、八段锦、易筋经、五禽戏等。通过躯体活动促进气血运行，调畅气机，舒筋通络，灵活关节。运动量可根据各人具体情况而定，一般每次练习 20～30 分钟，每日 1～2 次。

**（二）西医康复技术**

**1. 牵引疗法** 可以缓解肌肉痉挛、扩大椎间隙、调整小关节，是应用广泛且较为有效的一种方法。临床应用必须掌握牵引力的方向、重量和牵引时间。此疗法适用于各型颈椎病，但对脊髓型颈椎病须谨慎使用或不用，对椎动脉型和交感型颈椎病牵引时应密切观察，如有不适应立刻停止使用。

1）牵引方法 通常采用枕颌带牵引法。患者取坐位或卧位，衣领松开、自然放松。牵引带的长带托于下颌，短带托于枕部，调整牵引带的松紧，通过重锤、杠杆、滑轮、电动机等装置牵拉。一般轻症患者采用间歇性牵引，重症患者可行持续牵引，持续牵引多采用仰卧位。每日 1 次，15～20 次为 1 个疗程。

2）牵引参数设置

（1）牵引时间：经生物力学研究证实，牵引时间以 10～30 分钟较为合适。

（2）牵引角度：有关牵引角度，虽然报道不一，但大多认为牵引，以颈椎前倾 10°～20° 角较合适。亦有学者提出，颈型颈椎病颈椎牵引，以前倾 10°～20° 角为宜，神经根型颈椎病颈椎牵引，以前倾 20°～30° 角为宜，脊髓型颈椎病颈椎牵引，以后仰 10°～15° 角为宜，在牵引过程中应注意观察患者反应，并做适当调整。

（3）牵引重量：与患者年龄、身体状况、牵引时间、牵引方式等有很大关系，一般为 6～15 kg。若牵引时间短、身体状况好，牵引重量可适当增加；若牵引时间长则重量要小。持续牵引多从 2 kg 开始调整。

2. **颈椎制动** 颈椎病患者一般不需要固定制动,但在急性发作期可适当采用围领或颈托固定制动,以减轻对神经根等的刺激,减轻椎间关节创伤性反应,并有利于组织水肿消退和巩固疗效。一般固定于颈椎中立位,固定时间为 1~2 周,症状缓解后要及时除去围领或颈托,并加强颈部肌力训练。

3. **其他疗法**

(1)物理因子疗法可选用直流电离子导入、高频电疗法、低中频电疗法、石蜡疗法、磁疗、超声波疗法、偏振红外光等光疗、泥疗等。

(2)注射疗法可据患者具体病情选用局部痛点注射、穴位注射、颈段硬膜外阻滞、星状神经节阻滞等疗法。

(3)关节松动术手法主要有拔伸牵引、旋转、松动棘突和横突等。

## 六、社区调养与预防

### (一)起居调护

根据"法于阴阳,和于术数"的调养原则,指导患者起居有常、顺应自然。注意颈部保暖,防风寒湿邪侵袭。在日常生活中注意保持正确的姿势,避免长时间低头伏案工作,每隔 45 分钟活动颈部,如抬头望远或转动头颈部。避免长时间屈颈斜枕,半躺在床头看电视、看书。睡觉时不可俯卧,枕头不可过高、过硬或过低,枕头中央应略凹进,颈部应充分接触枕头并保持略后仰,不要悬空。习惯侧卧位者,应使枕头与肩同高。乘车、体育锻炼时做好自我保护,避免头颈部受伤。

### (二)饮食调护

全面膳食、饮食有节,不宜过饥过饱,戒烟限酒。

(1)风寒痹阻证:患者宜多食牛肉、羊肉、狗肉、胡椒、花椒等温经散寒、祛风利湿之品,食疗方有鳝鱼汤、当归红枣煲羊肉等,忌食凉性食物及生冷瓜果、冷饮,多温热茶饮。

(2)气滞血瘀证:患者宜多食桃仁、茄子、山楂、油菜等活血化瘀之品,食疗方有醋泡花生等,忌食煎炸、肥腻、厚味之品。

(3)痰湿阻络证:患者宜多食瓜果蔬菜,如小米、玉米、薏仁、赤小豆等化痰利湿之品,做到饮食有节,食疗方有冬瓜排骨汤等,忌食辛辣、燥热、肥甘厚腻等生痰助湿之品。

(4)肝肾阴虚证:患者宜多食枸杞子、西洋参、石斛、虫草、桑椹等滋阴填精、滋养肝肾之品,食疗方有虫草全鸭汤等,忌食辛辣香燥之品。

(5)肝肾阳虚证:患者宜多食羊肉、肉桂、干姜壮肾阳、补精填髓之品,食疗方有干姜煲羊肉等,忌食生冷瓜果及寒凉食物。

(6)气血亏虚证:患者宜多食猪肝、瘦肉、鱼等血肉有情之品及红枣、桂圆等补益气血之物,食疗方有桂圆莲子汤等,避免饮食过量,忌生冷食物。

**(三)情志调护**

细心观察患者的情绪状况,鼓励患者说出所担心的问题,向患者讲解情绪与疾病的关系,解释本病是一个缓慢的过程,其症状出现是逐渐形成的,治疗不可能有立竿见影之效,要避免急躁情绪,过分急躁的心情不利于疾病康复,也不利于自身健康,甚至还可能诱发其他疾病。向患者说明治疗的目的是消除症状、恢复功能和防止再发,让患者有充分的思想准备,同时向患者介绍成功病例,帮助患者树立战胜疾病的信心。绝大部分本病患者通过保守治疗可以缓解甚至治愈,恢复正常的生理功能和工作能力。

**(四)健康教育**

在"未病先防、既病防变"的中医理念指导下,大力开展科普宣传,普及颈椎病的症状、预防及治疗知识。在健康教育时,从全方位入手,让患者对本病有全面的认识。在心理上,让患者对本病有正确的认识,树立战胜疾病的信心;在身体上,颈椎病急性发作期或初次发作的患者,要注意适当休息,病情严重者宜卧床休息 2~3 周;在预防上,注意颈部保暖,防风寒湿邪侵袭,在日常生活中保持正确的姿势,避免头颈部受伤,同时指导患者适当地进行科学康复锻炼,以活跃肌肉关节、强化颈肩部肌肉,注意运动应循序渐进、坚持不懈,运动范围和运动量应从小到大。

# 第二节　腰　背　痛

## 一、概述

### (一)定义

中国康复医学会脊柱脊髓专业委员会将腰背部疼痛、不适等症状统称为腰背痛(low back pain，LBP)。其中病因不明的、除脊柱特异性疾病及神经根性疼痛以外原因所引起的肋缘以下、臀横纹以上及两侧腋中线之间区域内的疼痛与不适为非特异性腰背痛(non specific low back pain，NSLBP)，持续至少 1 天、单侧或双侧、伴或不伴有大腿牵涉痛(膝以上)。本节主要讨论肌肉韧带扭伤或拉伤、椎间盘突出引起的腰骶部急性或慢性疼痛，以及非特异性腰背痛。急性腰背痛病程<6 周，亚急性腰背痛病程 6～12 周，慢性腰背痛病程至少持续 12 周。中医认为腰背痛是指因外感、内伤或闪挫导致腰部气血运行不畅，或失于濡养而引起腰脊或脊旁部位疼痛为主要临床表现的病证。

### (二) 需求与现状

随着生活和工作方式改变，居民急慢性腰背痛患病率已超过糖尿病、高血压等疾病，影响 12%～30%的成年人、21%～75%的老年人，终身患病率为 51%～80%。慢病流行病学调查显示，中国居民慢性腰痛发病率为 31.54%，且发病率随着年龄增长呈上升趋势。多数患者腰背痛在 6 周内可自然恢复，也有许多患者腰背痛迁延不愈、反复就医，部分患者因未确诊及躯体症状影响工作生活，出现孤独、恐惧、失眠、焦虑等负面情绪，甚至发展成重度抑郁或焦虑，严重影响生活和工作质量。

## 二、病因及危险因素

### (一) 病因

腰背痛发生可能与多种病理情况及疾病相关，或找不到明确的致病因素，其中特异性腰背痛包含脊柱特异性疾病、神经疾病、内脏相关疾病、血管性疾病以及心因性疾病，非特异腰背痛常病因不明。本节讨论肌肉韧带扭伤或拉伤、椎间盘突出引起的腰骶部急性或慢性疼痛，以及非特异性腰背痛，故着重分析退行性病变引起腰背痛、外伤性腰背痛的病因。

**1. 退行性病变引起的腰背痛**　腰椎退行性改变是腰背痛最常见的原因，包括椎间盘脱水、变性及容积减少、脊柱不稳、椎体边缘骨刺形成，以及周围小关节的韧带、关节囊等纤维组织变性、断裂、增生等。退行变随着年龄增长而加剧，当退行变超出代偿能力，便出现腰痛。退行性变的病症有腰椎间盘突出症、退行性脊柱关节炎、退行性脊椎滑脱和继发性腰椎管狭窄症等。

**2. 外伤性腰背痛**　因各种直接暴力、间接暴力或肌肉、韧带牵拉所致的腰部小关节肌肉、韧带损伤等引起的疼痛为急性损伤性腰痛,急性腰背痛常因腰部受力如搬重物、车祸、局部暴力导致,如急性腰扭伤、腰椎小关节紊乱等;因日常生活中的劳动、工作和学习中的不良姿势及体位日积月累可造成腰肌劳损等而致腰部疼痛,若治疗不及时或有导致腰椎退行性变如椎间盘突出、小关节增生等。

### (二) 危险因素

1. **年龄** 随着机体新陈代谢,组织器官的结构和性能出现衰老,即为退行性变。

2. **性别** 女性是腰背痛的常见危险因素。

3. **从事职业** 体力劳动者、体育工作者及其他易造成累积性腰背痛的劳动者。

4. **姿势不良** 久坐,不科学腰部受力、无准备活动等。

5. **超重和肥胖** 增加了腰椎和腰部肌肉的负担,导致腰椎间盘和关节的磨损风险增加,加速其退变过程;同时由于腰部肌肉需要支撑更多的体重,导致肌肉紧张和疼痛。

6. **心理因素** 工作满意度、教育程度及抑郁状态与腰痛发生及程度相关。

7. **抽烟** 吸烟与疼痛加重相关。

8. **其他因素** 如遗传、大脑结构功能改变等。

### 三、临床表现

1. **急性腰扭伤** ①病程<6周,有腰部扭伤史,多见于青壮年;②腰部一侧或两侧剧烈疼痛,活动受限,常伴强迫体位,以减少疼痛;③腰肌和臀肌痉挛,或可触及条索状硬状,有明显压痛点,脊柱生理弧度改变;④影像学检查:X线摄片显示腰椎生理前凸消失,椎间盘可能变窄,边缘或有骨赘增生;计算机体层扫描(computed tomography, CT)和磁共振成像(magnetic resonance imaging, MRI)检查无椎间盘突出。

2. **腰椎间盘突出症** ①腰痛合并下肢放射性窜痛,或腰僵,一侧或双侧下肢麻痹、疼痛,大小便无力,有典型的脑脊液冲击征;②腰部运动障碍,被动性体位;③直腿抬高试验阳性或弱阳性;④病程>1个月,有明显的下肢肌萎缩;⑤X线摄片可见某一椎间隙变窄,椎曲弓顶距离变小,或CT和MRI检查显示椎间盘突出。

**3. 非特异性腰背痛** ①肋缘以下、两侧腋中线之间及臀横纹以上区域有疼痛、不适感,部分伴随着臀部、腿部的疼痛,但不属于放射性疼痛;②疼痛症状多于卧床休息后减轻或消失,弯腰、久坐、久站后加重,可同时存在腰部无力、僵硬感、活动受限或协调性下降;③疼痛部位存在肌张力增高或明显的局限性压痛点,神经根性体征多为阴性,直腿抬高试验阴性;④腰部 X 线和 CT 检查均无异常,MRI 检查正常或腰椎间盘黑盘征和(或)纤维环后缘高信号区(high intensity zone,HIZ)、Modic 征。

## 四、康复评定

### (一)中医辨证

**1. 寒湿腰痛** 腰部冷痛重着,转侧不利,逐渐加重,每逢阴雨天或腰部感寒后加剧,虽静卧但疼痛不减或反而加重,得温则舒,体倦乏力,或肢末欠温,食少腹胀,舌淡体大,苔白腻,脉沉而迟缓。

**2. 湿热腰痛** 腰髋弛痛,或腰腿重滞胀痛,痛处伴有热感,梅雨季节或暑热时节腰痛加重,遇冷痛减,或见肢节红肿,口渴不欲饮,小便黄赤,或午后身热,微汗出,舌红苔黄腻,脉濡数。

**3. 瘀血腰痛** 腰痛如刺,痛有定处,轻则俯仰不便,重则因痛剧不能转侧,日轻夜重,或持续不解,痛处拒按,舌质紫暗,或有瘀斑,脉弦涩。

**4. 肾虚腰痛** 腰痛以酸软为主,喜按喜揉,腿膝无力,遇劳更甚,卧则减轻,常反复发作;偏阳虚者,则少腹拘急,面色白,手足不温,少气乏力,舌淡,脉沉细;偏阴虚者,则心烦失眠,口燥咽干,面色潮红,手足心热,舌红少苔,脉弦细数。

### (二)康复医学评定方法

**1. 疼痛评定** 应用视觉模拟评分法(VAS)、数字分级评分法(NRS)、简明疼痛量表(BPI)等进行疼痛评估。

**2. 功能障碍评估** 应用 Oswestry 残疾指数(Oswestry disability index,ODI)、Roland Morris 功能障碍调查表(Roland Morris Disability Questionnaire,RMDQ)、日本骨科协会(Japanese Orthopaedic Association,JOA)评估治疗评分等量表进行功能障碍评估。

(1) ODI:由 10 个问题组成,包括疼痛的强度、生活自理、提物、步行、坐位、站立、干扰睡眠、性生活、社会生活、旅游 10 个方面的情况。每个问题有 6 个选项，每个问题的最高得分为 5 分，选择第一个选项得分为 0 分，依次选择最后一个选项得分为 5 分。假如 10 个问题都做了问答，记分方法：实际得分/50（最高可能得分）×100%；假如有一个问题没有回答，则记分方法：实际得分/45（最高可能得分）×100%。得分越高，表明功能障碍程度越严重。

（2）RMDQ：用于评价腰痛患者测试前 24 小时内的状况，包括行走、站立、弯腰、卧床、穿衣、睡眠、生活自理、日常活动等 8 个方面。每个问题的回答为"是"（1 分）或"否"（0 分），各问题总分即为实际得分；最低 0 分，最高 24 分。分值越高，表示功能障碍程度越严重。

（3）JOA 评估：从主观症状、临床体征、日常活动受限度及膀胱功能 4 个维度进行评价，JOA 总评分最高为 29 分，最低 0 分。分数越低，表明功能障碍程度越严重。

### 3. 疗效评价标准

（1）疼痛及功能障碍疗效的评价标准如表 2-1 所示。

表 2-1　疼痛及功能障碍疗效评价标准

| 指标 | 低　效 | 中　效 | 高　效 |
| --- | --- | --- | --- |
| 疼痛 | 干预后组间效果有差异，100 分制 VAS 改善，达到 5～10 分，或标准化均数差为 0.2～0.5 | 干预后组间效果有差异，100 分制 VAS 改善达到 10～20 分，或标准化均数差为 0.5～0.8 | 干预后组间效果有差异，100 分制 VAS 改善＞20 分，或标准化均数差＞0.8 |
| 功能障碍 | 干预后组间效果有差异，ODI 改善达到 5～10 分，或 RMDQ 改善达到 1～2 分，或标准化均数差为 0.2～0.5 | 干预后组间效果有差异，ODI 改善达到 10～20 分，或 RMDQ 改善达到 2～5 分，或标准化均数差为 0.5～0.8 | 干预后组间效果有差异，ODI 改善＞20 分，或 RMDQ 改善＞5 分，或标准化均数差＞0.8 |

注：VAS 为视觉模拟评分；ODI 为 Oswestry 残疾指数；RMDQ 为 Roland Morris 功能障碍调查表。

（2）JOA 评估：通过改善指数可反映患者治疗前后腰椎功能的改善情况。改善指数＝治疗后评分－治疗前评分，治疗后评分改善率＝[（治疗后评分－治疗前评分）/（治疗后评分－治疗前评分）]×100%。改善率还可对应于通常采用的疗效判定标准：改善率＝100%表示治愈，改善率＞60%表示显效，25%～60%表示有效，＜25%表示无效。

## 五、康复

### (一) 中医康复技术

1. **推拿疗法** 可以松解腰部肌群的痉挛和粘连,促进水肿消退,改善局部血液供应,镇静止痛。常用点穴、按压、揉捏、擦法、拉、扳等手法。

(1) 舒筋:采用按揉法、擦法、拿法,8~12分钟。患者取俯卧位,术者先用掌跟揉或鱼际沿患者督脉、膀胱第一、二支脉自上而下至臀部3~6遍;再点按腰阳关、肾俞、秩边、环跳、委中等穴,3~6次,以酸胀为度;再自上而下提拿患侧下肢肌群3~6遍;再顺压痛点周围至压痛点处施以擦法3~4遍,再顺竖脊肌纤维往返施以擦法3~4遍,幅度由小到大,手法由轻至重;再采用按揉背部及下肢进行放松。

(2) 整骨:采用腰部斜扳法,3~5分钟。患者取侧卧位,双下肢在上者髋膝关节屈曲,在下者伸直,术者立于患者前方,一手扶按患肩前部或肩后部,另一手将患者抵住患者臀部或髂前上棘,两手同时用力,做相反方向扳动腰部数下;当腰旋转到最大而病变节段处于扳动的支点位(≤30°角)时,再用寸劲行3°~5°角扳动支点位病变节段;术者立于患者背后,一手抵住腰骶部,另一手握踝部向后拉伸扳动数次。腰部扳法具有疏通经络、滑利关节、纠正解剖位置的作用,常用于治疗腰扭伤、腰椎间盘突出症、腰椎关节错位或关节功能障碍等病症。

有下列情形之一的,忌用或慎用推拿疗法:①影像学示巨大型、游离型腰椎间盘突出、病情较重,有明显神经受损、典型手术适应证患者,禁用;②体质较弱、孕妇等;③患有严重心脏病、高血压、肝肾等疾病患者;④体表皮肤破损、溃烂或皮肤病患者,以及有出血倾向的血液病患者。

2. **针灸疗法** 主要穴位采用腰椎夹脊穴、膀胱经穴和下肢坐骨神经沿线穴位,可辅助脉冲电治疗。急性期每日针1次,以泻法为主;缓解期及康复期可隔日1次,以补法泻法相互结合,配合患者四型辨证取穴。

(1) 主穴:腰夹脊、环跳、委中、昆仑、阿是穴。

(2) 配穴:寒湿腰痛采用命门、腰阳关穴;湿热腰痛采用曲池、合谷穴;瘀血腰痛采用膈俞、次髎穴;肾虚腰痛采用肾俞、太溪穴。

3. **艾灸疗法、拔罐疗法、刮痧疗法和放血疗法** 可选择肾俞、腰阳关、秩边、阳陵泉等穴艾灸,在阿是穴等穴以及背部、臀部、下肢肌肉处拔罐、刮痧;在委中等穴行放血疗法。湿热及肾阴虚腰痛慎用灸法,体弱慎用放血、刮痧疗法。

### 4. 中药疗法

(1)寒湿腰痛:治以温经散寒,祛湿通络,方用寒痹方合调身通痹方加减。

(2)湿热腰痛:治以清利湿热,通络止痛,方用热痹方加减。

(3)血瘀腰痛:治以行气活血,固腰息痛,方用筋痹方加减。

(4)肾虚腰痛:肾阴虚治以滋补肾阴,濡养筋脉,方用左归丸加减;肾阳虚治以补肾壮阳,温煦经脉,方用右归丸加减。

### 5. 传统运动疗法

可选择练习太极拳、八段锦、易筋经、五禽戏等功法。通过躯体活动促进气血运行,调畅气机,舒筋通络,灵活关节。运动量可根据个人具体情况而定,一般每次练习 20～30 分钟,每日 1～2 次。

## (二)西医康复技术

### 1. 运动疗法

主要治疗目标是增强患者腰腹肌肌力和腰部协调性,增加腰椎的稳定性,改善患者的躯体功能、恢复正常活动、预防残疾及维持工作能力。主要形式包括主动运动和有氧运动。主动运动包括运动控制训练、核心稳定训练、瑜伽以及普拉提等;有氧运动包括步行、慢跑、骑自行车、游泳等。建议患者在康复治疗师或医生指导下进行运动治疗。

(1)游泳疗法:可每日游泳 20～30 分钟,注意保暖,一般在夏季执行。

(2)仰卧架桥:仰卧位,双手叉腰,双膝屈曲至 90°角,双足掌平放床上,挺起躯干,以头后枕部及双肘支撑上半身,双足支撑下半身,呈半拱桥形,当挺起躯干架桥时,双膝稍向两侧分开。每日 2 次,每次重复 10～20 次。

(3)"飞燕式":患者俯卧位,依次以下动作。①两腿交替向后做过伸动作;②两腿同时做过伸动作;③两腿不动,上身躯体向后背伸;④上身与两腿同时背伸;⑤还原,每个动作重复 10～20 次。

### 2. 牵引疗法

腰椎牵引可减轻椎间盘内压、牵伸粘连组织、松弛韧带、解除肌肉痉挛、改善局部血液循环,并纠正小关节紊乱,可以显著改善腰椎间盘突出症患者的疼痛。重度腰椎间盘突出、重度骨质疏松症、腰脊柱畸形者禁用牵引;孕妇、较严重的高血压、心脏病及有出血倾向的患者禁用腰椎牵引;后纵韧带骨化、突出物骨化者慎用腰椎牵引。推荐腰椎间盘突出症患者在专业康复医学人员指导下进行牵引治疗,但应避免牵引重量过大、时间过长,在牵引过程有不适均应立即停止。

（1）患者一般选用俯卧位，解开腰带、暴露腰部，胸部和臀部分别固定于牵引床的胸腰板和臀腿板上，患椎间隙与床的胸腰板和臀腿板间隙相对应。根据椎间盘突出情况不同调整牵引带角度，牵引使腰椎凸向患侧，以增加椎间孔展开的程度。牵引时间根据牵引力调整，牵引力大则时间短，牵引力小则时间较长，可选择间歇牵引和持续牵引。

（2）牵引参数须根据患者的性别、年龄、身体状况、症状、体征及影像学报告调整设置。牵引距离 45～60 mm，屈曲度为 11°～16°，左右旋转各 0°～18°角，若选用背伸，角度为 −4°，不设旋转度数。慢速牵引的重量一般为体重的 25%～110%，而快速牵引可达体重的 3～4 倍，以患者可耐受为度。牵引时间平均为 20～25 分钟，过程中有不适应立即停止。牵引后患者平卧于硬板床上，腰部腰围制动，卧床 5～7 天，一般只需 1 次牵引，若需再次牵引者可于牵引后 1 周再进行。

3. **物理因子疗法**　指应用人工或天然的物理因子（光、电、声、磁、热、冷等），广泛用于腰背痛的治疗方法，包括超声波治疗、经皮神经电刺激、激光治疗等，患者可在康复医师指导下每日予以单项或多项选择性治疗。注意：高热寒战、严重动脉硬化、有出血倾向、皮肤表面有破溃或疮疡、各类过敏性皮炎、肿瘤骨转移及肌肉筋膜急性损伤患者慎用物理因子疗法。

## 六、社区调养与预防

### （一）起居调护

腰脊痛急性期患者应多卧床休息，宜卧硬板床。翻身活动时注意全身应以脊柱为轴缓缓滚动，下床时要俯卧位，一腿先着地，另一腿再着地，然后全身站起。坐起及如厕时要佩戴腰围或腰托，以减轻椎间盘的压力，保持脊椎骨之间的稳定，减轻疼痛，避免再次损伤。腰背痛患者均应远离潮湿的环境。

### （二）饮食调护

腰背痛患者宜清淡、易消化饮食，多进食新鲜蔬菜、水果，多饮水，少吃或不吃油炸等肥腻食物，以促进胃肠蠕动，防止便秘，避免因便秘使腹压增加从而加重腰腿痛症状。同时不宜过饥过饱，戒烟限酒。寒湿患者饮食宜多食牛肉、羊肉、狗肉、胡椒、花椒等温经散寒、祛风利湿之品，食疗方有鳝鱼汤、当归红枣煲羊肉等，忌食凉性食物及生冷瓜果、冷饮，多温热茶饮。湿热患者应忌食辛辣，可食用薏苡仁、茯苓、赤小豆等健脾祛湿之品,食疗方可用薏苡赤小豆汤;血瘀患者多食桃仁等活血化瘀之品,可用食疗方如醋泡花生等,忌食煎炸、肥腻、厚味之品。肾阴虚患者宜多食枸杞子、西洋参、石斛、虫草、桑椹等滋阴填精、滋养肝肾之品,食疗方有虫草全鸭汤等,忌食辛辣香燥之品;肝肾阳虚患者宜多食羊肉、肉桂、干姜等温壮肾阳、补精填髓之品,食疗方有干姜煲羊肉等,忌食生冷瓜果及寒凉食物。

### (三) 情志调护

情志调护方法同颈椎病患者。向患者说明治疗的目的是消除症状、恢复功能和防止再发,让患者有充分的思想准备,同时向患者介绍成功的病例,树立战胜疾病的信心。告知患者 90% 的腰背痛可以通过保守治疗使症状得到缓解,甚至治愈。

### (四) 健康教育

开展科普宣传,普及中西医康复治疗腰背痛的预防保健知识,让患者了解腰背痛的发病率与生活方式的密切相关,指导患者避免腰部伤害动作,如尽量避免弯腰、提举重物、选择合适的护腰和鞋子、选择合适的锻炼方式等,制订个性化健康教育方案。

### (五) 社区自我管理

自我管理是腰背痛康复的重要组成部分,包括饮食、运动、情绪管理、医疗辅助等多个方面进行针对性的自我管理。社区采用健康教育与患者自我管理相结合,对纠正患者不良情绪、不良姿势、不良生活及工作方式有重要的作用,与其他治疗方法联合应用,可提高临床疗效。

# 第三节  膝骨关节炎

## 一、概述

### (一) 定义

膝骨关节炎(knee osteoarthritis,KOA)是以关节软骨进行性退变、骨赘形成以及软骨下骨质反应性改变为主要特征的慢性骨关节病变。主要临床表现有膝关节疼痛、活动功能受限,严重者可出现膝关节内、外翻畸形,行走困难等。膝骨关节炎在中医属于"骨痹""膝痛""筋痹""风湿痹""痿痹"等范畴,膝骨关节炎是筋骨共病,痿痹共存的疾病,该病多因风寒湿邪久羁,或年老体衰、骨失充养、骨质脆弱所致。本病临床上往往多发于老年患者,女性发病率高于男性,病情反复发作,以关节疼痛、活动不利为主要表现,遇天气变化、劳累症状加重。

### (二) 需求与现状

国外经过十年对骨与关节疾病研究后认为,膝骨关节炎作为慢性退行性病变没有治愈的方法,给社会造成了极大的经济负担。据报道,膝骨关节炎已经成为国外最常见和最高发的中老年关节疾患,是发达国家老年人失去劳动能力危险性最高的疾病之一。与此同时,膝骨关节炎也已经成为我国最常见和最重要的关节疾病,40 岁以上膝骨关节炎总患病率为 28.7%,是老年人的常见病、多发病,膝关节运动以及关节面承受力发生异常改变,常导致患者关节疼痛和功能障碍,严重者可致残。我国 50~70 岁老年人中大约有半数人患有膝骨关节炎。随着社会老龄化进程,我国老龄人口不断增加,膝骨关节炎患者人数也将逐年递增,这对社会将造成极大的危害。

## 二、病因及危险因素

### (一) 病因

膝骨关节炎可按病因分为原发性膝骨关节炎和继发性膝骨关节炎。目前膝骨关节炎的确切病因及发病机制并不完全清楚,前者可能与年龄、性别、职业、种族、肥胖、遗传和过度运动相关;后者可继发于任何关节损伤或疾病,如半月板损伤、髌骨及膝骨周围骨折、关节韧带损伤、小儿麻痹症关节畸形或关节感染等。

### (二) 危险因素

1. **年龄**　膝骨关节炎与年龄关系密切。随着年龄增长,膝骨关节炎检出率呈增高趋势,且膝骨关节炎随着增龄而症状加重,说明增龄是膝骨关节炎发展的主要因素。随着年龄的增长衰老不可避免,人在衰老过程中,发生线粒体 DNA 突变会造成细胞氧化磷酸化过程的缺陷,直接影响细胞的呼吸和能量获取,这可能与老年人的退行性疾病相关。

2. **性别**　以往研究证实,性别影响膝骨关节炎的发生,骨关节炎女性发病率高于男性,尤其以绝经妇女常见。这与国内外多数研究一致,可提示女性对膝骨关节炎的致病因素较敏感,或对膝骨关节炎耐受力较低。但关于女性绝经期膝骨关节炎高发有许多不同认识,可能与以下几点有关。①围绝经期妇女出现血清瘦素水平增高,体重增加及瘦素拮抗现象可能与体内雌激素减少有重要关系。血清瘦素(绝经期妇女)与体重指数(body mass index,BMI)呈正相关。②雌激素在此阶段明显缺乏,增加骨关节炎的危险性,所以这种性别与年龄相关的骨关节炎可能与雌激素缺乏有关。有人提出雌激素是引起骨关节炎的危险因素,他们认为体内较高的内源性雌激素可导致骨量增加,使负重关节的机械负荷增加,从而诱发或加速了骨关节炎的病理改变。其他相关报道却认为,维持体内一定雌激素水平可以抑制或阻止骨关节炎发生,认为雌激素对破骨细胞有抑制。研究表明,雌激素还可促进破骨细胞凋亡。由于雌激素对破骨细胞有抑制作用,从而抑制软骨下骨的改建,达到抑制骨赘的形成,延缓骨关节炎发生。综合以上所述,雌激素水平较大波动或降低均与膝骨关节炎的发病有密切关系,在探讨骨关节炎病因方面,雌激素对骨关节炎的发病作用目前尚不清楚,观点不统一。而且不能单纯考虑雌激素水平,应该综合考虑女性内分泌平衡与雌、孕激素之间的关系。

3. **职业**　特殊职业人员如矿工、码头工人、职业运动员或舞蹈演员的膝骨关节炎发病率更高,这主要是由于以上职业者关节软骨长期受高强度的应力磨损或受伤引起,且这些所谓重体力劳动者多采用蹲式或跪式工作姿势。相比之下,脑力劳动者较体力劳动者膝骨关节炎检出率较低,可能因为此人群受教育程度普遍较高,具备一定医学知识,一定程度上减少了本病发生。国内外相关报道认为,重体力劳动较非重体力劳动更易患病。

4. **肥胖**　是导致膝骨关节炎的主要危险因素之一。根据中国营养学会推荐标准 BMI 为 $24 \sim 27.9 \, \text{kg/m}^2$ 为超重,$BMI \geqslant 28 \, \text{kg/m}^2$ 为肥胖。超重会导致膝关节长期负荷加重、慢性关节劳损,造成膝骨关节炎发生。因此,减肥对预防膝骨关节炎的发生、发展有着重要的意义。

5. **遗传**　全身性骨关节炎常见于老年女性,累及手关节,包括远端指间关节、近端指间关节和第一腕掌关节、颈椎和腰椎关节、膝关节和髋关节。一个关节的骨关节炎往往与其他关节骨关节炎发生相关联。手关节骨关节炎发生,意味着膝关节发生骨关节炎的危险性增加。对高比例早发性严重性骨关节炎的家系研究发现,骨关节炎发生与 n 型前胶原的常染色体显性突变有关。但是,在总体人群中,Ⅱ型胶原异常与骨关节炎发生的关系尚不清楚。50%以上手的骨关节炎发生与遗传有关,而膝关节骨关节炎发生与遗传的相关性要小得多。

**6. 营养** 研究表明,维生素 C 摄入量低的人发生膝骨关节炎的风险是高摄入组人群的 3 倍。维生素 D 也影响骨关节炎的发生和发展。维生素 D 在骨中主要以活性形式存在,骨的改建对骨关节炎稳定至关重要。髓板处的软骨对维生素 D 发生反应,而潮线附近肥大层的软骨细胞在维生素 D 作用下,维生素 D 受体表达增高。研究中发现,血清中 25-羟维生素 D 的水平对骨关节炎发生没有明显的影响。但是在影像学定义的骨关节炎研究中,水平过低的血清 25-羟维生素 D 比高水平者更容易导致影像学上骨关节炎高比率发生。

**7. 局部急慢性损伤** 理论上,关节软骨可能因两种形式损伤而破坏,一种是突发性创伤;另一种为反复性活动超出关节周围肌肉和韧带的承受能力,造成关节软骨损伤,从而导致膝骨关节炎发生。

**8. 下肢肌力减退** 在影像学上确诊膝骨关节炎的患者不管有无症状,与非膝骨关节炎患者比较,股四头肌肌力减弱。加强肌力可以使失稳的膝关节增加稳定性,分散负荷,减少突发冲击负荷作用关节。纵向研究显示,下肢肌力练习可以降低膝骨关节炎发生的风险,并且可减缓疾病进展。

### 三、临床表现

膝骨关节炎局部症状中,膝关节疼痛的发生率超过 90%,是本病最基本的症状。疼痛严重者可影响日常生活和工作,患者可出现焦虑情绪,甚至无法站立行走。随着病程延长,出现膝关节畸形、股四头肌萎缩。疼痛会导致一些患者膝关节长时间制动造成关节僵硬。此外,膝骨关节炎还会发生骨摩擦音、下蹲困难、骨关节肿胀等。

#### (一)美国风湿病学会 2001 年制定的膝骨关节炎诊断标准

**1. 临床诊断标准** ①近 1 个月中膝关节经常疼痛;②膝关节活动时有骨摩擦音;③发病期间晨僵持续时间<30 分钟;④年龄≥38 岁;⑤膝关节检查有骨性肥大。

满足上述①+②+③+④条,或①+②+⑤条,或①+④+⑤条,可诊断为膝关节骨关节炎。

**2. 临床及放射学诊断标准** ①近 1 个月大多数时间有膝关节疼痛;②X 线摄片显示骨赘形成;③关节液检查符合骨关节炎(清晰、黏稠、白细胞计数<2×

$10^9/L$);④年龄≥40 岁;⑤晨僵持续时间<30 分钟;⑥关节活动时有骨响声。

具备上述①②或①③⑤⑥,或①④⑤⑥者即可诊断为膝骨关节炎。

### (二) 中医诊断标准

1. **病证诊断疗效标准** 骨痹参照《中医病证诊断疗效标准》:①初起多见腰腿、腰脊、膝关节等隐隐作痛,屈伸、俯仰、转侧不利,轻微活动稍缓解,气候变化加重,反复缠绵不愈。②起病隐袭,发病缓慢,多见于中老年人。③局部关节可轻度肿胀,活动时关节常有咔嚓声或摩擦声;严重者可见肌肉萎缩、关节畸形、腰弯背驼。④X 线摄片检查显示:骨质疏松,关节面不规则,关节间隙狭窄,软骨下骨质硬化,以及边缘唇样改变,骨赘形成。⑤查红细胞沉降率、抗"O"、黏蛋白、类风湿因子等与风湿痹、尪痹相鉴别。

2. **中医证候诊断标准** 参照《中药新药临床研究指导原则》:①证候:肝肾不足、筋脉瘀滞证;②主症:关节疼痛、胫软膝酸;③次症:活动不利,运作牵强,舌质偏红,苔薄或薄白,脉滑或弦。

3. **分期标准** 参照国家中医药管理局医政司 22 个专业 95 个病种中医诊疗方案膝痹病(膝骨关节炎)诊疗方案。

(1) 早期:症状与体征表现为膝关节疼痛,多见于内侧,上下楼或站起时尤重,无明显畸形,关节间隙及周围压痛,髌骨研磨试验(+),关节活动可。X 线检查,显示为 0～Ⅰ级。

(2) 中期:疼痛较重,髁合并肿胀,内翻畸形,有屈膝畸形及活动受限,压痛,髌骨研磨试验(+),关节不稳,X 线检查,显示为Ⅱ～Ⅲ级。

(3) 晚期:疼痛严重,行走需支持或不能行走,内翻及屈膝畸形明显,压痛,髌骨研磨试验(+),关节活动度明显缩小,严重不稳。X 线检查,显示为Ⅳ级。

## 四、康复评定

### (一) 中医辨证

1. **发作期**

(1) 气滞血瘀证。①主症:关节刺痛或胀痛,疼痛不移,休息疼痛不解,关节活动受限;②次症:面色晦暗,膝关节周围可见瘀紫,局部压痛明显;③舌苔脉象:舌质暗紫或有瘀斑,脉沉涩。

(2) 湿热痹阻证。①主症:关节红肿热痛,肢体沉重,膝周皮温较高,关节屈伸不利;②次症:发热,口渴,饮水而不解,尿黄;③舌苔脉象:舌胖质红,苔厚腻色黄,脉滑数。

(3)风寒湿痹证。①主症:关节疼痛,肢体沉重,怕风,遇冷痛甚,得暖缓解,关节僵硬;②次症:腰身重痛,晨起僵硬;③舌苔脉象:舌质淡,边有齿痕,苔白腻,脉濡或沉缓。

**2. 缓解期**

(1)肌痹症:膝关节周围肌肉酸楚,麻木不仁,甚至肌肉萎缩,疲软无力。

(2)筋痹症:膝关节周围筋急拘挛、抽掣疼痛,关节难以屈伸,下肢时有抽筋,入夜晨起尤甚,不耐久行。

(3)骨痹症:膝关节酸楚,每遇寒及天气变化症状加重,关节浮肿,沉重,不耐久立。

**3. 康复期**

(1)肝肾亏虚证。①主症:关节隐痛,下肢乏力;②次症:腰膝酸软,耳鸣目浊,小便清长,下肢浮肿,遇劳加重;③舌苔脉象:舌质红,苔薄少,脉沉无力。

(2)气血亏虚证。①主症:关节酸胀不适,时觉膝关节冰凉;②次症:倦怠乏力,头晕目眩,心悸气短,面色少华,不耐久行;③舌苔脉象:舌质淡,苔白,脉细弱。

**(二)康复医学评定方法**

**1. 膝关节疼痛评定**

(1)关节影响评估表(AIMS2):最早的 AIMS 是由美国波士顿大学关节炎中心的 Meenan 于 1980 年制作的。此量表主要有两大部分,分别为功能评价和生活质量评估。1990 年,Meenan 和 Mason 等修订扩充了 AIMS,正式提出了 AIMS2。AIMS2 以被科学哲学协会(PSA)证实有较高信度、效度和敏感度。但首次将其用于膝骨关节炎的却是意大利版本的 AIMS2。这个意大利版本也被证实具有较高的信度、效度和敏感度。AIMS2 总共有 78 项问题,整个量表评估平均需要 23 分钟才能完成,对于科研和临床研究都造成了一定的困难。为了减轻患者的负担,Guillemin 等研究出 AIMS2 的短卷(AIMS2 - SF),它和 AIMS2 有同样的测量学特性。量表共有 5 个维度 26 个条目,5 个维度分为躯体、症状、影响、社会和工作。所有条目均采用 1~5 评分,得分越高,生活质量越好,通过累加计算每个维度得分,并通过公式:维度标准分=(实得分一最低可能得分)/可能的得分范围,再将得分转换为标准分。在近几年的报道中,中文版的 AIMS2 - SF 效度已得到验证,但是 AIMS2 - SF 并没有用于膝骨关节炎研究,其对膝骨关节炎的信度、效度和敏感度仍待国内外专家验证。

(2) 奎森功能演算指数(Lequesne algofunctional indes):此量表是 Lequesne index 的修改版,是国际骨关节炎常用的评分标准,最早为 Lequesne 于 1987 年首先提出,用于髋、膝骨关节炎严重程度的评估。该标准在欧洲应用较广,尤其作为药物治疗的远期效果指标是有益的。此量表共 10 个问题,评估包括疼痛不适 5 个问题,最长行走距离 1 个问题,日常活动 4 个问题。每个问题都有不同的分值,最后以总积分来评估患者的膝功能状态(指数越高表明症状越严重),相对来说比较客观、全面。中文版 Lequesne 指数在膝骨关节炎患者评估中具有良好的评价者诚信度。但国内对其尚未有效度检验相关文献。

(3) 健康调查简表(SF - 36):是在 1988 年 Stewartse 研制的医疗结局研究量表的基础上,由美国波士顿健康研究发展而来。它包括 8 个分量表,共 36 个条目,涉及躯体健康和精神健康两方面,是目前国际上最常用的生命质量标准化测量工具之一。虽然此量表并不是评定下肢功能的专项量表,甚至也被认为并不适用于评估下肢功能,但是确有大量文献显示 SF - 36 和骨关节炎指数评分(WOMAC)能共同反映膝骨关节炎患者的生活质量现状。尤其当膝骨关节炎合并一些并发症时,SF - 36 对患者膝关节功能评价有较高的效度。

(4) 西方安大略和麦克马斯特大学 WOMAC:此量表由 Bellamy 及其同事们在 1988 年首先提出,是专门针对髋关节炎与膝关节炎的评分系统。WOMAC 评分在骨关节炎及类风湿关节炎的文献中使用频率相对较高。并已经被翻译成多个版本,包括韩国、新加坡、德国、瑞典、意大利、土耳其等,这些版本的 WOMAC 均被证实对膝骨关节炎评价有较高的信度和效度。此评分是根据患者相关症状及体征来评估其关节炎严重程度及治疗疗效。分数记录采用 VAS。从内容上,此评分量表从疼痛、僵硬和关节功能三大方面来评估下肢的结构和功能,总共有 24 项。其中疼痛部分有 5 项、僵硬部分有 2 项、关节功能部分有 17 项。此评分覆盖了整个骨关节炎的基本症状和体征。WOMAC 评分能准确地反映患者治疗前后的一些情况。相对而言,此评分对于骨关节炎评估还有着较高的信度。但无论是 SF - 36 还是 WOMAC,在反映早期膝骨关节炎患者在工作中表现的身体活动局限性时效度和敏感度较低。也就是说,它们并不能很好地解释和区分早期膝骨关节炎对膝关节活动受限的影响。相关的研究文献还显示，WOMAC 量表的三大评估方面中，以关节功能评估的信度最高，而僵硬评估的信度最低，仅为 58%。

（5）膝关节损伤和骨关节炎结果评分（KOOS）：KOOS 系统是由 WOMAC量表发展而来的，此量表由 ROOS 及其同事于 1998 年第一次提出，经过这十几年的发展和反复验证，如今 KOOS 已经十分成熟，相关文献也很多。KOOS 已被大量欧美国家所承认，值得一提的是，KOOS 的前瞻性研究，是由瑞典和美国的专家组共同合作完成，其第一版到现在没有进行过任何修订，可见此量表在设计之初的工作相当完备。KOOS 共分为 5 个维度：膝关节疼痛（9 项）、膝关节症状与僵硬（7 项）、膝关节的日常生活活动（17 项）、体育娱乐时膝关节功能（5项）、与膝关节有关的日常生活质量（4 项），总共 42 个问题。每一项得分为 0~4分。0 分最差，4 分最好。由于 KOOS 量表中不包含临床诊断的内容，因此可以通过邮件的方式直接寄给膝骨关节炎患者，并由患者完成后寄回。这一新的膝骨关节炎样本采集方式，使得大范围的膝骨关节炎临床研究变得可行。但除了新加坡和伊朗对 KOOS 的信度和效度进行了验证外，其他亚洲国家尚未有对其验证的报道。

### 2. 活动度评定

（1）屈曲和伸展：通常使用的分度是 0~3 级。0 级：无法伸展膝关节，屈曲度≤90°；1 级：可以伸展到 0°位置，但无法达到正常屈曲的范围；2 级：可以达到正常屈曲的范围，但无法完全伸展；3 级：可以在正常的屈曲和伸展范围内活动。

（2）侧屈：颈椎主动侧屈时尽可能使耳朵向肩部靠，正常侧屈活动范围约45°角。

（3）旋转：运动范围较小，角度可达 30°~50°。

### 3. 肌力评定

（1）等速肌力测试法：Biodex 测试被证实能客观、有效地评判膝关节功能，通过等速多关节测试系统按 60°/s、180°/s 等速运动，能较为准确地判断膝关节周围肌力恢复的程度。

（2）主要评定指标：①60°/s、180°/s PT 峰力矩。峰力矩能反映肌肉的绝对力量，是等速肌力测试中的黄金指标和参照值，它能客观地揭示膝骨关节炎患者下肢肌力的情况。等速测试要求做最大力收缩，其力矩值主要取决于肌纤维的募集情况，当收缩速度为 180°/s 角速度时，以募集 II 型纤维为主，反映了快速力量;当进行慢速测试为 60°/s 角速度,募集 Ⅰ 型纤维的募集率高,反映了最大的力量。②膝关节主动肌/拮抗肌比率(H/Q):能有效反映关节稳定的程度。

## 五、康复

### (一) 中医康复技术

**1. 推拿疗法** 可以有效促进局部血液循环、缓解肌群痉挛、镇静止痛,并能理筋整复、松解软组织粘连、恢复膝关节活动。

(1)㨰法:患者先仰卧位,医者站于患侧,用㨰法施于患侧股前、内、外侧肌群,按揉法施于患侧膝关节周围,重点在伏兔、梁丘、犊鼻、膝关、膝眼、血海、阳陵泉、足三里、阴陵泉、三阴交、阿是穴。然后患者俯卧位,㨰法施于腘窝部肌群。按揉法施于委中、委阳、阳谷、阴谷、合阳、承山。最后揉、拿髌骨,擦法施于患膝周围,以透热为度。㨰法操作频率 140 次/分,每次 20 分。治疗时间每次 20 min,每周 3 次,疗程 4 周。

(2)以痛为输法:患者仰卧,医者一手按住患者膝关节上部不动,另一手的拇指端在内膝眼、外膝眼、收肌结节、鹅足部、内外侧关节间隙、股骨和胫骨内外髁、髌周以及腘窝等处作滑动按压以寻找痛点。在检查腘窝处时取俯卧位屈膝,依次滑动按压腘窝中央、腘窝内下部、腘窝外下部、腘窝内上部、腘窝外上部等处。检查髌尖内侧面时检查者须左手将髌骨推向下方,使髌尖翘起,再用右手的拇指掌面向上,指尖对髌骨下端后方的髌尖内侧面进行按压,通过患者描述和术者触诊寻找并确定痛点,并对痛点按压,以患者可以忍受的极限为度,每次 30 秒,做 6~9 组,每周 3 次,疗程 4 周。

(3)揉髌拿膝法:患者取仰卧位,术者一手以拇食指固定髌骨上沿,另一手捏住髌骨,进行顺时针和逆时针按揉 6~9 次;后以五指分别同时抓拿血海、梁丘、阳陵泉、阴陵泉,每次抓拿 6~9 次。

(4)点穴拨筋法:患者取卧位,术者用拇指或中指或小鱼际肌按揉肩井、阳陵泉、犊鼻、血海、梁丘、阿是等穴位,以有酸胀感为宜。然后拨腘窝神经,以麻感窜至小腿为宜。

(5)摇膝法:患者取坐位或仰卧位,术者在患者身前,一手扶膝部,另一手捏住脚踝,做缓慢摇膝、屈伸和屈髋动作,旋转角度以患者感觉适宜为度,重复 8~10 次。此法慎用于半月板损伤及膝关节肿胀患者。

（6）拍打叩击法：患者取坐位或仰卧位，术者握拳或用空心掌拍打、叩击膝关节两侧，力度适中，以患者舒适为宜，反复 3～5 次。

**2. 针灸疗法**　具有疏通经络、镇静止痛的作用，临床应用可根据膝骨关节炎疼痛部位选择穴位。常用毫针刺法，每日针刺 1 次，留针 20～30 分钟，每隔 5～10 分钟行针 1 次。使用电针治疗时，可选用疏密波或断续波。

（1）毫针刺法：常选择内外膝眼、阳陵泉、阴陵泉、血海、梁门、委中、委阳、足三里、曲泉、阴谷等穴位。

（2）艾灸疗法：可选择肾俞、关元、足三里等穴艾灸，可起到温肾散寒，疏经通络，行气活血。

（3）拔罐疗法：可选择膝周，委中，承山，殷门等肌肉较多的部位，起到散寒祛风，缓解痉挛，舒筋解肌的功效。

**3. 中药疗法**

1）筋痹方

（1）组成：圣愈汤合身痛逐瘀汤加减。方药：炙黄芪 9 g，党参 12 g，当归 9 g，白芍 12 g，川芎 12 g，生地 9 g，柴胡 9 g，桃仁 9 g，红花 9 g，乳香 9 g，五灵脂 12 g，羌活 9 g，秦艽 9 g，制香附 12 g，川牛膝 12 g，广地龙 9 g，炙甘草 6 g。

（2）功效：益气化瘀，通络除痹。

（3）主治：膝痹病，中医辨证以气滞血瘀为主。

2）热痹方

（1）组成：圣愈汤合当归拈痛汤加减。方药：赤芍 12 g，川芎 12 g，生地 9 g，炙黄芪 9 g，柴胡 9 g，当归 9 g，党参 12 g，苦参 9 g，苍术 9 g，白术 9 g，升麻 9 g，防风 12 g，羌活 12 g，葛根 9 g，知母 9 g，猪苓 12 g，茵陈 12 g，黄芩 9 g，泽泻 9 g，炙甘草 6 g。

（2）功效：益气活血止痛，清热利湿。

（3）主治：膝痹病，中医辨证以湿热痹阻为主。

3）益气化瘀利水方

（1）方药：生黄芪 15 g，地鳖虫 12 g，川牛膝 12 g，全当归 9 g，淫羊藿 12 g，汉防己 15 g，制苍术 12 g。

（2）功效：益气化瘀、消肿止痛。

（3）主治：膝痹病，中医辨证以寒湿痹阻为主。

4）调身通痹方

（1）组成：圣愈汤合独活寄生汤加减。方药：炙黄芪9g，党参12g，当归9g，白芍12g，川芎12g，熟地12g，白术9g，柴胡9g，独活9g，桑寄生12g，秦艽9g，防风12g，桂枝9g，茯苓15g，杜仲12g，川牛膝12g，炙甘草6g。

（2）功效：益气养血，补益肝肾。

（3）主治：膝痹病，中医辨证以肝肾不足为主。

**4. 传统运动疗法**　可选择练习八段锦、易筋经、五禽戏等功法。通过躯体活动促进气血运行，调畅气机，柔筋通络，灵活关节。运动量可根据个人具体情况而定，一般每次练习20～30分钟，每日1～2次。膝骨关节炎患者慎练太极拳等。

**（二）西医康复技术**

康复阶段强调三个特异性原则：即预防、恢复和维持。与患者沟通后，制订短期和长期目标：①控制疼痛；②保持肌力和关节活动度，保持关节功能水平；③教会患者保持功能状态，避免肌肉疲劳；④提供支持治疗，或者利用支具，或者对患者丧失的部分功能进行替代；⑤向患者提供足够的知识，帮助患者根据目前的功能状态和残疾程度采取相应行为措施。下面介绍具体方法。

**1. 热疗和电刺激**　包括红外线、中频等物理刺激，可起到缓解疼痛，促进膝关节功能恢复。

**2. 牵引疗法**　可以缓解肌肉痉挛、扩大关节间隙，是一种较为有效的方法。临床应用该方法时必须掌握牵引力的方向、重量和时间。膝关节周围韧带损伤患者谨慎使用此方法。在使用该方法过程中，如有不适应立刻停止使用。

**3. 下肢肌力训练**　马裆式锻炼方法（参考美国骨科医师学会的膝关节训练方案中半蹲练习）：左足向左或右足向右横跨一步，两足之间距离与肩胛同宽。双手平放于大腿两侧近端。如有必要，可双手扶住椅背或墙壁以保持平衡。屈膝屈髋，下蹲约25cm。挺胸收腹。保持这个姿势5秒后缓缓站起，休息2秒后重复以上动作。要点：重心置于两足之间，负重不可偏于一侧。上身保持正直，避免弯腰。每组为10次，每次锻炼需要做3组，每周锻炼4次。

**4. 膝关节护具与辅助装置**　可以短期应用骨科支具和辅助器械以帮助患者暂时缓解疾病带来的疼痛和肿胀，在急性症状缓解后不再应用；也可以长期应用以解决慢性问题。1995年美国风湿病学会发布的指南中指出，正确应用手杖

(患膝关节的对侧)可以减少受累关节承受的负荷,减轻疼痛,可达到改善功能的目的。此外,膝关节内翻畸形的患者还可以使用楔形鞋垫,矫正异常的生物力学以改善症状。对主要累及髌股关节的膝骨关节炎,粘贴带也很有帮助。

**5. 其他疗法** 社区康复时,医师对患者的咨询要耐心,并且帮助其制订个体化方案,使患者愿意将其作为一种生活方式而采纳,有利于调动患者的能动性。在长期治疗过程中,往往需要经常性地给予患者鼓励,从而使其适应存在疾病的生活。医患之间良好的关系是对患者长期坚持治疗的一种心理支持。同时对患者家属、朋友和其他护理人员的教育是骨关节炎患者治疗方案整体中的一部分。应该鼓励患者参与自身康复治疗的计划,参与这些计划者经常报告关节疼痛改善情况、就诊次数改变和总体生活质量的状况,也可以应用其他教育资料包括录像、手册和信件等。

## 六、社区调养与预防

### (一) 起居调护

膝骨关节炎病程漫长,迁延难愈,一年四季均可发作,应避风寒,忌劳累,在膝关节有足够保护的前提下春夏多动,秋冬多静,起居有常。尽量避免提重物、爬山、跳跃、踩空、深蹲等增加膝关节负荷的事宜和动作导致急慢性损伤,减少不必要的损伤。

### (二) 饮食调护

全面膳食、饮食有节,不宜过饥过饱,减少油腻饮食,控制体重。湿热痹阻证患者饮食可食用米仁、芡实等健脾利湿之品;气滞血瘀证患者可服用桃仁、红花、三七等活血化瘀之品;风寒湿痹证患者宜可食用如木瓜、生姜、桂枝等散寒祛湿之品。肝肾亏虚患者宜多食枸杞子、桑椹、黄精等滋阴填精、滋养肝肾之品;气血亏虚证患者可食用阿胶、当归、黄芪、人参等血肉有情之品,以健脾养血益气。

### (三) 情志调护

情志调护方法同颈椎病患者。

### (四) 健康教育

在"未病先防、既病防变"的中医理念指导下,大力开展科普宣传,普及膝骨关节疾病的症状、预防及治疗知识。在健康教育时,应注重个体化方案,让患者对本病有充分的认识,医患之间建立充分的信任。同时,在心理上让患者对本病树立正确的认知和战胜疾病的信心。在治疗的同时,教会患者对膝关节的保护和锻炼。在防止二次损伤的同时,做到尽量减少复发,改善关节功能。

# 第四节　肩关节周围炎

## 一、概述

### (一) 定义

肩关节周围炎简称肩周炎,是肩周软组织(包括肩周肌、肌腱、滑囊和关节囊等)病变引起以肩关节疼痛和功能障碍为特征的疾病。根据其临床表现和古代医籍的描述,可归属于"漏肩风""肩凝"等范畴。该病与血瘀气滞、肝肾亏虚、气血不足、风寒湿邪侵袭等密切相关。该病多发于中老年人,又称"五十肩",临床症状多见肩关节疼痛伴活动不利,遇寒加重、得温则减,劳累加重、休息减轻。

### (二) 需求与现状

据统计,50 岁以上中老年人肩周炎的发病率约为 5%。但由于此病为自限性疾病,一般在 6～24 个月可以自愈,因此其实际发病率可能更高。此病女性多于男性(约 3∶1),左肩多于右肩,多见于体力劳动者,多为慢性发病。肩周炎发病与糖尿病高度相关。据文献报道,1 型糖尿病患者中肩周炎的患病率约为10%,2 型糖尿病患者中肩周炎的患病率高达 30%。随着城市生活质量日益提高,单纯性肩周炎临床已少见,临床上此病多为慢性肩周炎,或合并肩袖等相关软组织损伤。其病程往往迁延难愈,给患者带来极大的痛苦与不便。

## 二、病因及危险因素

### (一) 病因

肩周炎的病因和发病机制极为复杂,至今未完全阐明。一般认为既有内因又有外因。内因中既有肩部原因又有肩外因素,是肩关节退行性改变、外伤、慢性劳损、内分泌紊乱、环境等因素共同作用的产物。此病好发于 50 岁左右的中老年人,女性多于男性,外伤、气候变化等是常见的诱发因素。

1. **肩部内因** 肩关节退行性改变是肩周炎发病的主要内因,其中包括肩周围骨关节退变及软组织退变。本病大多发生于 50 岁左右的人群,筋骨对各种外力的承受能力减弱是发病的基础。长期过度活动、姿势不良等导致慢性损伤是诱发肩周炎的主要因素。

2. **肩外因素** 颈椎病、心、肺、胆道疾病而引发肩部牵涉疼痛,是因为原发病长期不愈使肩部肌群持续痉挛、缺血而形成炎性病灶,转变为真正的粘连性肩关节囊炎。糖尿病引发肩周炎的风险更大,患病率为 10%～20%。肩周炎也与甲状腺疾病、长期制动、脑卒中和自身免疫性疾病有关。肌肉劳损、肌肉失用、慢性劳损、内分泌紊乱、免疫反应、外界环境变化等也参与疾病的发生和发展。

3. **外感风寒湿邪** 肩部感受风寒湿邪往往会导致肩周血液循环受阻,随着机体老化,水液代谢和气血循环会变得缓慢甚至紊乱,当肩部受到寒冷空气侵袭,或出汗后受到风吹,或睡卧露肩受到风寒后,周围软组局部循环就会受阻,导致相应软组痉挛,肩周软组织及关节腔囊长期处在高压状态,最终导致肩周炎发生。上肢外伤后,肩部固定过久,肩周围组织继发萎缩、粘连,肩部急性挫伤、牵拉伤后治疗不当等也会导致同样的结果。

### (二) 诱发因素

1. **制动** 肩关节活动减少,被认为是肩周炎最主要的诱发因素,制动一般发生在外伤或手术后,不仅肩部或上臂骨折,外伤后过久的不适当制动也可造成肩周炎;有时甚至因为前臂、腕部骨折后应用颈腕吊带悬吊,或是胸部石膏固定等原因减少了肩关节活动也可造成肩周炎。此外,由于心胸外科手术、女性乳腺癌切除术,有时甚至肝胆外科手术也可引起同侧肩关节的肩周炎。

2. **睡姿不当** 习惯性侧卧往往意味着肩关节长期受压,不仅导致肩关节受损,同时因血循环受压而引起循环障碍,减缓机体对受损部位的自愈修复速度,也是肩周炎发病的诱发因素之一。

3. **其他因素** 天气变化受凉,经常提拉重物,糖尿病、甲状腺疾病、脑卒中、自身免疫疾病等也是该病常见的诱发因素。

### 三、临床表现

### (一) 症状和体征

临床主要表现为肩关节疼痛、压痛、活动受限。肩部肌肉萎缩,肩的前、后、外侧均有压痛,外展功能受限明显,出现典型的"扛肩"现象。病程较久者,由于疼痛和失用,出现肩部肌肉广泛性萎缩,以三角肌最为明显,但疼痛感明显减轻。肩周炎患者肩部怕冷,不少患者终年用棉垫包肩,即使在暑天肩部也不耐风吹。大多数患者在肩关节周围可触及明显的压痛点,压痛点多在肱二头肌长头肌腱、肩峰下滑囊、喙突、冈上肌附着点等处。

### (二)影像学检查

肩周炎急性期,X线检查一般呈阴性。病程久者可见肩部骨质疏松,或冈上肌腱、肩峰下滑囊钙化征。

### (三)体格检查

体格检查方法:主要有搭肩试验、肱二头肌抗阻力试验、直尺试验、疼痛弧试验以及冈上肌腱断裂试验等,是肩周炎诊断和鉴别的重要依据,能大大降低临床的误诊和失治率。

1. **搭肩试验** 患者端坐位,肘关节取屈曲位,将手搭于对侧肩膀。如果手能搭于对侧肩膀,且肘部能贴近胸壁即为正常,否则提示肩关节可能脱位。

2. **肱二头肌抗阻力试验** 患者屈肘 $90°$,检查者一手扶住患者肘部,另一手扶住腕部,嘱患者用力屈肘,前臂旋后,检查者拉前臂抗屈肘,如果结节间沟处疼痛为试验阳性,表示肱二头肌长肌腱炎或者肱二头肌腱滑脱。

3. **直尺试验** 以直尺贴上臂外侧,正常时不能触及肩峰。若直尺能触及肩峰则为阳性,说明肩关节可能有脱位。

4. **疼痛弧试验** 嘱患者肩外展或被动外展其上肢,当肩外展 $60°\sim120°$ 角时,肩关节出现疼痛为阳性。这一特定区域的外展痛称为疼痛弧,多见于冈上肌腱炎。

5. **冈上肌腱断裂试验** 嘱患者肩外展,当外展 $30°\sim60°$ 角时,可以看到患侧三角肌明显收缩,但不能外展上举上肢,越用力越耸肩。若被动外展患肢超过 $60°$ 角,患者又能主动上举上肢,这一特定区域的外展障碍即为试验阳性,提示有冈上肌腱的断裂或撕裂。

6. **其他** 冈上肌试验主要用于检查冈上肌肌力,压腹试验、抬离试验和熊抱试验用于检查肩胛下肌肌力,肩外展 $0°\sim90°$ 角位外旋抗阻试验用于检查冈上肌及小圆肌肌力,外旋迟滞试验可确定冈下肌和小圆肌肌力,吹号征试验可确定冈下肌和小圆肌肌力,内旋迟滞试验可确定肩胛下肌肌力是否发生减弱,此外还有撞击诱发试验,包括 Neer 撞击征、撞击试验等。

### (四) 分期

肩周炎一般按病程长短可分为肩周炎急性期、肩周炎慢性期、肩周炎功能恢复期。

**1. 急性期** 又称疼痛期。肩周炎起病急骤,疼痛剧烈,肌肉痉挛,关节活动受限。夜间痛剧,压痛范围广泛,喙突、喙肱韧带、肩峰下、冈上肌、冈下肌、肱二头肌长头腱、四边孔等部位均可出现压痛。急性期可持续 2～9 个月。X 线检查一般呈阴性。

**2. 慢性期** 又称僵硬期。肩周炎疼痛相对减轻,但压痛仍较广泛,关节功能受限发展到关节僵硬,梳头、穿衣、举臂托物均感动作困难。肩关节周围软组织呈冻结状态。年龄较大或病情较长者,本期可持续 4～12 个月。

**3. 功能恢复期** 又称缓解期。患者肩关节隐痛或不痛,功能可恢复到正常或接近正常,可持续 12～42 个月。

以上 3 期并无明显分界,可彼此重叠。绝大多数肩周炎患者都有自愈倾向。未经治疗,本病的自然病程一般为 2～3 年,平均为 30 个月,有一部分患者即使病情得到最大程度的恢复,仍可长期有症状残留,出现患肩活动度低于对侧正常肩关节。

## 四、康复评定

### (一) 中医辨证

肩周炎辨证分型参考《中医病证诊断疗效标准》和《中药新药临床研究指导原则》,在《中医骨伤科常见病诊疗指南》的基础上结合前期整理的文献做进一步完善。

肩周炎的辨证论治规律以三期辨证为主,寒湿痹阻证、血瘀气滞证、气血亏虚证是基本证型,在此基础上可加用其他多种辨证方法,以反映本病的复杂情况。如外感因素明显者,可兼用六淫辨证;脏腑失调明显者,可兼用脏腑辨证。

**1. 风寒湿痹证** 发病 2.5～9 个月,常有受凉病史,肌肉、筋脉受邪,寒湿痹阻经脉,其主症是寒湿痹阻而产生的局部疼痛活动受限。

(1) 主症:疼痛,遇风寒痛剧,得温痛减,畏风恶寒,活动受限等。

(2) 次症:口淡,舌质淡,苔薄白或腻,脉弦滑或弦紧。

**2. 气滞血瘀证** 发病 5～26 个月,虽症状稍有改善,活动受限仍在,血瘀气滞,疼痛减而未止。

(1) 主症:肩部肿胀,疼痛拒按,以夜间尤甚等。

(2) 次症:舌质暗或有瘀斑,苔白或薄黄,脉弦或细涩。

**3. 气血亏虚证** 发病 5～26 个月,肩痛日久,虽肿胀已消,但筋脉尚未通畅,气血亏损,体质虚弱。

(1) 主症:肩部酸痛,劳累后加重,肌肉萎缩等。

(2) 次症:头晕目眩、气短懒言、心悸失眠、四肢乏力,舌淡,苔少或白,脉细弱或沉。

**(二) 康复医学评定方法**

**1. 颈部疼痛评定**

(1) 疼痛评价:采用疼痛视觉模拟评分法(VAS)或数字评分法(NRS)评估疼痛变化情况。NRS 便于对患者疼痛程度进行量化处理,数据也易于储存。

(2) 简化 Fugl-Meyer 运动功能评定是在布伦斯特伦(Brunnstrom)评定法的基础上制定的综合躯体功能的定量评定法,该量表最早用于脑卒中的康复评定,其中上肢运动功能部分包含以下评估项目。①反射活动:评估肱二头肌和肱三头肌的反射活动。②屈肌协同运动:评估肩关节上提、后缩、外展≥90°、外旋以及肘关节屈曲、前臂旋后的能力。③伸肌协同运动:评估肩关节内收和内旋、肘关节伸展、前臂旋前的能力。④伴有协同运动的活动:评估手能否触及腰椎,肩关节屈曲 90°时肘关节能否伸展,以及肩关节中立位、肘关节屈曲 90°时前臂能否旋前和旋后。⑤分离运动:评估肩关节外展至 90°时肘关节伸展、前臂旋前的能力;肩关节屈曲至 90°～180°时肘关节伸展的能力,肩关节屈曲 30°～90°、肘关节伸展时前臂能否旋前和旋后。⑥反射亢进:评估肱二头肌、肱三头肌和指屈肌的反射是否亢进。⑦腕稳定性:在不同体位(如肩 0°、肘屈 90°,肘伸直、肩前屈 30°时)评估腕关节的稳定性,包括腕背屈、腕屈伸和腕环形运动。

该量表还包括手指运动、协调运动能力与速度(指鼻试验连续 5 次)等项目。简化 Fugl-Meyer 量表适用于中等运动功能水平的患者(Brunnstrom 分期Ⅲ～Ⅴ),但对于其他功能水平的患者可能存在地板效应和天花板效应。此外,对指定动作完成程度方面的评价存在受主观因素影响。

(3) 运动功能恢复评价量表:采用改良 Ashworth 痉挛评定量表评价肌张力

状况,测量上肢关节活动度(range of motion,ROM),根据 Brunnstrom 运动功能恢复分期,由异常运动模式向正常运动模式转化的程度,采用简化 Fugl-Meyer 量表评价运动功能状况。

2. **活动度评定**

(1)肩关节活动范围评定:可以通过手法松解试验等方式,判断肩关节粘连程度,从而判断肩关节活动范围受限程度。

(2)肩部抬高水平评定:患者可以通过手臂抬高 90°角,做内收、外展、抬举、外旋等动作,以判断患侧肩部的抬高水平。

(3)屈伸范围评定:患者取站立位,站立在平整的台面上,双手放于身体两侧,检查者观察患者双侧肩部的屈伸范围。如果患者肩关节屈伸仅 20°左右,提示可能存在肩关节活动受限。

(4)内旋、外旋、旋转的活动度评定:可以观察患者肩关节前屈、后伸、内旋、外旋和旋转的活动范围,判断是否存在肩周炎。

3. **肌力评定** 参照本章第一节颈椎病中的徒手肌力评定法和握力计测定法。

## 五、康复

### (一)中医康复技术

1. **推拿疗法** 肩关节周围炎推拿疗法,以辨证施治和手法治疗为主。患病早期以舒筋活络,祛瘀止痛,加强筋脉功能为主;患病晚期则以剥离粘连,滑利关节,恢复关节活动功能为主。

1)施术部位及取穴 患侧肩关节周围、肩胛部及上臂。取穴肩髃、肩贞、肩井、肩三俞(肩中俞、肩外俞、肩内俞)、天宗、秉风、缺盆、极泉、巨骨、曲池。

2)手法操作 患者取坐位(体虚患者可取卧位),术者立于患侧。常规手法操作分 6 个步骤,每次治疗 25 分钟,每日 1 次,刺激量因人、因症而定。冻结期可用扳动手法松弛粘连。

(1)揉搓肩周上臂法:术者以单、双手掌或多指揉肩关节周围及上臂数分钟;然后用左手握伤肢前臂并托起肘部,将上臂外展并前后活动肩关节,同时用右手小鱼际肌掌指关节在肩部周围及上臂施搓法 5 分钟左右。

(2)按摩腧穴痛点法:术者以双手拇指按压中府、天宗、肩真、肩内俞,拇指重揉压肩外俞、秉风、巨骨、缺盆、肩髃,揉拨极泉及肩部痛点各半分钟左右。

(3) 揉搓肩胛周围法:术者一手固定肩部,另一手以鱼际或掌根部自肩胛骨脊柱缘由上而下揉数遍,拇指拨 2~5 遍,而后以食、中、环三指从肩胛骨脊柱缘插入肩胛骨前方,拨理肩胛下肌 3~5 遍,拇指或大鱼际揉、拨肩胛骨腋窝缘数遍。

(4) 推肩拉肘内收法:术者立于健侧后方,一手推住健侧肩部(固定),另一手从健侧胸前托其患侧肘部,缓缓牵拉使其内收,在极度内收位用体侧抵紧健侧肩后部,一手以空拳叩击患侧肩周部周围数遍。

(5) 前屈后伸捏筋法:术者立于患侧,一手托握伤肢肘部,使上臂前屈后伸,另一只手在上臂后伸位捏拿肩前筋,前屈位捏拿肩后筋。

(6) 扣肩揉搓扛动法:术者于患侧半蹲式,用肩扛住伤肢上臂,双手置于肩部前后,进行协调的揉搓动肩,以肩部温热感为度。

(7) 环转活动肩部法:患者取低坐位。术者立于患侧后方,用一手固定肩部,另一手握拿伤肢腕部,托起前臂(嘱患者配合),顺时针或逆时针方向做最大限度的环转活动。

(8) 拍打患者肩臂法:术者立于患侧,用双掌或空拳由肩部至前臂往返拍打(掌拍拳打),双手掌相对往返舒搓伤肢数遍,牵拉伤肢;继之,双手拇、食指捏肩井,多指捏拿肩部后操作结束。

**2. 针灸疗法**

(1) 小针刀治疗。操作:严格执行无菌操作。肱骨小结节为针刀点:患者取仰卧位,刀口与肩胛下肌及胸大肌的肌纤维方向平行,在肱骨小结节内缘进针,行纵向疏通剥离针法,然后针尖斜向内侧,横向切 2~3 刀。肩胛骨内缘为针刀点:患者取俯卧位,助手向后方推挤患肩,术者从肩胛骨内缘进针,针尖探至肩胛下肌,呈扇形纵向梳理,并横向切断少量肌纤维。

(2) 巨刺疗法。①取穴:肩髃、肩髎、天宗、臂臑、曲池、手三里、外关、合谷。②操作:先针健侧穴位,后针患侧穴位。双侧均先刺天宗,用提插捻转泻法 1 分钟,使针感向肩臂部放射,快速刺不留针。然后患者取仰卧位,刺肩髃、肩髎、臂臑、曲池、手三里、外关、合谷,健侧用提插捻转平补平泻,患侧用提插捻转补法,留针 30 分钟。

(3) 雷火灸治疗。①取穴:肩三针(靳三针)、肩髃、肩髎、秉风、天宗。②操作:采用专用雷火灸灸柱,点燃后置于专用雷火灸灸盒中,对相应穴位进行施灸,每次 2 柱,每天 1 次,每次约 20 分钟,7 次为 1 个疗程。

（4）电针疗法。①取穴:阿是穴、肩髃、肩髎、臑俞、外关、合谷。②操作:患者取健侧卧位,采用连续密波或疏密波,强度以患者能耐受为宜,辅以特定电磁波照射肩部,每次 30 分钟,每天 1 次,7 次为 1 个疗程。

（5）穴位注射疗法。①取穴:肩髃、肩髎。②操作:采用营养神经类、活血化瘀类药物行穴位注射治疗,每穴注入药物 1 ml,每周 2 次,3 周为 1 个疗程。

### 3. 中药疗法

（1）风寒湿痹证。①治法:祛寒化湿,疏风通络。②主方:三痹汤（《校注妇人良方》）加减。③常用药:防风、防己、独活、羌活、秦艽、川芎、熟地黄、白芍、茯苓、细辛、当归、杜仲、黄芪、续断等。

（2）血瘀气滞证。①治法:活血化瘀,行气止痛。②主方:身痛逐瘀汤（《医林改错》）加减。③常用药:姜黄、酒炙大黄、秦艽、川芎、桃仁、红花、羌活、没药、当归、五灵脂、香附、牛膝、地龙等。

（3）气虚血瘀证。①治法:补气养血,舒筋活络。②主方:黄芪桂枝五物汤（《金匮要略》）加味。③常用药:黄芪、当归、桂枝、白芍、炙甘草、威灵仙、穿山甲、防风、羌活、生姜、大枣等。

### 4. 中药熏蒸

根据患者证型,中药以舒筋通络,活血化瘀、温经散寒为主。治疗温度约 45℃,根据患者耐受程度调整,治疗时间 30 分钟,每天 1 次,7 次为 1 个疗程。

### 5. 传统运动疗法

可选择练习太极拳、八段锦、易筋经、五禽戏等功法。通过躯体活动促进气血运行,调畅气机,舒筋通络,灵活关节。运动量可根据个人具体情况而定,一般每次练习 20～30 分钟,每日 1～2 次。

### （二）西医康复技术

### 1. 物理因子治疗

根据病情选择 2～3 种治疗方法。

（1）干扰电疗法治疗(常规选择):4 个电极交叉放置于肩部、腕关节疼痛处,治疗剂量以患者能耐受为宜,治疗时间为 20 分钟,每日 1 次,7 次为 1 个疗程。

（2）超激光疼痛治疗(常规选择):使用 D 探头,探头放置于肩部及掌指关节疼痛处,治疗输出功率为 80%～100%,以患者有轻微温热感为宜,时间为 20 分钟,每日 1 次,7 次为 1 个疗程。

（3）超声波(常规选择):用移动法,将声头紧密接触肩部痛点并缓慢移动,强度为 1.2~1.5 W/cm²,治疗时间为 7 分钟,每日 1 次,7 次为 1 个疗程。如做冲击波治疗,当日可暂停 1 天。

(4) 体外冲击波治疗(根据病情选择):定位肩部痛点,选择 15 mm 探头,频率 8~10 Hz,强度以患者能耐受为宜,频次 2 000 次,每周 1 次,3 次为 1 个疗程。

**2. 肩关节制动** 虽然关节制动是肩周炎诱发因素之一,但肩周炎患者在急性发作时,往往伴有疼痛、肌力减退、关节活动度受限等情况,适当制动能有效改善肩关节疼痛,虽然通过治疗也能有效缓解症状、改善运动功能,但由于本病恢复期较长,在日常生活和工作过程中极易造成二次损伤。因此,在日常活动中也可佩戴护肩固定制动,以减少不必要的损伤。只有静动结合才能最大限度地缩短病程,减少复发。

**3. 功能锻炼** 在治疗过程中,应积极、主动地进行肩关节屈伸、旋转及内收、外展等活动。

## 六、社区调养与预防

### (一) 起居调护

根据"法于阴阳,和于术数"的调护原则,指导患者起居有常、顺应自然。注意肩部保暖,防风寒湿邪侵袭。日常生活中保持正确姿势,避免肩关节长时间受压制动,每隔 45 分钟活动肩部。睡觉时不可长时间侧卧,枕头不宜过高、过硬或过低,枕头中央应略凹进。乘车、体育锻炼时要做好肩部保护,避免肩关节受伤。

### (二) 饮食调护

全面膳食、饮食有节,不宜过饥过饱,戒烟限酒。风寒湿痹证患者饮食宜多食米仁、冬瓜、南瓜等祛湿除痹之品,忌食凉性食物及生冷瓜果、冷饮,多温热茶饮。气滞血瘀证患者多食桃仁、茄子、山楂、红花等活血化瘀之品,食疗方有醋泡花生等,忌食煎炸、肥腻、厚味之品。气虚血瘀证患者宜食用山楂、洋葱、生姜、红枣、桂圆等补益气血之物等,做到饮食有节,食疗方有当归排骨汤、桂圆莲子汤等,忌食寒凉、生冷等食物。

### (三) 情志调护

情志调护方法同颈椎病患者。

### (四) 健康教育

在"未病先防、既病防变"的中医理念指导下,大力开展科普宣传,普及肩周炎的症状、预防及治疗知识。在健康教育时，从全方位入手，让患者对本病有个全面的认识。在心理上，让患者对本病要有正确的认识，树立战胜疾病的信心。在预防上，注意肩部保暖，防风寒湿邪侵袭，保持日常生活中正确姿势，避免头颈肩部受伤，同时指导患者适当进行科学的康复锻炼，通过活跃肩关节强化肩部肌肉，注意运动过程中的循序渐进和坚持不懈，运动范围和运动量应从小到大。

# 第三章

# 社区心肺疾病中西医康复

## 第一节 冠 心 病

### 一、概述

#### （一）定义

冠状动脉粥样硬化性心脏病简称冠心病，是指冠状动脉发生粥样硬化引起管腔狭窄或闭塞，导致心肌缺血缺氧或坏死而引起的心脏病。冠心病属于中医的胸痹（心痛），主要由于年老体衰，正气亏虚，脏腑功能损伤，阴阳气血失调，加上七情内伤、饮食不节、寒冷刺激、劳逸失度等因素影响，导致气滞血瘀，胸阳不振，痰浊内生，使心脉痹阻而致病。其中，脏腑经络气血功能失调，人体阴平阳秘的平衡被破坏，是发病的内在原因。因此，冠心病是一个"本虚标实"之证，心、肝、脾、肺、肾五脏虚损是病之本，包括气虚、阴虚、阳虚和阳脱；气滞、血瘀、痰浊、寒凝是病之标。

#### （二）需求与现状

近年来，我国冠心病患者的死亡率始终较高。其中，城市居民该病的死亡率从 11.5/万上升至 2021 年的 13.5/万；而农村居民从 2017 年的 12.2/万升至 2021 年的 14.8/万。全球人口老龄化、肥胖、糖尿病等慢病的患病率上升等诸多因素导致了冠状动脉疾病患病率和患病人数上升。根据弗若斯特沙利文的数据，全球冠状动脉疾病患病人数从 2017 年的 1.86 亿人上升至 2021 年的 2.08 亿人，复合年增长率（compound annual growth rate, CAGR）为 2.8%。初步统计，2022 年全球冠状动脉疾病患病人数约为 2.13 亿人。中国的冠状动脉疾病患病人数从 2017 年的 0.23 亿人上升至 2021 年的 0.26 亿人，CAGR 为 2.6%。

初步统计,2022 年中国冠状动脉疾病患病人数约为 0.27 亿人。预计中国冠状动脉疾病患病人数将从 2023 年的 0.27 亿人增长至 2030 年的 0.32 亿人,CAGR 约为 2.3%。

## 二、病因及危险因素

冠心病的病因及危险因素是多种多样的,主要可以归结为以下几个方面。

1. **年龄与性别**　冠心病的发病率随着年龄增加而增加,尤其是 50 岁以上的中老年人群更为常见。此外,男性比女性更容易患病,但女性在更年期后由于雌激素水平下降,发病率会有所增加。

2. **遗传因素**　冠心病具有家族聚集性。家族中有冠心病、高血压、糖尿病、高脂血症等病史者,其患冠心病的患病风险会相对较高。

3. **不良生活习惯**　长期吸烟、过量饮酒、缺乏运动等不良生活习惯会增加冠心病的发病风险。吸烟会导致血管内皮损伤,促进动脉粥样硬化形成;过量饮酒则可能导致高血压、高脂血症等,进而增加冠心病的风险。

4. **高血压**　是冠心病的重要危险因素之一。长期高血压会导致血管内皮损伤、动脉粥样硬化形成,进而增加冠心病的风险。

5. **高脂血症**　特别是高胆固醇血症和高甘油三酯血症,也是冠心病的重要病因。血脂异常会促进动脉粥样硬化的形成和发展。

6. **糖尿病**　由于患者血糖代谢紊乱,容易导致血管内皮损伤、脂质沉积和动脉粥样硬化,从而增加冠心病的患病风险。

7. **肥胖**　该人群往往伴随着血脂异常、高血压等代谢性疾病,这些因素都会增加冠心病的患病风险。

除了上述因素外,精神过度紧张、性情急躁、缺乏耐心等心理因素也被认为是冠心病的易患因素。虽然上述因素与冠心病发生密切相关,但并不意味着每个具有这些因素的人都会患冠心病。每个人的身体状况和遗传因素都是独特的,因此,理解这些病因并采取相应的预防措施是非常重要的。

## 三、临床表现

冠心病的临床表现多种多样,主要取决于病情的严重程度和病变范围。根据症状不同,临床将冠心病分为以下 5 种类型。

1. **无症状型冠心病**　又称隐匿型冠心病,临床上无症状,但心电图检查有心肌缺血的表现,可发展为心绞痛,心肌梗死。

**2. 心绞痛型冠心病** 心绞痛是冠心病最常见的症状,通常表现为胸部有压迫感、憋闷感或疼痛感,通常发生在体力活动或情绪激动时。疼痛可能放射至颈部、下颌、背部或左臂。休息或服用硝酸甘油后,症状通常会得到缓解。

**3. 心肌梗死型冠心病** 临床表现为持续性胸痛,伴有大汗淋漓、濒死感,有50%～81.2%的患者发病前会有全身乏力、心慌、胸闷等表现。

**4. 缺血性心肌病** 临床表现为心慌、心跳时快时慢,伴有头晕甚至发生晕厥,夜间不能平卧入眠,不能从事日常活动。心脏增大、心力衰竭、心律失常为其三大主体症状。

**5. 猝死型冠心病** 是冠心病中危害极大的一种类型,是在冠状动脉疾病的基础上一过性地发生心肌功能障碍和电生理紊乱,引起严重的心律失常所致。本病可无任何先兆发生,患者突发心搏骤停而死亡。

### 四、康复评定

#### (一) 中医辨证

**1. 心血瘀阻证** 胸痛以固定性疼痛为特点。症见面色紫暗,肢体麻木,口唇紫暗或暗红;舌质暗红或紫暗,舌体有瘀点瘀斑,舌下静脉紫暗,脉涩或结代。

**2. 气滞血瘀证** 胸痛以胸闷胀痛、多因情志不遂诱发为特点。症见善太息(常叹气),脘腹两胁胀闷,得嗳气或矢气则舒;舌紫或暗红,脉弦。

**3. 痰浊闭阻证** 胸痛以胸闷痛为特点。症见痰多体胖,头晕多寐,身体困重,倦怠乏力,大便黏腻不爽;舌苔厚腻,脉滑。

**4. 寒凝心脉证** 胸痛以猝然心痛如绞、感寒痛甚为特点。症见形寒肢冷,冷汗自出,面色苍白,心悸气短;苔薄白,脉沉紧。

**5. 气虚血瘀证** 胸痛以胸痛胸闷、劳则诱发为特点。症见气短乏力,身倦懒言,心悸自汗,面色淡白或晦暗;舌胖淡暗,脉沉涩。

**6. 气阴两虚证** 胸痛以胸闷隐痛、遇劳则甚为特点。症见气短口干,心悸倦怠,眩晕失眠,自汗盗汗;舌胖嫩红少津,脉细弱无力。

**7. 心肾阴虚证** 胸痛以疼痛时作时止为特点。症见腰膝酸软,心悸失眠,五心烦热,口燥咽干,潮热盗汗;舌红少苔,脉细数。

**8. 心肾阳虚证** 胸痛以胸闷痛、遇寒加重为特点。症见畏寒肢冷,心悸怔仲,自汗神倦,面色㿠白,便溏,肢体浮肿;舌淡胖、苔白、脉沉迟。

**(二) 康复医学评定方法**

1. **临床资料评估** 通过问诊、体格检查、生化检验、超声心动图、心电图、X线胸片、生命质量量表测评等评估工具,收集患者的临床资料,了解患者的日常运动习惯及是否有限制运动的因素,掌握患者全身功能状态,包括心血管疾病治疗和精神心理(包括睡眠)情况。

2. **危险因素评估**

(1) 肥胖评估:测量患者的身高、体重、腹围,计算体重指数(BMI),了解患者是否存在超重(BMI 为 24.0~27.9 kg/m²)或肥胖(BMI≥28 kg/m²),是否有腹型肥胖(腰围:男≥90 cm,女≥85 cm)。

(2) 血糖评估:询问患者是否患有糖尿病,对确诊糖尿病者了解血糖控制情况以及并发症情况,检测空腹血糖水平和糖化血红蛋白、尿微量白蛋白及 24 小时尿蛋白、眼底情况等;对无糖尿病患者,应进行糖耐量试验和检测糖化血红蛋白,评估患者是否存在糖耐量异常。

(3) 高血压评估:询问患者是否有高血压病史,应用标准血压计分别测量坐位、站立位 1 分钟和 3 分钟双上肢血压;明确诊断为高血压的患者,了解患者诊所血压和家庭自测血压,必要时采用 24 小时动态血压监测仪监测血压,以评估高血压治疗是否达标,评估合并危险因素和有无靶器官损害。

(4) 血脂评估:患者应每年检测空腹血脂四项 1 次,根据危险分层确定血脂达标值[高危:低密度脂蛋白胆固醇(low-density lipoprotein cholesterol,LDL - C)≤2.6 mmol/L,极高危:LDL - C<1.8 mmol/L],用于评价患者的血脂状态和调脂治疗效果。

(5) 吸烟评估:询问患者是否吸烟、吸烟支数和年数,了解戒烟意愿,采用 FTND 烟草依赖度量表评价患者的烟草依赖程度,对不吸烟者需了解是否有二手烟接触史。对已戒烟者了解戒烟时间,是否有复吸经历,对戒烟时间在半年内者评估是否有戒断症状或复吸风险。

(6) 日常体力活动运动耐力评估:通常采用体力活动问卷。

3. **营养状态** 目前没有统一的营养膳食结构测评量表,可使用食物频率问卷或脂肪餐问卷,也可通过记录膳食日记,了解患者每日蔬菜、水果、肉类、蛋白、油盐的用量以及饮酒量和家庭饮食习惯、外出就餐次数、改变饮食习惯的意愿,结合患者的运动习惯、压力状态、营养状态提供膳食指导。

**4. 精神心理**　通过问诊了解患者的心血管疾病症状、情绪变化和睡眠情况,初步识别患者是否存在精神、心理障碍,可进一步使用心理筛查自评量表筛查。

**5. 睡眠评估**　通过问诊了解患者对自身睡眠质量的评价;采用匹兹堡睡眠质量评定量表客观地评价患者的睡眠质量;对高度怀疑有睡眠呼吸暂停的患者采用多导睡眠监测仪或便携式睡眠呼吸暂停测定仪了解患者夜间缺氧程度、睡眠呼吸暂停时间及次数。患有中度和重度睡眠呼吸暂停低通气综合征者须积极治疗。

**6. 运动能力评估**　是心脏康复的重要内容,为制订个性化运动处方提供数据支持,也为运动风险提供安全底线。由于心血管病患者存在运动风险,基层医院可根据综合风险评估后进行危险分层。常用的有氧运动耐力评估方法有心电图运动负荷试验、心肺运动试验、6分钟步行试验等。抗阻运动常用能够完成一次最大抗阻运动(能够 1 次举起的最大重量)来评价其运动能力。

## 五、康复

### (一) 中医康复技术

#### 1. 中药疗法

(1) 心血瘀阻证:治以活血化瘀,通络止痛;方选冠心 2 号方加减。

(2) 气滞血瘀证:治以行气活血,通络止痛;方选血府逐瘀汤加减。

(3) 痰浊闭阻证:治以通阳泄浊,豁痰开结;方选瓜蒌薤白半夏汤加减。

(4) 寒凝心脉证:治以温经散寒,活血通痹;方选宽胸丸加减。

(5) 气虚血瘀证:治以益气活血,补虚止痛;方选八珍汤加减。

(6) 气阴两虚证:治法以益气养阴,活血通络;方选生脉散加减。

(7) 心肾阴虚证:治法以滋阴清热,养心安神;方选左归饮加减。

(8) 心肾阳虚证:治法以补益阳气,温振心阳;方选参附汤合右归饮加减。

#### 2. 中医养生功法

1) 太极拳　可改善心脏的泵血功能、降低心肌耗氧量、改善心肺功能、调节情绪。在心脏康复中,太极拳适用于有一定学习能力且无明显膝关节疾病的患者。推荐太极拳运动每日 1 次,可于有氧运动后进行,运动强度以自我感知劳累程度分级 11～13 分为宜。可选 24 式太极拳,运动前先评估患者的运动能力,确保患者具备运动条件。

(1) 太极桩:头正颈直,虚领紧顶,含胸拔背,沉肩坠肘,气沉丹田,精神内敛。

(2) 24 式太极拳套路:起势,左右野马分鬃,白鹤亮翅,左右搂膝拗步,手挥琵琶,左右倒卷肱,左揽雀尾,右揽雀尾,单鞭,云手,单鞭,高探马,右蹬脚,双峰贯耳,转身左蹬脚,左下势独立,右下势独立,左右穿梭,海底针,闪通臂,转身搬拦捶,如封似闭,十字手,收势。

(3) 注意事项:精神集中,呼吸自然,身体在保持身形的基础上放松,用意不用力,身随圆转,腰如蛇形。运动期间若患者自感劳累、呼吸困难、眩晕、心绞痛等,应立即停止运动并联系医生进行处理。

2) 八段锦　是一套独立而完整的健身功法,可以起到调理脏腑和经络气血的作用。国内部分心脏康复中心将八段锦用于冠心病运动康复方案的康复恢复阶段,使患者调整呼吸、放松肌肉、舒缓情绪。八段锦有坐式八段锦和站式八段锦两种,体质严重衰弱和不便站立行走者可练习坐式八段锦。推荐时间 10～15 分钟,强度以自我感觉用力分级以 8～10 分为宜。运动前先评估患者的运动能力,确保患者具备运动条件。

(1) 八段锦动作:双手托天理三焦,左右开弓似射雕,调理脾胃须单举,五劳七伤往后瞧,摇头摆尾去心火,两手攀足固肾腰,攒拳怒目增气力,背后七颠百病消。

(2) 注意事项:起势时注意身体与内心都要放松,内心与外在环境都保持安静,以利于练功;运动期间若患者自感劳累、呼吸困难、眩晕、心绞痛等,应立即停止运动并联系医生进行处理。

**(二) 西医康复技术**

冠心病康复技术包括药物治疗、改善生活习惯、控制危险因素、介入手术治疗、搭桥手术等多个选择。

1. **药物治疗**　是冠心病治疗的基石,主要包括抗血小板药物、抗心绞药物、降脂药物等。这些药物能够有效减少血小板聚集、改善心肌缺血、降低血脂水平,从而缓解病情、减少心肌梗死的风险。

2. **改善生活习惯**　对冠心病治疗至关重要。患者应戒烟限酒,保持低盐低脂饮食,加强体育锻炼,控制体重,保证充足的睡眠。这些措施有助于降低血压、血脂水平,改善心脏功能,提高生活质量。

3. **控制危险因素**  冠心病发生与多种危险因素密切相关,如高血压、高血脂、糖尿病等。因此,在治疗冠心病过程中,必须积极控制这些危险因素。患者应遵医嘱规律服药,定期监测血压、血糖、血脂等指标,及时调整治疗方案。

4. **介入手术治疗**  部分冠心病患者,因药物治疗效果有限,需要采取介入手术治疗。介入手术主要包括经皮冠状动脉介入治疗(percutaneous coronary intervention,PCI)和冠状动脉内溶栓治疗等。这些手术能够迅速开通狭窄或闭塞的冠状动脉,恢复心肌供血,降低心肌梗死发生的风险。

5. **搭桥手术选择**  对于病变严重、多支血管病变或介入治疗无效的患者,搭桥手术是一种有效的治疗手段。搭桥手术通过搭建新的血管通道,绕过狭窄或闭塞的冠状动脉,为心肌提供充足的血液供应,从而改善心脏功能。

## 六、社区调养与预防

### (一) 饮食调护

冠心病患者的全面健康饮食包括各种水果、蔬菜、谷物、低脂肪或无脂奶制品,能量摄入与能量需求应相当,用蔬菜、鱼类、豆类和干果等不饱和脂肪代替饱和脂肪和总胆固醇高的食物摄入,限烟限酒。适当选择中医食疗,每日可用山楂泡水,山楂既有消肉食又有抗心肌缺血、降血压、降血脂的功效;伴有高血脂、高血压的冠心病患者可食用海带、海藻等,体形偏胖、大便偏干者也可选用荷叶、生山楂泡茶服用;阳虚、气滞或痰浊的冠心病患者可适量选用野葱以温阳散结,阳虚明显如四肢不温者可少量食用以肉桂为佐料制作的食物;心悸失眠的冠心病患者平时可食用百合、白木耳等;阴虚便秘者结合舌下络脉瘀或不瘀可选择桑葚泡水或者食用桃仁粥。

### (二) 情志调护

中医认为心藏神,冠心病患者尤其要重视情志调护。冠心病患者应保持宁静、积极的生活态度,保持心情舒畅愉快,尽量避免烦躁,使血管处于舒张状态,有利于心脑供养,有助心肌恢复。与患者充分沟通,细心地观察患者的情绪状况,疏导患者的急躁情绪,提高治疗依从性。

### (三) 起居调护

冠心病患者冬季更容易发病,故应尽量避免寒冷、潮湿的环境;结合中医"春夏养阳,秋冬养阴"的治未病理念,冠心病尤其是阳虚、血瘀患者,在夏季时可选择冬病夏治疗法,更好发挥温阳散结之效,达到强身健体之功。冠心病患者应起居有常,避风寒,避免过度劳累。

### (四) 社区管理

社区采用健康教育与患者自我管理结合,制订内容包含饮食起居、运动、药物和情绪等方案进行干预和随访,可以有效帮助冠心病患者控制病情、减轻症状,提高居民的生活质量。

# 第二节　高 血 压 病

## 一、概述

### (一) 定义

高血压病是指在未使用降压药物的情况下,非同日 3 次测量诊室血压,收缩压$\geqslant$140 mmHg(1 mmHg$=$0.133 kPa)和(或)舒张压$\geqslant$90 mmHg。收缩压$\geqslant$140 mmHg 和舒张压$<$90 mmHg 为单纯性收缩期高血压。患者既往有高血压史,目前正在使用降压药物,血压虽低于 140/90 mmHg,仍应诊断为高血压。高血压属于中医学中的"眩晕""头痛"范畴,病位与肝、脾、肾三脏关系密切。

### (二) 需求与现状

根据国家心血管病中心发布的《中国心血管健康与疾病报告 2022》,我国 5 次全国范围内的高血压抽样调查显示,我国成人高血压患病粗率已经从 1958—1959 年 5.1%上涨至 2012—2015 年的 27.9%。我国成人高血压患病率呈上涨趋势。我国成人高血压患者规模已达 2.45 亿人左右,患者规模大。2015 年,我国高血压知晓率、治疗率和控制率分别为 51.6%、45.8%和 16.8%,有超过一半的高血压患者未能得到治疗,我国高血压"三率"仍不理想,还有很大的改善空间。根据中国全科医学发布的《我国中老年人群高血压流行现状及影响因素研究》,我国老年人($\geqslant$65 岁)高血压患病率明显高于其他人群,65～102 岁人群高血压患病率达到近44%。

## 二、病因及危险因素

### (一) 病因

大部分高血压患者的病因至今仍未明确。高血压中有5%是由于某些确定的疾病或病因引起血压升高,称为继发性高血压。其基本病因包括遗传因素、年龄以及不良生活方式等多方面,其中有70%~80%的高血压发生与不健康的生活方式有关。继发性高血压的病因包括肾脏疾病、内分泌疾病、心血管病变、颅脑病变、睡眠呼吸暂停综合征等。

### (二) 危险因素

1. **高钠低钾饮食**  是我国人群重要的高血压发病危险因素。每天钠盐标准摄入量为5g,而我国居民平均每天钠盐摄入量为8~15g;每天钾标准摄入量为3.51g,而我国人群每天钾摄入量只有1.89g。

2. **超重和肥胖**  是高血压患病的重要危险因素,尤其是中心型肥胖。超重和肥胖人群的高血压发病风险是体重正常人群的1.16~1.28倍。

3. **过量饮酒**  高血压患病率随饮酒量增加而增加,高血压患者中有5%~10%是由过量饮酒引起的。

4. **长期精神紧张**  人在紧张、愤怒、惊恐、压抑、焦虑、烦躁等状态下,体内交感神经兴奋,从而升高血压。

5. **体力活动不足**  我国城市居民(尤其是中青年)普遍缺乏体力活动,体力活动不足是高血压的危险因素。

## 三、临床表现

高血压的临床表现多种多样,且因个体差异和病情轻重而有所不同。下面为常见的高血压临床表现。

1. **头痛**  是高血压最常见的症状之一,通常表现为持续性钝痛或搏动性胀痛,多位于脑后或两侧太阳穴。

2. **头晕**  高血压患者可能会出现头晕或眩晕症状,尤其在突然起立或下蹲时更为明显。

3. **心悸**  由于血压升高,心脏需要更努力地工作以满足身体的需求,可能导致患者心悸或心跳加快。

4. **疲劳和无力**　高血压患者有时会感到持续疲劳和无力,可能由于血压高导致身体能量消耗增加而引起。

5. **视力问题**　高血压可能会影响患者的眼底血管,导致视力模糊、视力下降或眼底出血。

6. **耳鸣**　长期高血压可能导致患者内耳动脉硬化和痉挛,引起耳鸣。

7. **胸闷和呼吸困难**　高血压可能导致患者心脏负担加重,引起胸闷和呼吸困难。

8. **失眠**　高血压患者可能会出现入睡困难、睡眠质量差或早醒等睡眠障碍。

9. **肢体麻木**　长期高血压可能导致患者血管硬化和狭窄,影响末梢神经供血,引起肢体麻木或感觉异常。

需要注意的是,高血压的症状并不总是明显的,有些人可能没有任何症状,但血压仍然很高,因此定期监测血压非常重要。如果发现血压升高,应尽快就医并接受专业治疗。

## 四、康复评定

### (一)中医辨证

1. **肝火亢盛证**　眩晕耳鸣,头痛头胀,劳累及情绪激动后加重,颜面潮红,甚至面红如醉,脑中烘热,肢麻震颤,目赤,口苦,失眠多梦,急躁易怒,舌红,苔薄黄,脉弦数,或寸脉独旺,或脉弦长直过寸口。

2. **痰湿壅盛证**　眩晕,头重如裹,头痛,视物旋转,胃脘痞闷,恶心呕吐,食少,多寐,下肢酸软无力,下肢轻度水肿,按之凹陷,小便不利,大便或溏或秘,舌淡,苔白腻,脉濡滑。

3. **肝肾阴虚证**　眩晕,视力减退,两目干涩,健忘,口干,耳鸣,神疲乏力,五心烦热,盗汗,失眠,腰膝酸软无力,遗精,舌质红,少苔,脉细数。

4. **瘀血内停**　头痛,痛如针刺,痛处固定,口干,唇色紫暗,舌质紫暗,有瘀点,舌下脉络曲张,脉涩。

### (二)康复医学评定方法

康复医学评定方法主要包括动态血压监测、全身耐力运动水平测定、生活质量相关评价、心脏彩超、肺功能、糖耐量等内容。通过康复评定,可全面了解患者血压控制、靶器官损害、并发症、体能状况等,形成有效评价,对制订患者的康复方案具有指导意义。

## 五、康复

### (一) 中医康复技术

**1. 耳穴压豆疗法** 将王不留行籽或磁豆用胶布粘贴于耳穴处,给予适度的揉、按、捏、压,使其产生疫、麻、胀、痛等刺激感应,以达到治疗目的的一种外治疗法,又称耳郭(也称耳廓)穴区压迫疗法。

1) 主穴

(1) 降压点:三角窝内上角,对耳轮末端的下缘,耳轮与对耳轮上脚末端交界处。

(2) 降压沟:耳郭背面,由内上方斜向下方行走点状凹陷处。

(3) 交感:耳轮下角末端与耳轮内缘相交处。

(4) 神门:三角窝外侧边缘的中点。

(5) 肝:耳甲艇的后下部,胃反射区与十二指肠反射区的后方,胰腺点穴至外腹穴连线的中间处。

2) 配穴

(1) 阴虚阳亢:加肾耳穴,位于耳甲艇,对耳轮上、下脚分叉处下方,对耳轮下脚下方后部,平视时在止血二穴至小肠穴连线的中间处。

(2) 肝火亢盛:加皮质下耳穴,位于耳屏内侧面,同额点相对,内分泌穴旁,卵巢穴与平喘穴中间处的相对应点上,对耳屏边缘下 1/3 的内侧面中点处。

(3) 痰湿壅盛:加脾耳穴,位于耳甲腔的后上方,肝穴的下方,在肝硬化肿大区与血液点穴之间,耳轮脚消失的部分上后方的下缘处。

(4) 心悸、气短:加心和耳迷根耳穴。心穴位于耳甲腔正中凹陷处,耳迷根耳穴位于耳轮脚后沟的耳根处。

(5) 头痛甚者:加枕和额耳穴。枕耳穴位于对耳屏外侧面的后部,额耳穴在对耳屏区,位于对耳屏外侧面的前下方。

操作方法:先用肉眼观察所取耳穴主穴或配穴区内有无变形、变色征象,如脱屑、水泡、丘疹、充血、硬结、色素沉着以及血管形状、颜色变异点等。患者取坐位或卧位。医者左手固定耳郭,右手将一次性压豆贴在上述耳穴中,按压 1.5 分钟,刺激强度以患者感酸胀、麻木、灼热、能耐受为度。嘱患者每日睡前 30 分钟,必须按压 1 次,隔日 1 次,左右耳交替,5 次为 1 个疗程。

### 2. 针刺疗法

(1)针刺太冲:高血压急症时可选用。

太冲:足背,第 1 趾骨与第 2 跖骨间,跖骨结合部前方凹陷中,或触及动脉波动处。

操作方法:患者取坐位或仰卧位,术者选取 1~1.5 毫针,直刺太冲 0.5~0.8 寸,施以提插捻转泻等手法 1 分钟,留针 20 分钟。出针时摇大针孔,不按不揉。

(2)耳尖放血:肝火亢盛高血压可用。

操作方法:患者取正坐位或侧伏坐位,当折耳向前时,在耳郭上方的尖端处使用针灸针、三棱针、一次性注射针头或刺血笔等直刺 0.3~0.5 寸,或用三棱针点刺出血。

注意事项:体质虚弱者禁用,孕妇及哺乳期妇女慎用,耳部炎症、损伤、感染者慎用,饥饿、疲劳、高度紧张者慎用,有明显出血倾向者慎用。

### 3. 中药疗法

(1)肝火亢盛证:治以平肝潜阳、补益肝肾,方选天麻钩藤饮加减。

(2)痰湿壅盛证:治以化痰熄风、健脾祛湿,方选半夏白术天麻汤加减。

(3)肝肾阴虚证:治以滋养肝肾、平肝熄风,方选镇肝熄风汤加减。

(4)瘀血内停:治以祛瘀生新、通窍活络,方选通窍活血汤加减。

### (二)西医康复技术

**1. 非药物治疗** 调整生活方式。①控制体重:通过合理的饮食和适量的运动来控制体重,有助于降低血压。②饮食管理:保持低盐、低脂饮食,减少钠盐摄入,同时增加钾盐和钙的摄入;建议每天摄入盐的总量不超过 6 g。③增加运动:适量的有氧运动,如散步、慢跑、打太极等,可以降低血压,并改善心肺功能。④减少精神压力:避免过度劳累和压力过大,保持心理平衡。⑤戒烟限酒:吸烟和过量饮酒都会增加患高血压的风险,应尽量避免。⑥规律作息:保持规律的作息时间,保证充足的睡眠。

**2. 药物治疗** 需要根据患者的具体情况来制订个性化用药方案。常用的降压药物包括以下几类：①利尿剂，如呋塞米、螺内酯等，通过增加尿量来降低血压；②β受体阻滞剂，如倍他乐克、比索洛尔等，通过降低心率和心肌收缩力来降低血压；③钙离子通道拮抗剂，如氨氯地平、硝苯地平等，通过阻断钙离子进入心肌和血管平滑肌细胞来降低血压；④血管紧张素转换酶抑制剂，如依那普利、卡托普利等，通过抑制血管紧张素转换酶来降低血压；⑤血管紧张素Ⅱ受体拮抗剂：如缬沙坦、氯沙坦等，通过阻断血管紧张素Ⅱ受体降低血压；⑥血管紧张素受体脑啡肽酶抑制剂：如沙库巴曲缬沙坦钠等，该抑制剂能同时阻断肾素-血管紧张素系统中的血管紧张素受体和脑啡肽酶，具有舒张血管、利尿、抑制交感神经的作用。

在用药过程中，应遵循以下原则：①优先选择长效制剂，一般1天给1次药最佳；②联合用药，对单药控制效果不佳者可联合用药；③个体化用药，根据患者的具体情况、药物有效性和耐受性，同时兼顾患者的个人意愿和经济条件，选择适合患者的降压药物。

## 六、社区调养与预防

### （一）饮食调护

《中国老年人高血压管理指南》提出合理膳食，主要是减少钠盐摄入并增加富钾食物，鼓励高血压老年患者摄入多种新鲜蔬菜、水果、鱼类、豆制品、粗粮、脱脂奶及其他富含钾、钙、膳食纤维、多不饱和脂肪酸的食物。中医认为，肝阳上亢型高血压患者可适当食用苦瓜以降上逆之火，选用菊花茶以平肝降火；痰浊偏盛可食用山楂、荷叶、玉米等；气血亏虚者可选用黄芪、当归炖鸡；血瘀偏盛可适当用红花、丹参泡茶饮用；肾阴虚患者避免吃羊肉、辣椒、韭菜、生姜等性质辛辣、燥热食物，适当食用百合粥，桑葚泡水饮用等。

### （二）情志调护

现代医学认为高血压亦是情志病，高血压患者容易出现紧张、易怒，避免情绪激动及过度紧张是高血压患者社区调养的重要环节。

中医认为，肝主疏泄、喜条达而恶抑郁，其志在怒，与高血压患者尤其是肝火亢盛型尤为相关；五行肝木克脾土，肝气不舒影响脾胃运化，易生痰湿、瘀血，影响高血压患者后期调养，故中医也认为情志调护对高血压患者尤为重要。对高血压患者，要注重倾听，进行情志干预，引导患者说出患病感受，减轻内心苦闷感。建议高血压患者适量运动、呼吸疗法，以减轻其紧张、焦虑等负面情绪。

### （三）起居调护

高血压患者应避免受寒，生活起居规律，尤其要保证良好的睡眠。在季节更替时做到春防风、夏防暑、长夏防湿、秋防燥、冬防寒。

### （四）社区管理

社区采用健康教育和患者自我管理相结合，包含饮食起居、运动、药物和情绪等方面进行干预随访，督促患者定期复诊、监测血压，可以有效帮助高血压患者控制病情、减轻症状，预防发生并发症，当出现心肌梗死、脑卒中等心脑血管意外时，应及时送医。

# 第三节　慢性阻塞性肺疾病

## 一、概述

### （一）定义

慢性阻塞性肺疾病（chronic obstructive pulmonary disease，COPD）简称慢阻肺，是一种常见的可预防和治疗的慢性气道疾病，其特征是持续存在气流受限和相应的呼吸系统症状（呼吸困难、咳嗽、咳痰），病理学改变主要是气道（支气管炎、细支气管炎）和（或）肺泡异常（肺气肿），气流受限多呈进行性发展，属中医"咳嗽""喘证""肺胀"等范畴。

### （二）需求与现状

慢阻肺是一种严重危害人类健康的常见病和多发病，严重影响患者的生命质量，病死率较高，并给患者及其家庭和社会带来沉重的经济负担。2007年对我国7个地区20 245名成年人的调查结果显示，40岁及以上人群中，慢阻肺的患病率高达8.2%。2018年"中国成人肺部健康研究"对10个省市50 991名成年人的调查结果显示，20岁及以上成年人的慢阻肺患病率为8.6%，40岁及以上人群则高达13.7%，估算我国慢阻肺患者人数近1亿。2019年我国慢阻肺发病率和患病率分别增加了61.2%和67.8%。慢阻肺是我国城市居民第四位、农村首位的死亡原因，是中国造成生命年损失第三位的疾病。

## 二、病因与危险因素

### (一) 病因

气流受限和气道阻塞是慢阻肺最重要的病理生理改变,其确切病因尚不清楚,应是内因(个体易患因素)与外因(环境因素)共同作用的结果。在大多数患者中,慢阻肺往往合并其他有明显临床症状的慢病,这会增加慢阻肺发病率和病死率。目前最常见和最主要的病因是长期吸烟,此外长期吸入职业性粉尘和化学气体也会增加慢阻肺的发生风险。遗传基因、年龄和性别、肺生长发育、社会经济状况、哮喘、慢性支气管炎、感染等同样也是影响慢阻肺发病或恶化的因素。

### (二) 危险因素

#### 1. 个体因素

(1) 遗传因素:慢阻肺有遗传易感性。

(2) 年龄与性别:年龄是慢阻肺的危险因素,年龄越大则慢阻肺患病率越高。慢阻肺患病率的性别差异报道不一致,但有文献报道女性对烟草烟雾的危害更敏感。

(3) 肺生长与发育:在妊娠、出生和青少年时期直接和间接暴露于有害因素可能影响肺的生长,肺生长发育不良是慢阻肺的危险因素。

(4) 支气管哮喘和气道高反应性:哮喘不仅可以和慢阻肺同时存在,也是慢阻肺的危险因素,气道高反应性也参与慢阻肺的发病过程。

(5) 低 BMI:与慢阻肺的发病有关。BMI 越小,慢阻肺的患病率越高。

#### 2. 环境因素

(1) 吸烟:是引起慢阻肺最主要的病因。吸烟开始的年龄越早,时间越长,每天吸烟量越多,患病率越高。临床上,慢性支气管炎和肺气肿是导致慢阻肺最常见的疾病,这两种疾病均可能由吸烟所致。

(2) 燃料烟雾:柴草、煤炭和动物粪便等燃料产生的烟雾中含有大量有害成分。例如,碳氧化物、氮氧化物、硫氧化物和未燃烧完全的碳氢化合物颗粒与多环有机化合物等。

(3) 空气污染:颗粒物质和有害气体物质(二氧化硫、二氧化氮、臭氧和一氧化碳等),如高剂量杀虫剂,对支气管黏膜有刺激和细胞毒性作用,空气中

PM2.5 的浓度超过 $35\,\mu g/m^3$ 时,慢阻肺的患病危险度明显增加。

(4)职业性粉尘:当职业性粉尘(二氧化硅、煤尘、棉尘和蔗尘等)的浓度过大或接触时间过久,可导致慢阻肺发生。

(5)感染和慢性支气管炎:呼吸道感染是慢阻肺发病和加剧的重要因素,病毒和(或)细菌感染是慢阻肺急性加重的常见原因。儿童期反复下呼吸道感染与成年时肺功能降低及呼吸系统症状的发生有关。

(6)社会经济地位:与慢阻肺的发病也有密切关系,社会经济地位较低的人群慢阻肺的发病率较高,这可能与室内空气污染、居室拥挤、营养较差有关。

## 三、临床表现

1. **症状**  慢阻肺起病隐匿,多于中年发病,好发于秋冬寒冷季节,常见症状为呼吸困难、慢性咳嗽、咳痰、喘息、胸痛和乏力等。慢性咳嗽、咳痰通常为慢阻肺的首发症状,晨起咳嗽明显,夜间可有阵咳,少数可仅咳嗽不伴咳痰,甚至有明显气流受限但无咳嗽症状。痰为白色泡沫或黏液性,合并感染时痰量增多,转为脓痰。呼吸困难是其典型症状,早期仅于剧烈活动时出现,后逐渐加重,甚至发生于日常活动和休息时。有些患者不会直接主诉呼吸困难,而会表述为气短、气不够用、喘憋、胸闷等;部分肺功能受损较轻的患者可以没有明显的呼吸系统症状;或者症状轻微,被患者认为与年龄增加有关,未引起重视。晚期常有体重下降、食欲减退、抑郁和(或)焦虑等。后期出现低氧血症和(或)高碳酸血症,可并发慢性肺源性心脏病和右心衰竭。

2. **体征**  慢阻肺的早期体征可不明显,随着疾病进展常出现以下体征。

(1)视诊:桶状胸,早期深慢呼吸,后期呼吸变浅,频率增快、呼气相延长,严重者可有缩唇呼吸、前倾体位,重症患者可见胸腹矛盾呼吸。

(2)触诊:双侧语颤减弱,剑突下心脏抬举感。

(3)叩诊:肺部过清音,心浊音界缩小,肺下界和肝浊音界下降。

(4)听诊:两肺呼吸音减弱,呼气期延长,部分患者可闻及湿性啰音和(或)干性啰音,心音遥远,剑突下心音较清晰响亮,合并肺动脉高压时肺动脉瓣区第二心音(P2)较主动脉瓣区第二心音(A2)强(P2>A2)。

(5)肺外体征:低氧血症者可出现黏膜和皮肤发绀;伴二氧化碳潴留者可见球结膜水肿;伴右心衰竭者可见下肢水肿、腹水、肝脏增大并压痛;合并肺性脑病时可有神经系统病理体征。

### 3. 实验室检查

（1）肺功能检查：肺通气功能检查是判断气流受限的客观指标，是慢阻肺诊断的"金标准"，也是慢阻肺的严重程度评价、疾病进展监测、预后及治疗反应评估中最常用的指标。患者吸入支气管舒张剂后，第 1 s 用力呼气容积（forced expiratory volume in one second，$FEV_1$）占用力肺活量（forced vital capacity，FVC）百分比（$FEV_1/FVC$）<0.7 是判断存在持续气流受限的标准，$FEV_1$ 占预计值百分比是评价气流受限严重程度的指标。

（2）胸部 X 线检查：慢阻肺患者早期胸片可无变化，以后可出现肺纹理增粗、紊乱等非特异性改变，也可出现肺气肿改变。X 线胸片改变对慢阻肺诊断的特异度不高，主要作为确定肺部并发症与其他肺疾病鉴别之用。

（3）胸部 CT 检查：一般不作为常规检查。高分辨率 CT 对辨别小叶中央型或全小叶型肺气肿及确定肺大泡的大小和数量有很高的敏感度和特异度。

（4）动脉血气分析：对确定发生低氧血症、高碳酸血症、酸碱平衡失调及判断呼吸衰竭的类型有重要价值。

（5）睡眠呼吸监测：适用于临床怀疑睡眠呼吸暂停或者存在与清醒时动脉血氧水平矛盾的低氧血症时。慢阻肺患者睡眠呼吸暂停发生率与相同年龄的普通人大致相同，但慢阻肺患者比睡眠呼吸暂停综合征重叠患者在睡眠中血氧饱和度下降更显著。

（6）其他检查：并发感染者的痰培养中可检测出各种病原菌；部分急性发作者的血白细胞计数增高。慢性缺氧者的血红蛋白水平升高，合并肺心病者血黏度增高等。

## 四、康复评定

### （一）中医辨证

### 1. 急性加重期

1）风寒袭肺证

主症：咳嗽喘息，恶寒，痰白清稀，舌苔薄白，脉紧。

次症：发热无汗，鼻塞，流清涕，肢体酸痛，脉浮。

诊断：①咳嗽喘息，痰白清稀；②发热、恶寒、无汗，或肢体酸痛；③鼻塞、流清涕；④舌苔白，或脉浮，或浮紧。具备①②两项，加③④中的一项。

2）外寒内饮证

主症：咳嗽，喘息气急，痰多，痰白稀薄、泡沫，胸闷，不能平卧，恶寒，舌苔白滑，脉弦紧。

次症：痰易咯出，喉中痰鸣，无汗，肢体酸痛，鼻塞、流清涕，脉浮。

诊断：①咳嗽或喘息；②恶寒、无汗，或鼻塞、流清涕，或肢体酸痛；③痰白稀薄或兼泡沫，易咳出；④喉中痰鸣；⑤胸闷甚至气逆不能平卧；⑥舌苔白滑，或脉弦紧或浮弦紧。具备①②两项，加③～⑥中的两项。

3）痰热壅肺证

主症：咳嗽，喘息，胸闷，痰多，痰黄、白黏干或咳痰不爽，舌质红，舌苔黄腻，脉滑数。

次症：胸痛，发热，口渴喜冷饮，大便干结，舌苔厚。

诊断：①咳嗽或喘息气急；②痰多色黄或白黏，咳痰不爽；③发热或口渴喜冷饮；④大便干结；⑤舌质红、舌苔黄或黄腻，脉数或滑数。具备①②两项，加③～⑤中的两项。

4）痰浊阻肺证

主症：咳嗽喘息，痰多，痰白黏，口黏腻，舌苔白腻，脉滑。

次症：气短，痰多泡沫，痰易咳出，胸闷，胃脘痞满，纳呆，食少，舌质淡，脉弦。

诊断：①咳嗽或喘息、气短；②痰多、白黏或呈泡沫状；③胃脘痞满；④口黏腻，纳呆或食少；⑤舌苔白腻，脉滑或弦滑。具备①②两项，加③～⑤中的两项。

5）痰蒙神窍证

主症：喘息气促，神志恍惚，嗜睡，昏迷，谵妄，舌苔白腻、黄。

次症：喉中痰鸣，肢体瘛疭甚则抽搐，舌质暗红、绛、紫，脉滑数。

诊断：①神志异常（烦躁、恍惚、嗜睡、谵妄、昏迷）；②肢体瘛疭甚则抽搐；③喘息气促；④喉中痰鸣；⑤舌质淡或红、舌苔白腻或黄腻，或脉滑或数。具备①②中一项，加③～⑤中的两项。

## 2. 稳定期

1）肺气虚证

主症：咳嗽，乏力，易感冒。

次症：喘息气短，动则加重，神疲，自汗，恶风，舌质淡，舌苔白，脉细、沉、弱。

诊断：①咳嗽或喘息、气短，动则加重；②神疲、乏力，或自汗；③恶风，易感冒；④舌质淡、苔白，脉沉细或细弱。具备①～④中的三项。

2）肺脾气虚证

主症：咳嗽，喘息气短，动则加重，纳呆，乏力，易感冒，舌体胖大、有齿痕，舌质淡，舌苔白。

次症：神疲，食少，脘腹胀满，便溏，自汗，恶风，脉沉、细、缓、弱。

诊断：①咳嗽或喘息、气短，动则加重；②神疲、乏力或自汗，动则加重；③恶风，易感冒；④纳呆或食少；⑤胃脘胀满或腹胀或便溏；⑥舌体胖大或有齿痕，舌苔薄白或白腻，脉沉细或沉缓或细弱。具备①～③中的两项，加④～⑥中的两项。

3）肺肾气虚证

主症：喘息气短，动则加重，神疲，乏力，腰膝酸软，易感冒，舌质淡，舌苔白，脉细。

次症：恶风，自汗，面目浮肿，胸闷，耳鸣，夜尿多，咳而遗溺，舌体胖大、有齿痕，脉沉弱。

诊断：①喘息气短，动则加重；②乏力，或自汗，动则加重；③易感冒，恶风；④腰膝酸软；⑤耳鸣，头昏或面目虚浮；⑥小便频数、夜尿多，或咳而遗溺；⑦舌质淡、舌苔白，脉沉细或细弱。具备①～③中的两项，加④～⑦中的两项。

4）肺肾气阴两虚证

主症：咳嗽，喘息气短，动则加重，乏力，自汗，盗汗，腰膝酸软，易感冒，舌质红，脉细数。

次症：口干咽干，干咳，痰少，咯痰不爽，手足心热，耳鸣，头昏头晕，舌质淡，舌苔少、花剥，脉弱、沉、缓、弦。

诊断：①喘息、气短，动则加重；②自汗或乏力，动则加重；③易感冒；④腰膝酸软；⑤耳鸣，头昏或头晕；⑥干咳或少痰、咯痰不爽；⑦盗汗；⑧手足心热；⑨舌质淡或红，舌苔薄少或花剥，脉沉细或细弱或细数。具备①～③中两项，再加④⑤中的一项，以及再加⑥～⑨中的两项。

**（二）康复医学评定方法**

1. **临床评估**　现病史、既往史、合并症、体格检查等。

2. **检查评估**　实验室检查、影像学检查（如心电图、超声心动图）等。

3. **功能评估**　肺功能、最大吸气压、最大呼气压、膈肌超声、心肺运动试验、6分钟步行试验、2分钟踏步试验、1分钟坐站试验、徒手肌力检查、等长测力计、等张肌力检查、吞咽功能评估等。

4. **问卷评估** 有圣乔治呼吸问卷、慢性呼吸系统疾病问卷、慢阻肺评估测试、日常生活活动能力量表、改良呼吸困难指数、心理评估量表(焦虑自评量表和抑郁自评量表)、匹兹堡睡眠质量指数量表、营养筛查等。

## 五、康复

### (一)中医康复技术

#### 1. 中药疗法

1)急性加重期

(1)风寒袭肺证:治以宣肺散寒、止咳平喘;方用三拗汤合止嗽散加减,中成药可用通宣理肺丸、杏苏止咳颗粒、感冒疏风颗粒等。

(2)外寒内饮证:治以疏风散寒、温肺化饮;方用小青龙汤合半夏厚朴汤加减,中成药可用小青龙颗粒。

(3)痰热壅肺证:治以清肺化痰、降逆平喘;方用清气化痰丸合贝母瓜蒌散加减,中成药可选痰热清注射液、葶贝胶囊等。

(4)痰浊阻肺证:治以燥湿化痰、宣降肺气;方用半夏厚朴汤合三子养亲汤加减,中成药可用苏子降气丸、苓桂咳喘宁胶囊等。

(5)痰蒙神窍证:治以豁痰开窍,方用涤痰汤加减;舌苔白腻有寒象者,加用苏合香丸,身热,谵语,舌红绛、苔黄者或加用安宫牛黄丸或至宝丹;中成药可选醒脑静注射液、清开灵注射液等。

2)稳定期

(1)肺气虚证:治以补肺益气固卫;方用人参胡桃汤合人参养肺丸加减,中成药可用玉屏风颗粒等。

(2)肺脾气虚证:治以补肺健脾、降气化痰;方用六君子汤合黄芪补中汤加减,中成药可选玉屏风颗粒六君子丸等。

(3)肺肾气虚证:治以补肾益肺、纳气定喘;方用补肺益肾方加减,中成药可选补肺活血胶囊等。

(4)肺肾气阴两虚证:治以补肺滋肾、纳气定喘;方用保元汤合人参补肺汤加减,中成药可选生脉饮口服液、养阴清肺丸、百合固金丸或蛤蚧定喘丸等。

2. **针灸治疗** 针刺主穴为肺俞(双)、大椎、风门(双)。咳甚者,配尺泽、太渊;痰多者,配足三里、中脘;体虚易感冒者,配足三里;痰壅气逆者,配天突、膻中;肾虚失纳之虚喘者,配肾俞、关元、太溪;心悸者,配心俞、内关等;急性加重期每日针刺 1 次,稳定期每日或隔日针刺 1 次,每次留针 30 分钟,每隔 10 分钟行针 1 次。10 次为 1 个疗程,疗程间休息 3～5 天,继续治疗 1 或 2 个疗程。

**3. 灸法治疗** 气虚、阳虚者,宜灸或针灸并用,取穴同上。

**4. 拔罐疗法** 阴虚内热,或肺部感染有热象者,宜针后拔火罐。在起针后,用较大火罐或广口玻璃瓶拔于大椎与两肺俞之间。如患者消瘦,可用小火罐拔于两侧肺俞穴处。留罐 10 分钟左右。

**5. 穴位贴敷**

(1)天灸:主穴选取肺俞、大椎、风门、天突、膻中等穴。药物组成选白芥子、甘遂、细辛、延胡索、干姜、丁香等。上述药物共研细末,装瓶备用。操作方法:患者取坐位,穴位局部常规消毒后,取药粉 2 g,用鲜姜汁调和,做成直径约为1.5 cm、厚约 0.5 cm 的圆饼贴于上述穴位上,用 4 cm×4 cm 大小胶布固定,成人贴 4～6 小时,儿童贴 2～3 小时。治疗时间为三伏天,常配合服用中药。

(2)冬病夏治:将(炒)芥子、荜茇、细辛、麻黄、石菖蒲等药物调膏,穴位选取两侧肺俞、心俞、膈俞 6 个穴位,每次 6 小时,三伏期间共 3 次。常配合服用中药。

**6. 气功保健与经络导引** 常见的气功保健与经络导引有八段锦、太极拳、五禽戏等,以调畅全身气机、呼吸,让心情保持平稳。此法涉及运动,患者应注意量力而行。

**(二)西医康复技术**

**1. 氧疗** 是慢阻肺患者有效的康复手段,患者须在医生评估下进行相应的社区氧疗康复。一般是经鼻导管吸入氧气,每分钟流量 1.0～2.0 L,每日吸氧持续时间由医生根据患者病情而定;长期氧疗的目标是使患者在正常安静状态下,达到氧分压($PaO_2$)＞60 mmHg 和(或)使氧饱和度($SaO_2$)升至 90%,这样才可维持重要器官的功能,保证周围组织的氧气供应。

**2. 肺康复**

1)呼吸肌训练

(1)腹式呼吸训练的动作要领:患者取平卧位或坐位,保持放松,右手置于腹脐部,左手放于前胸部,吸气时尽最大可能使腹部膨隆外扩,呼气时尽最大可能使腹部压缩内收。需要注意的是在吸气与呼气时,胸部均保持不运动。患者按吸气与呼气次数之比 1∶2 或 1∶3 的节律进行循环往复训练,确保每 60 秒进行 7~8 次循环。

(2) 缩唇呼吸训练的动作要领:患者缩唇(舌尖位于下颌齿内、底部,舌体稍弓起位于上颌软、硬腭之间,形成"口哨型")吹气,从肺内轻缓吹出气体,吹气维持 5 秒左右,按吸气与呼气次数之比为 1∶2 或 1∶4 的节律进行训练。

(3) 阻力呼吸训练:包括吹气球训练、沙袋训练等。沙袋训练的动作要领:患者取平卧位,将 1~2 kg 的沙袋(视患者个体情况选择沙袋重量)置于上腹部,患者吸气时尽可能腹部膨隆外扩,呼气时尽可能使腹部内收下陷。

(4) 咳嗽排痰训练的动作要领:患者取坐位,身体稍前倾,将双手置于腹部并以按压助力,深吸气后连续咳嗽,同时施压腹部,使腹部用力内收(或患者家属以空掌叩击患者后背部帮助其排出痰液),以助肺部较深处的痰排出。通过呼吸肌训练提高呼吸肌做功效率,增加气道通气量,从而在一定程度上帮助患者减轻因呼吸困难产生的不适;亦可提升机体免疫、改善体质、增强体力。须注意,患者应根据自身情况适量训练。

2) 运动训练

(1) 上肢运动训练:主要包括无支撑上肢训练和上肢力量训练。无支撑上肢训练的动作要领:患者借助木棒,双上肢平行将木棒由膝盖上举至头部上方。患者在平行上举下降木棒的时候,须保持坐位,双膝与地面维持垂直状态,循环往复,直至自觉疲劳不能坚持为止,或辅助监测仪提示心率达最大运动心率 80% 以上,和(或)$SPO_2 \leqslant 88\%$,患者停止训练。该训练可有效伸展胸廓,旋转、伸展肩部以及拉伸肱三头肌。

(2) 下肢运动训练:主要包括下肢伸展运动训练和下肢力量训练。下肢伸展运动主要以伸展股四头肌、腘绳肌以及腓肠肌为主,多进行骑自行车、上楼下楼或简单地在平地上步行,目的是提高患者的 6 分钟步行距离,减少急性复发次数,在患者可接受的范围内,建议患者进行上肢、下肢联合训练。运动训练频率:建议每周 3~5 次,单次治疗时间建议 20~60 分钟,其中有氧训练时间每次不低于 10 分钟。对于无法耐受持续有氧训练的患者,可采用高强度间歇运动方式,为保证运动强度和持续时间可以在氧疗的同时进行,或者在无创通气下进行运动。运动周期一般为 4~8 周。

## 六、社区调养与预防

### (一) 起居调护

作息有时、起居有常,合理安排睡眠,避免劳累;居住环境宜通风舒适;尽量少到人多的公共场所以预防呼吸道感染,避免接触刺激性气体和过敏原等。

### (二) 饮食调护

宜清淡、易消化、营养丰富的饮食,应少量、多餐,可多食萝卜等以保持大便通畅,避免辛辣刺激性食物,禁吃豆子、土豆等产气性食物,禁止抽烟和饮酒;如寒饮伏肺、痰浊内阻等时以清淡富含营养为主的食物,可配食葱白姜豉汤等,忌食生冷瓜果、腌菜及肥甘厚腻之品;痰热壅肺时应以清热化痰等食物为主;肺脾气虚者可多进食山药、黄芪等健脾益气之品;气阴两虚者可进益气养阴之品,如西洋参、麦冬、生梨及银耳等。

### (三) 情志调护

根据患者的性格、习惯等特性为其选择合适的心理疏导方式,并指导患者积极主动地自我调整因疾患产生的焦虑、恐惧等不良/负面的情绪。在为患者行心理疏导的同时,医者须向患者家属做宣讲,告知其对患者心理疏导的重要性,确保患者家属在患者建立起良好心理状态过程中起协同作用。使患者保持恬淡虚无、志闲少欲,避免忧思、恼怒,使精神内守、情志调达。

### (四) 健康教育

依托中医"未病先防、既病防变"的理论,通过面对面、健康大课堂、微信或视频讲座等多种形式的健康教育,使患者及家属了解慢阻肺的危险因素及危害性,同时使患者掌握有益于慢阻肺防控的健康行为和生活方式、中医养生方法及急性发作的识别和处置等,以预防和延缓慢阻肺的发生和发展,进一步控制其症状,提高患者的生命质量。

# 第四章

# 社区内分泌及代谢疾病中西医康复

## 第一节 糖 尿 病

### 一、概述

#### (一) 定义

糖尿病是一种常见的慢性代谢性疾病,其主要特征是血糖升高。除了多饮、多食、多尿和体重减轻(即"三多一少")等典型症状外,还可能伴随着其他不适感。例如,患者可能会出现乏力、容易感到口渴和口干、视力模糊以及皮肤发干等问题。糖尿病属于中医"消渴"范畴,该病按病位可分为上、中、下三消。其多饮、多食、多尿和形体消瘦,或尿糖增高等临床表现是中医诊断消渴病的主要依据。有的患者"三多"症状不明显,但若中年之后发病,且嗜食膏粱厚味,形体肥胖,以及伴发肺痨、水肿、眩晕、胸痹、中风(脑卒中)、雀目、痈疽等病症,应考虑消渴病的可能。

为了确诊糖尿病,医生通常会依据一系列严格的诊断标准进行评估,其中包括测量空腹血糖水平和口服葡萄糖耐量试验。如果空腹血糖浓度>7.0 mmol/L,或者在 2 小时内经过口服葡萄糖耐量试验后血液中的葡萄糖浓度>11.1 mmol/L,则可以被确认为患有糖尿病。

这些诊断标准旨在帮助医生确定是否存在持续高血糖的情况,并排除其他疾病引起类似表现的因素。通过明确诊断,医生为患者制订个体化治疗计划,并提供相应建议来控制血糖级别。此外,对于已经确诊为 2 型或 1 型的糖尿病患者,定期监测血糖至关重要。

#### (二) 需求与现状

我国未来将面临糖尿病爆发的压力。随着社会人口老龄化,糖尿病患者数可能进一步增加。同时,老龄化问题也将导致医疗资源不足以满足慢病治疗的需求。随着经济快速发展和生活水平提高,我国人口普遍享受到更好的生活条件。然而,生活条件改善也带来了一系列健康问题。其中之一就是与富裕、便利生活方式相关的慢性非传染性疾病,如心血管疾病、肥胖和 2 型糖尿病等的发病率在我国迅速增长。

统计数据显示,在过去几十年里,我国已经成为全球最大规模的 2 型糖尿病患者群体所在地之一。在 2019 年底时,我国约有 1.16 亿名成年人被诊断为 2 型糖尿病,并且每年还有超过 300 万新确诊的个案出现。

糖尿病的刚性需求产品主要是指药品(胰岛素等)、血糖检测仪和减糖概念的食品。刚需是指必须购买的东西,但是具有一定的弹性空间,受制于消费者的认知程度,临床推广的力度等因素。

**1. 治疗药物**　中国糖尿病药物现状是一个备受关注的话题。随着人口老龄化和生活方式改变,糖尿病在中国已成为一种常见的慢性代谢性疾病。因此,对于控制血糖水平和预防并发症的需求也越来越迫切。

口服降血糖药是最常用且广泛接受的治疗方式之一。这些药物可以通过不同机制来帮助调节血液中的葡萄糖水平,如促进胰岛素分泌、增加组织对葡萄糖利用能力或减少肝脏释放葡萄糖等。例如,二甲双胍(metformin)被认为是首选的口服降血糖药物,具有低风险性、价格相对较低以及良好的耐受性等优点。

二甲双胍具有良好的降糖作用以及降糖之外的多种益处,可与其他任何降糖药物联用,且具有良好的成本效益。在无胰高糖素样肽-1 受体激动剂(GLP-1RA)或钠-葡萄糖协同转运蛋白 2 抑制剂(SGLT2i)心肾保护的强适应证情况下,二甲双胍应作为新诊断为 2 型糖尿病患者控制高血糖的一线用药以及与其他降糖药物联合治疗的基础用药。二甲双胍本身不增加肝、肾功能损害的风险,已出现肾功能不全的患者应根据估算的肾小球滤过率水平调整二甲双胍的剂量。正确使用二甲双胍一般不会增加乳酸性酸中毒的风险。长期使用二甲双胍与维生素 $B_{12}$ 水平下降有关,维生素 $B_{12}$ 摄入或吸收不足的患者应定期监测并适当补充维生素 $B_{12}$。二甲双胍可有效降低糖尿病前期人群发生 2 型糖尿病的风险。

**2. 胰岛素**　19 世纪 20 年代,人类第一次分离出了胰岛素,它的应用极大地提高了糖尿病患者的生存时间和生活质量。近百年来,人们从来没有停止过对理想胰岛素的追求,其种类越来越多。根据作用特点,胰岛素可分为餐时胰岛

素、基础胰岛素、预混胰岛素以及双胰岛素类似物,除此之外还有胰岛素的联合
制剂——基础胰岛素 GLP-1RA 注射液(图 4-1)。

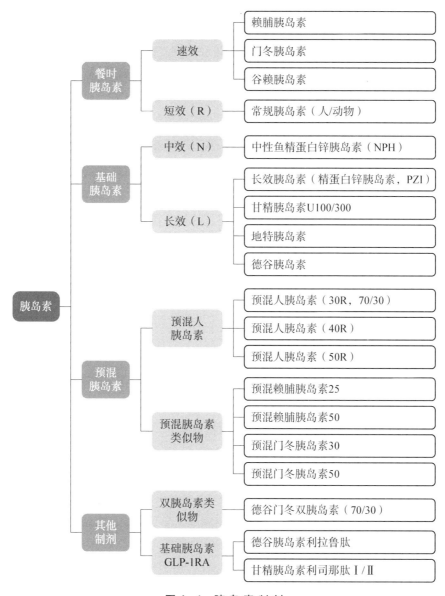

**图 4-1 胰岛素制剂**

餐时胰岛素包括速效胰岛素和短效人胰岛素,主要用来控制餐后血糖,起效
速度快,峰值时间和作用持续时间均短。短效胰岛素又称为常规胰岛素

（Regular），用简称 R 表示。基础胰岛素主要是用来控制空腹血糖，根据作用效果分为中效和长效。预混胰岛素是由"速效或短效"＋"中效"混合而成，分为预混人胰岛素和预混胰岛素类似物。目前已经上市了双胰岛素的类似物德谷门冬胰岛素，可以实现单峰双相，血糖波动更小，低血糖风险更低。

**3. 血糖检测仪** 血糖仪检测：血液样本通过血糖检测仪与试纸在电子元件检测下发生反应从而反映血糖浓度。生化仪检测：抽取静脉血后用离心机分离血液得到血浆。在血糖仪中，血浆通过与葡萄糖氧化酶反应，氧化葡萄糖后产生过氧化氢，用另外一监测系统测定过氧化氢含量，从而得出血糖含量。生化仪的主要优点是测量非常精确；缺点是测量时间慢，通常要第二天才能得到结果；用血量多，通常要 $3\,000{\sim}5\,000\,\mu l$；操作复杂，只有受过专业培训的人才能操作；机器价格昂贵，只有部分医院才会配备。

快速血糖仪是糖尿病监测不可缺少的仪器，已在糖尿病患者中普及，凭借其监测血糖并调整治疗方案，使治疗达标，是防止心、脑、肾、神经系统等慢性疾病引发并发症的有力举措，能使并发症发生率减少 60%。但在患者甚至在一些缺少专门训练的医务人员中，存在着因检测不准确而使血糖达不到理想的控制水平，影响治疗效果的问题。

**4. 减糖概念的食品**

（1）核桃：核桃富含膳食纤维、蛋白质和健康脂肪，可替代薯片等高糖零食。核桃中的脂肪酸可提高高密度脂蛋白（"好"胆固醇）水平，降低低密度脂蛋白（"坏"胆固醇）水平，从而降低糖尿病患者心脏病的发生风险。除了直接食用，还可以把核桃敲碎，添加到酸奶中或做成核桃沙拉。

（2）鳄梨：鳄梨又名牛油果，富含膳食纤维、健康脂肪和维生素，是目前发现唯一含健康脂肪的水果，含有大约 20 种不同的维生素和矿物质，尤其富含钾，维生素 C、E、K，叶黄素和 β 胡萝卜素。吃鳄梨有助增加饱腹感，减缓碳水化合物消化、吸收，保持血糖稳定；降低血压和胆固醇水平，减轻体重，增加胰岛素敏感性，降低患糖尿病的风险。

（3）全麦面包：作为一种全谷物健康面包，加工原料少，富含 B 族维生素、膳食纤维、叶酸和维生素 C，有益血糖控制。

（4）南瓜子：富含镁，可参与能量代谢的多个过程。研究发现，镁缺乏与胰岛素抵抗有关，可引发糖尿病。每天镁摄入量增加每 100 mg，2 型糖尿病的患病风险下降约 15%。两汤匙南瓜子含约 74 mg 镁，建议糖尿病患者每天食用 8 汤

084

社区慢病中西医康复治疗和预防调养

匙南瓜子。

（5）草莓：富含维生素和多酚类化合物。研究发现，多吃草莓等浆果有助减少糖尿病及并发症的发生。另外，草莓热量低，不易增加体重，建议将草莓、菠菜和核桃混在一起做成沙拉食用。

（6）蓝莓：美国哈佛大学公共卫生学院的研究者调查发现，每周吃 2 次以上蓝莓的人与不吃蓝莓的人相比，2 型糖尿病风险可降低 23％。这可能与蓝莓中富含一种名为类黄酮的抗氧化剂有关。

（7）生姜：是抗炎、抗氧化的首选植物性食品。研究表明，生姜可降低 2 型糖尿病患者的空腹血糖水平。

（8）菠菜：富含钾和抗氧化剂。研究发现，低钾摄入与糖尿病及并发症风险增加有关。菠菜的单位体积含钾量超过香蕉，是降低糖尿病风险的有益食品。

（9）肉桂：是常用的调味品之一，它有助降低血糖水平。

（10）西红柿：与其他非淀粉类水果一样，西红柿的升糖指数较低，有助血糖平稳。此外，研究显示，平均每天吃 1.5 个中等大小的西红柿可降低血压，还可能有助降低 2 型糖尿病患者患心血管疾病的风险。

## 二、病因与危险因素

### （一）病因

**1. 遗传因素** 糖尿病是一种具有遗传性的疾病，尤其是 2 型糖尿病，遗传因素所占比例更高。遗传学研究表明，糖尿病在血统亲属中的发病率显著高于非血统亲属，其中 2 型糖尿病的遗传因素重要性高达 90％以上。某些特定基因损伤也与糖尿病发生有关。例如，1 型糖尿病与 $HLA-D$ 基因损伤相关，而 2 型糖尿病则与胰岛素基因、胰岛素受体基因、葡萄糖溶解酶基因和线粒体基因损伤相关。

**2. 肥胖因素** 肥胖是糖尿病的一个重要诱因，尤其是腹部肥胖和中心型肥胖。60％～80％的成年糖尿病患者在发病前均为肥胖者，肥胖程度与糖尿病发病率呈正相关。不合理的膳食结构和日益减少的活动量是现代人肥胖的重要因素，这些都会使原已潜在的功能低下的胰岛 B 细胞负担过重，从而诱发糖尿病。

**3. 环境因素** 空气污染、噪声和社会竞争等环境因素均可能诱发基因突变，从而增加患糖尿病的风险。病毒感染也是糖尿病的一个诱因，如风疹病毒、腮腺炎病毒、柯萨奇病毒等,这些病毒都可能诱发 1 型糖尿病。

**4. 精神因素** 精神紧张、情绪激动及各种应激状态都会使血糖升高、激素分泌增加,而可能诱发糖尿病。

**5. 年龄增长** 2 型糖尿病多见于中老年人,常在 40 岁以后发病。

**6. 自身免疫因素** 在遗传和环境共同作用下,自身免疫因素可导致胰岛功能受损,最终使人体分泌的胰岛素减少,从而引发糖尿病。

**7. 其他因素** 如多次妊娠、营养不足、化学毒物、药物、胚胎期母亲子宫内环境、应激等多种因素也可能与糖尿病发生有关。

总体来说,糖尿病的病因是多因素共同作用的结果,每个因素都可能在不同程度上影响糖尿病的发生和发展。因此,在预防和治疗糖尿病时,需要综合考虑各种因素,采取综合性措施。

**(二) 危险因素**

糖尿病的危险因素主要体现在其可能引发各种并发症,这些并发症会严重影响患者的生活质量,甚至威胁生命。

**1. 急性并发症**

(1) 糖尿病酮症酸中毒:这是一种严重的代谢紊乱,可能导致昏迷和死亡。约一半以上的患者可能面临死亡的风险。

(2) 糖尿病高血糖高渗昏迷:此并发症同样起病急,病情进展迅速,严重威胁患者的生命安全。

**2. 慢性并发症**

(1) 心血管疾病:糖尿病是心血管疾病的主要风险因素之一,可能导致心绞痛、心肌梗死等严重疾病。

(2) 脑卒中:糖尿病患者发生脑卒中的风险比非糖尿病患者高。

(3) 慢性肾脏病:长期高血糖可能损害肾脏,导致慢性肾脏病,甚至尿毒症。

(4) 糖尿病足:下肢动脉粥样硬化可能导致糖尿病足,情况严重者可能需要截肢。

(5) 视网膜病变:糖尿病视网膜病变是糖尿病患者失明的主要原因。

(6) 神经受损:糖尿病可能导致神经受损,表现为手部麻木感、皮肤瘙痒等。

**3. 其他并发症**

(1) 脑部疾病:包括脑动脉粥样硬化、脑梗死、脑出血等。

（2）眼部疾病：除视网膜病变外，还可能导致视物模糊、视力减退等。

（3）颈动脉疾病：颈动脉粥样硬化可能导致脑供血不足。

（4）胃肠道疾病：易出现胃肠道功能异常、自主神经功能紊乱等。

（5）泌尿及生殖疾病：长期血糖控制不佳可能导致排尿异常、阳痿、早泄等。

根据 2019 年国际糖尿病联盟发布的《全球糖尿病地图》，全世界 20～79 岁人口中糖尿病患者总数为 4.63 亿，约占该年龄段总人口数的 9.26%。

糖尿病及并发症每年导致约 420 万人死亡，相当于每 8 秒就有 1 人因此病而死亡。

2019 年全球糖尿病的直接医疗开支高达 7 600 亿美元，预计到 2045 年将增长至 8 450 亿美元。

糖尿病不仅影响患者的生活质量，还可能带来严重的经济负担。因此，预防和管理糖尿病至关重要。通过加强健康教育、改善生活方式、合理饮食、适度运动等措施，可以有效降低糖尿病的风险和并发症的发生率。同时，定期进行血糖监测和体检也是预防和管理糖尿病的重要手段。

### 三、临床表现

糖尿病的临床表现多种多样，主要包括以下几个方面：

**1. 血糖升高**　是糖尿病最基本的临床表现。糖尿病患者的血糖水平通常高于正常范围，这主要是胰岛素分泌不足或组织细胞对胰岛素反应减弱所致。

**2. 多尿**　高血糖会导致体内渗透压升高，进而引起多尿。患者常频繁如厕，尤其是夜间。一些患者甚至每昼夜排尿可达 30 余次。

**3. 口渴**　由于多尿和血糖升高，患者体内水分大量流失，常感到口渴。因此，他们会频繁饮水以补充体内的水分。

**4. 饥饿感**　高血糖会导致体内能量不足，引起饥饿感。患者常感到需要不断地进食以缓解饥饿。一些患者可能会因此而食欲大增，但仍有饥饿感。

**5. 体重下降**　尽管患者食欲增加，但由于体内糖分利用障碍，体重可能会下降。病程越长，血糖越高，病情越重，消瘦也就越明显。

**6. 其他症状**　有些患者可能会出现视力模糊、手脚麻木、皮肤瘙痒等症状，这些症状可能与高血糖导致神经病变和血管病变有关。

糖尿病早期可能表现为餐后低血糖、疲劳、尿液发白有甜酸气味等。餐后低血糖是由于胰岛素分泌过程缓慢，当胰岛素分泌达到高峰时，餐后血糖高峰已过所致。

随着病情加重,患者还可能会发生白内障、青光眼、冠心病以及糖尿病肾病等。

糖尿病的临床表现因个体差异和病情轻重而有所不同。因此,在出现上述症状时,应及时就医并进行相关检查,以便确诊并制订相应的治疗方案。

## 四、康复评定

### (一) 中医辨证

1. **阴虚热盛证** 临床表现为渴喜冷饮,多食易饥,溲赤便秘;舌红苔黄,脉细或数。

2. **湿浊困阻证** 临床表现为头身困重,体形肥胖,苔腻,脉滑。

3. **气阴两虚证** 临床表现为乏力气短,口渴喜饮,五心烦热,舌红少苔,脉细。

4. **气虚血瘀证** 临床表现为短气乏力,肢体疼痛或麻木,舌淡胖,苔薄白,脉细涩无力。

5. **肝胃郁热证** 临床表现为脘腹痞满,胸胁胀闷,面色红赤,心烦易怒,口干口苦,大便干,小便色黄,舌质红,苔黄,脉弦数。

6. **阴阳两虚证** 临床表现为小便频数,夜尿增多,混浊如脂如膏,五心烦热,口干咽燥,面色黧黑,胃寒肢凉,面色苍白,神疲乏力,腰酸膝软,阳痿,面目浮肿,五更泄泻,舌淡体胖,苔白而干,脉沉细无力。

### (二) 康复医学评定方法

糖尿病康复医学评定方法是一个综合、系统的过程,旨在全面了解患者的病情、治疗效果以及制订个体化的康复方案。

1. **病史采集** 在详细了解患者的病史、既往病史、家族史等相关情况时,医生需要仔细询问患者关于糖尿病的发病时间、既往治疗情况以及并发症等信息。这些信息对制订个性化治疗方案和预防措施至关重要。

了解患者的发病时间可以帮助医生判断患者属于1型还是2型糖尿病,并进一步确定治疗策略。例如,儿童或青少年出现高血糖和酮体生成过程中伴有明显体重减轻,可能是1型糖尿病,即由自身免疫性胰岛素缺乏所致;而成年人出现逐渐升高的血压和血脂水平增高,则更倾向2型糖尿病,即非胰岛素依赖型糖尿病。

　　了解患者的既往治疗情况可以帮助医生评估当前治疗状况，并根据之前的治疗方案进行调整。例如，如果患者曾经使用口服降糖药物但效果不佳，则可能需要考虑加用胰岛素注射来控制血糖水平。

　　详细了解患者并发状况也十分重要。长期病情不稳定会导致多种并发症，如心脑血管、肾功能损害等。因此，通过询问情况可以帮助医生评估风险，并采取相应措施干预和管理。

　　**2. 生活方式评定**　　评估患者的饮食习惯，包括摄入食物的种类、量及营养搭配。了解患者体力活动情况，包括日常活动量和运动习惯。评估患者吸烟与饮酒习惯，以及其他可能影响糖尿病控制的不良习惯。

　　在评估患者饮食习惯方面，需要详细了解患者每天摄入食物的种类和数量，并关注其营养成分是否均衡。同时还要考虑患者对高盐、高油或高糖等不健康食品是否过度依赖。此外，在进行营养搭配时，也应该关注蛋白质、碳水化合物和脂肪等各营养素是否合理组合。

　　除了饮食方面，了解患者体力活动情况同样重要。需要询问患者平时从事何种类型和强度的运动，并记录每周参与体育锻炼或其他身体活动的频率和时间长度。这些信息可以帮助医生判断其身体功能状态以及对药物治疗的反应程度。

　　在评估中还须注意调查患者是否存在吸烟与饮酒等不良习惯。长期吸烟能增加心血管并发症的发生率，并且会降低胰岛素敏感性；而过量酗酒则容易导致低血糖甚至急性胰腺炎等问题出现。因此，在制订治疗计划时必须将这些因素纳入考虑范围内。

　　在全面评估时还需留意其他可能影响控制 2 型糖尿病的不良习惯。包括压力大、缺少充分睡眠、长时间处于静态姿势（如长时间坐着）以及忽视药物使用规则等行为。这些都有可能干扰正常代谢，影响血糖控制效果，因此在设计治疗方案时应综合考虑并加以解决。

　　**3. 血糖控制评估**　　医生要定期对患者进行血糖水平监测，包括空腹血糖和餐后血糖。通过分析这些血糖监测数据，可以更好地了解患者的血糖控制情况，及时发现并掌握患者体内胰岛素分泌是否正常、胰岛细胞功能是否受损等问题。同时，也能帮助他们调整日常生活中的饮食结构，合理安排进食时间，并根据实际情况适当增减药物剂量。此外，还可检测患者的糖化血红蛋白水平，以评估近

3 个月来患者的平均血糖水平。

通过分析这些监测数据，可以得到更加详细全面的信息。比如，在不同时间段内（早上、午餐前、晚餐前等）患者的血糖变化趋势；或在特定环境下（运动后、压力大时等），可能是导致某些患者血糖水平高低波动较大的因素；甚至还能触摸到一些隐藏在表象之下但却与其他身体功能紧密相关且在影响人体健康状态方面具有重要意义的问题。

除了以上所述内容外，在评估近 3 个月来患者平均血糖水平时，医生通常会关注其最新一次检查结果，并结合过去数次记录进行综合判断。这样做有利于确定治疗效果以及调整治疗方案。在长期跟踪观察患者病情过程中，也可发现一些平时难以察觉，但却具有重要参考价值且需要引起警惕的、病情性质出现异常变化或越界的情况。

通过定期检测和分析各项指标数据，医生可以更好地了解每位患者的特点与需求，从而为其提供个性化诊断和治疗建议，并有效改善其血红蛋白水平及有效控制病情，提高其生活质量和健康状态。

**4. 并发症评估**　评估患者是否存在心血管疾病、神经病变、视网膜病变、肾病等并发症是一项重要的医学工作。为了确定并发症的类型和程度，医生会进行一系列相关检查。

心电图是一种常用的检查方法，通过记录心脏电活动来评估患者是否存在心血管方面的问题。这项检查可以帮助医生判断患者是否有心律不齐、缺血性心脏病等，并进一步确定其严重程度。

眼底检查也是非常重要的一个环节。通过观察眼底情况，医生可以了解到患者是否存在视网膜出血、黄斑水肿等视网膜疾病，并据此制订相应的治疗方案。

肾功能检测是必不可少的一部分。通过尿液和血液样本分析，可以评估患者肾功能状态以及可能存在的肾损害情况，对早期发现和干预肾脏并发症具有重要的意义。

除了上述几种常见检查手段外，在实际操作中还会根据具体情况选择其他适当的辅助诊断方法。例如，超声波技术可用于评估动脉硬化程度，核素显像则可提供更详细、全面的信息；而 MRI 或 CT 扫描则能够提供更精确的影像结果。

在对患者进行综合评估时，以上各种相关检查都起着至关重要的作用。只有通过科学、客观的数字化手段获取充足、准确的数据信息,医生才能做出正确、明智的诊断与治疗计划,从而有效控制并改善可能出现的各类状况。

## 五、康复

### (一)中医康复技术

**1. 推拿疗法** 可以促进局部血液循环、调节内分泌功能、促进肠蠕动,平衡人体代谢功能,改善消渴症状。

(1)患者取俯卧位,术者用拇指点按肺俞、膏肓、膈俞、胰岛穴、肝俞、胆俞、脾俞、胃俞、三焦俞、大肠俞、小肠俞。推拿力度适中,反复8~10次。

(2)患者取仰卧位,施术者以患者脐为中心,先做顺时针摩腹3~5分钟,再做逆时针摩腹3~5分钟,以透热为度。

(3)背俞穴捏揉法、点按法:首先在胸腰段背俞穴上寻找压痛点,进行捏揉和点按,持续3~5分钟,直至感到舒适。

(4)拿揉四肢:通过拿法、揉法与按法交替施术于双侧上、下肢,重点在肌肉丰厚处,并辅以点按相关腧穴,如缺盆、极泉、臂臑、手三里等,每个穴位3次,直至感到舒适。

(5)腹部综合手法:使用一指禅法推拿中脘、天枢、气海、关元等穴位,然后用摩法施术于全腹,最后掌颤神阙,使腹部深层有湿热感。

(6)辨证加减。①上消:揉心俞、肺俞;摩腹以左章门、右梁门为主,重按足三里、阳陵泉。②中消:揉肝俞、胃俞;摩腹以中脘、建里为主,配合点穴血海和三阴交。③下消:揉命门、悬枢;摩腹以水分、中极、关元为主,肾阴虚横擦肾俞,肾阳虚纵擦八髎。

这些推拿方法旨在通过刺激特定的穴位和手法操作,以调节人体气血,促进阴阳平衡,从而对消渴症状产生积极的治疗效果。

**2. 针灸疗法**

(1)基本治疗原则:清热润燥、养阴生津,选用背俞穴为主。

(2)主穴:胰岛穴、肺俞、胃俞、肾俞、三焦俞、三阴交、太溪等。

(3)配穴:①上消证配太渊、少府;②中消证配内庭、地机;③下消证配复溜、太冲;④视物模糊配太冲、光明;⑤肌肤瘙痒配膈俞、血海;⑥上肢疼痛配肩髃、曲池;⑦上肢麻木配少海、手三里;⑧下肢疼痛或麻木配阳陵泉、八风。

（4）操作：肺俞、胃俞等穴位不可深刺，以免伤及内脏，其他穴位按常规针刺方法操作。

（5）其他治疗方法。①耳针：可选胰（胆）、肾、肺、脾、内分泌、三焦、神门、耳迷根等穴位，使用毫针刺法或压丸法。②穴位注射：可选肺俞、脾俞、胃俞、肾俞等穴位，使用当归注射液、黄芪注射液或小剂量胰岛素注射液进行穴位注射。

（6）辨证加减。①上消：治以清热润肺、生津止渴，取穴如承浆、廉泉等。②中消：治以清胃泻火，养阴增液，取穴如内庭、足三里等。③下消：肾阴亏虚治以滋阴固肾，取穴如太溪、然谷等；阴阳两虚治以滋阴温阳、补肾固涩。

针灸治疗方法主要是通过刺激特定的穴位来调节人体的气血和阴阳平衡，从而达到降低血糖和预防并发症的目的。

**3. 中药疗法**

（1）阴虚热盛证。①症状：渴喜冷饮，多食易饥，溲赤便秘，舌红苔黄，脉细或数。②治法：养阴清热。③方药：六味地黄丸加减。

（2）湿浊困阻证。①症状：头身困重，体形肥胖，苔腻，脉滑。②治法：化湿泄浊。③方药：清化汤加减。

（3）气阴两虚证。①症状：乏力气短，口渴喜饮，五心烦热，舌红少苔，脉细。②治法：益气养阴。③方药：益气养阴汤加减。

（4）气虚血瘀证。①症状：短气乏力，肢体疼痛或麻木，舌淡胖，苔薄白，脉细涩无力。②治法：益气活血。③方药：补阳还五汤加减。

（5）肝胃郁热。①症状：脘腹痞满，胸胁胀闷，面色红赤，心烦易怒，口干口苦，大便干，小便色黄，舌质红，苔黄，脉弦数。②治法：开郁清热。③方药：大柴胡汤加减。

（6）阴阳两虚。①症状：小便频数，夜尿增多，混浊如脂如膏，五心烦热，口干咽燥，面色黧黑，胃寒肢凉，面色苍白，神疲乏力，腰酸膝软，阳痿，面目浮肿，五更泄泻，舌淡体胖，苔白而干，脉沉细无力。②治法：阴阳双补。③方药：金匮肾气丸加减。

**4. 传统运动疗法**　除了可选择练习太极拳、八段锦、易筋经、五禽戏等功法外，还可在专人指导下进行气功锻炼，通过调整呼吸和身体动作，帮助消渴患者调整身心，改善气血循环。另外，可以通过导引养生功和瑜伽，通过特定的身体动作和呼吸方法，达到疏通经络、调和气血的目的。

## （二）西医康复技术

西医康复技术治疗糖尿病主要涉及一系列综合性措施，旨在帮助患者控制血糖水平、预防并发症，并提升其整体的生活质量。

**1. 药物治疗**

（1）口服降糖药：如二甲双胍、磺脲类等，这些药物能够通过不同的机制增强体内胰岛素分泌或减少肝脏葡萄糖输出，从而有效控制血糖浓度。

（2）胰岛素治疗：对于需要胰岛素治疗的患者，根据具体情况由医生开具处方，在指定的时间和频率下注射胰岛素，以纠正高血糖状态。

**2. 饮食疗法** 通过调整饮食结构，减少碳水化合物摄入量，增加膳食纤维及蛋白质比例，控制总热量摄入。合理的饮食配比有助于稳定餐后血糖水平，减轻胰腺 β 细胞工作负荷，缓解高血糖状态。

**3. 运动疗法** 建议在医师指导下制订个体化运动计划，包括运动类型、强度和持续时间。运动可以提高机体利用葡萄糖的效率，促进脂肪分解，改善胰岛素敏感性，有助于降低血糖水平。

**4. 血糖监测** 使用指血血糖检测仪定期采样并记录血糖值，通常每日至少检测 1 次。监控血糖数据可协助评估当前管理效果及调整治疗方案，确保血糖维持在正常范围内。

**5. 并发症管理** 糖尿病可能引起的并发症有心血管疾病、神经病变、视网膜病变等，采取相应的西医治疗方法进行干预和管理，以减缓并发症的发生和进展。

**6. 健康教育** 提供糖尿病相关的健康教育，帮助患者了解糖尿病自我管理的方法，如饮食管理、运动管理、血糖监测等，提高患者自我管理的能力和治疗效果。

**7. 心理支持** 关注患者的心理状态，提供必要的心理支持和干预。糖尿病患者常面临心理压力和焦虑等问题，心理支持可以帮助患者更好地应对疾病，提高生活质量。

**8. 持续随访** 建立长期的随访机制，定期对患者进行评估和干预，以确保治疗方案的持续性和有效性。

西医康复技术治疗糖尿病是一个综合性的过程，需要患者、医生和其他医疗人员的共同参与和协作。由于糖尿病是一种慢病，需要长期的管理和治疗，因此患者需要保持积极的心态和耐心,与医生保持良好的沟通和合作,共同制订和实施个体化治疗方案。

## 六、社区调养与预防

### (一)糖尿病社区调养

**1. 健康教育与知识普及**　通过社区讲座、宣传册、网络平台等多种形式,向社区居民普及糖尿病的基本知识,包括糖尿病的成因、症状、治疗方法以及并发症预防等。强调糖尿病的慢性、终身性疾病特点,提高居民对糖尿病的重视程度。

**2. 生活方式指导**　提倡合理饮食,鼓励居民遵循"低糖、低脂、高纤维"的饮食原则,控制总热量摄入,增加膳食纤维摄入。建议居民规律作息,保证充足的睡眠,避免过度劳累。鼓励居民进行适量运动,如散步、慢跑、太极拳等,以提高身体素质和代谢能力。

**3. 自我管理与监测**　教授居民如何正确使用血糖仪进行自我血糖监测,并了解血糖监测的重要性。指导居民记录血糖监测数据,并根据数据调整饮食、运动等生活方式。鼓励居民定期到医院进行糖化血红蛋白、尿微量白蛋白等项目检查,以便及时发现并发症并进行治疗。

**4. 心理疏导**　关注糖尿病患者的心理状态,提供必要的心理疏导和支持。帮助患者树立战胜疾病的信心,纠正错误的认识和态度。鼓励患者间互相交流、互相督促,形成良好的社区氛围。

### (二)糖尿病社区预防

**1. 健康教育**　普及糖尿病的预防知识,包括合理饮食、适量运动、控制体重、戒烟限酒等方面的内容。强调糖尿病的遗传因素,提醒有家族史的人群加强预防。

**2. 定期筛查**　对40岁以上的中年人、肥胖者、有糖尿病家族史者等高危人群进行定期筛查,包括空腹血糖、餐后血糖等项目。对筛查出的糖尿病患者进行早期干预和治疗,防止病情进一步恶化。

**3. 健康生活方式推广**　在社区内推广健康的生活方式,如合理饮食、适量运动、戒烟限酒等。鼓励居民积极参与社区活动,提高身体素质和心理健康水平。

**4. 政策与环境支持** 政府应加大对糖尿病防治的投入，提高基层医疗机构的诊疗水平和服务质量。社区应提供便捷的医疗服务，如设立健康咨询点、提供健康讲座等。营造支持性的社区环境，如提供运动场所、建立健康档案等。

糖尿病的社区调养与预防，需要政府、医疗机构、社区以及居民共同努力，通过健康教育、生活方式指导、自我管理与监测以及心理疏导等多方面措施，提高居民对糖尿病的认识和重视程度，降低糖尿病的发病率和并发症发生率，提高居民的生活质量。

# 第二节 血脂异常

## 一、概述

### （一）定义

血脂是血浆中胆固醇、甘油三酯和类脂等的总称，由于血脂不溶于或微溶于水，须与载脂蛋白相结合形成脂蛋白才能溶于血液。血脂异常是指血浆中总胆固醇和（或）甘油三酯升高，通过溶于血液的高脂蛋白血症表现，故称为高脂蛋白血症，简称高脂血症。高脂血症也包括低密度脂蛋白胆固醇（LDL-C）升高、高密度脂蛋白胆固醇（HDL-C）降低等在内的各种血脂异常。高脂血症按临床分类，可分为高总胆固醇血症、高甘油三酯血症、混合型高脂血症和低高密度脂蛋白胆固醇血症；按病因分类，可分为原发性血脂异常（多为基因突变所致，呈家族性聚集，有明显遗传倾向）和继发性血脂异常（由导致血脂和脂蛋白代谢改变的潜在系统性疾病、代谢状态改变、不健康饮食及某些药物作用引起）；按脂蛋白异常表型分类，又可分为Ⅰ～Ⅴ共5个型别，其中Ⅱ型又分为Ⅱa和Ⅱb亚型。高脂血症并没有对应的中医病名，现代中医专家认为高脂血症与"痰浊""血瘀""湿阻"等病理因素有关，主要涉及肝、脾、肾三脏。此病形成与饮食不节、肝失疏泄、劳心伤脾、年老精亏等因素有关。

### （二）需求与现状

20世纪80年代以来，我国各类人群血脂异常的患病率明显增加。1980年中国成人总胆固醇和非高密度脂蛋白胆固醇（指除HDL以外其他脂蛋白所含胆固醇的总和,等于总胆固醇减去 HDL - C)的平均水平处于全球最低分级,明显低于西方国家,然而 2018 年中国成人总胆固醇和非 HDL - C 的平均水平则达到或超过一些西方国家,2018 年的调查数据显示,我国成人血清总胆固醇平均为 4.8 mmol/L,LDL - C 平均为 2.9 mmol/L,甘油三酯平均为 1.7 mmol/L,血脂异常总患病率为 35.6%,其中高总胆固醇血症的患病率增加最明显。同时,我国儿童和青少年血脂水平也呈上升趋势,高总胆固醇血症的患病率也明显升高,高甘油三酯和低 HDL - C 血症则更为常见。2012—2015 年的调查数据显示,我国年龄≥35 岁的成人对血脂异常的知晓率仅为 16.1%,在一级预防的动脉粥样硬化性心血管疾病高危人群中,降脂药物的治疗率仅为 5.5%,而在确诊为动脉粥样硬化性心血管疾病患者中,降脂药物的治疗率为 14.5%,LDL - C 达标率仅为 6.8%。面对我国居民对血脂异常知晓率、降脂药物治疗率和达标率均较低,动脉粥样硬化性心血管疾病的负担持续上升的现实情况,血脂管理的重要性尤为突出。

## 二、病因与危险因素

### (一) 病因

**1. 原发性因素**　大多由于单一基因或多个基因突变所致,具有家族聚集性和明显的遗传倾向。家族性高胆固醇血症(familial hypercholesterolemia,FH)为单基因常染色体遗传,多为显性遗传,公认的 3 个显性遗传基因为 *LDLR*、*ApoB*、*PCSK9*;1 个隐性遗传基因为 LDLR 衔接蛋白 1。家族性高甘油三酯血症多由单一基因突变所致,通常为参与甘油三酯代谢的脂蛋白脂酶、*ApoC2* 和 *ApoA5* 等基因突变。

**2. 继发性因素**　可因不良饮食习惯、某些影响血脂代谢的系统性疾病和某些药物作用引起血脂异常。

(1) 饮食习惯:摄取高饱和脂肪酸及高胆固醇饮食可引起胆固醇水平升高,过量饮酒则可引起高甘油三酯血症。饮食因素对血脂的影响最为重要。

(2) 系统性疾病:可引起血脂异常的疾病主要包括肥胖、糖尿病、肾病综合征、库欣综合征、甲状腺功能减退、肾衰竭、肝脏疾病、系统性红斑狼疮、糖原累积症、骨髓瘤、脂肪萎缩症、急性卟啉病、多囊卵巢综合征等。

(3) 药物作用:可引起血脂异常的药物主要有糖皮质激素、雌激素、维甲酸、环孢素、抗抑郁药物、血管内皮生长因子抑制剂、芳香化酶抑制剂等。

### (二) 危险因素

主要表现为遗传易感性,如果直系亲属中有高脂血症患者,则自身患病风险增加。

(1) 不良饮食习惯:饱和脂肪酸摄入过多、胆固醇摄入过多均会增加血脂异常风险;经常食用红肉和加工肉类可能会导致血脂异常风险增加。经常喝含糖饮料将显著降低高密度脂蛋白胆固醇水平,增加高甘油三酯血症的风险和非 HDL-C 及 LDL-C 的水平,并对其他脂蛋白产生不利影响。

(2) 运动不足:运动可以促进血液循环,增加脂肪燃烧分解,降低血脂。长期运动不足将使体内过多的脂肪堆积,从而导致血脂异常。

(3) 肥胖:因过多的脂肪组织堆积所致,影响血脂正常代谢。

(4) 年龄:随着年龄增长,机体新陈代谢功能逐渐减退,可导致血脂代谢异常,增加血脂异常发生的风险。

(5) 吸烟:可影响血脂代谢速度,增加血脂异常发生的风险。烟草中的有毒物质会损伤血管内皮细胞,促进冠状动脉粥样硬化性心血管疾病的发生和发展。

(6) 酗酒:大量饮酒会导致心血管疾病的发病率和病死率增加,尤其是高度烈酒,对人体器官和功能有害,是重大的公共卫生和社会问题。

### 三、临床表现

一般情况下,血脂异常没有特异性的临床表现,当出现相应的靶器官损伤时会出现相应的临床症状。

(1) 黄色瘤、早发性角膜环和眼底改变:黄色瘤是因脂质局部沉积引起的一种异常的局限性皮肤隆起,多呈结节、斑块或丘疹形状,质地柔软,常见于眼睑周围。一般 40 岁前出现角膜环,位于角膜外缘,由角膜脂质沉积所致,呈灰白色或白色。严重的高甘油三酯血症可出现脂血症眼底的改变。

(2) 动脉粥样硬化:脂质在血管内皮下沉积引起动脉粥样硬化,导致心脑血管和周围血管病变。

(3) 游走性多关节炎:严重的高胆固醇血症可出现游走性多关节炎。

(4) 急性胰腺炎:严重的高甘油三酯血症(甘油三酯>10 mmol/L)可能引起急性胰腺炎。

## 四、康复评定

### （一）中医辨证

1. **湿热壅滞型**　患者可能形体壮实，常伴有口苦、口腻、口干、咽燥、渴而不思饮、胸闷心烦、脘痞胁胀、小便黄、大便干等症状；舌质红，苔黄腻，脉滑数。这种类型的病因病机通常由于长期喜食肥甘油腻，导致湿热久蕴而瘀滞肝胆，气化不利，流而成脂。

2. **痰浊中阻型**　患者形体丰满，少动多静，常见症状有四肢倦怠、沉重、头脑昏胀、头晕目眩、胸闷、气短、恶心、呕吐，腹胀、纳呆、咳嗽、痰多，大便有时不成形；舌胖苔腻，脉弦滑。病因病机多因肥胖、喜好肥甘厚味，导致痰浊、湿阻、久结血脉、气血不通。

3. **瘀血痹阻型**　主要症状包括血脂高，胸闷和憋气时常发作，胸痛、痛处固定，可能引起肩臂或背部疼痛；舌质暗，舌体胖大或有紫斑，脉涩或滑。病因病机为痰浊久瘀血脉，气血运行不畅，瘀阻心脉，胸阳不宣导致。

4. **脾虚浊聚型**　患者血脂高，常感四肢无力、困倦、神志疲惫、纳呆食少、脘痞腹胀、面色不华、大便溏而次数多、头晕目眩、胸闷憋气、口腻口干；舌质淡，舌苔白滑，脉虚细。病因病机为脾气不足，气血不得生化，无以荣养形神，导致乏力体瘦，津液不布，精微反生痰浊，聚而成脂。

5. **肝肾阴虚型**　患者血脂高，形体干瘦，常见头晕目眩，耳鸣腰酸，失眠健忘，两胁不舒，腰膝酸软乏力，时而有颧红；舌质红，脉细数。病因病机为肾阴亏虚，肝血不足，阴虚则生内热，血虚则形不容。

6. **气血不足型**　症状包括少气懒言，乏力自汗，面色苍白或萎黄，心悸失眠；舌淡而嫩，脉细弱。

7. **胃热腑实型**　症状有形体肥硕，烦热纳亢，口渴便秘；舌苔黄腻或薄黄，脉滑或滑数。

8. **痰瘀滞留型**　症状可能包括眼睑处黄色瘤，胸闷时痛，头晕胀痛，肢麻或偏瘫；舌黯或有瘀斑，苔白腻或浊腻，脉沉滑。

### （二）康复医学评定方法

各项血脂检测指标中，与动脉粥样硬化性心血管疾病发病风险呈正相关，且作为临床首要治疗靶点的是 LDL‐C，对于动脉粥样硬化性心血管疾病的不同风险人群,浓度正常和升高的判断标准不同,治疗目标也不同(表 4 - 1、表 4 - 2)。

表 4 - 1　中国动脉粥样硬化性心血管疾病一级预防低危人群主要血脂指标参考标准

| 分类 | TC(mmol/L) | LDL - C (mmol/L) | HDL - C (mmol/L) | TG (mmol/L) | 非 HDL - C (mmol/L) | Lp(a) (mg/L) |
|---|---|---|---|---|---|---|
| 理想水平 | — | ＜2.6 | | | | ＜3.4 | — |
| 合适水平 | ＜5.2 | ＜3.4 | — | ＜1.7 | ＜4.1 | ＜300 |
| 边缘升高 | ≥5.2 且＜6.2 | ≥3.4 且＜4.1 | | ≥1.7 且＜2.3 | ≥4.1 且＜4.9 | |
| 升高 | ≥6.2 | ≥4.1 | — | ≥2.3 | ≥4.9 | ≥300 |
| 降低 | | | ＜1.0 | | | |

注:干预前空腹 12 小时测定的血脂水平。TC:总胆固醇;LDL - C:低密度脂蛋白胆固醇;HDL - C:高密度脂蛋白胆固醇;TG:甘油三酯;Lp(a):脂蛋白 a;—:无。

表 4 - 2　降脂靶点目标值

| 风险等级 | 低密度脂蛋白胆固醇(LDL - C)推荐目标值 |
|---|---|
| 低危 | ＜3.4 mmol/L |
| 中、高危 | ＜2.6 mmol/L |
| 极高危 | ＜1.8 mmol/L,且较基线降低幅度＞50% |
| 超高危 | ＜1.4 mmol/L,且较基线降低幅度＞50% |

注:非高密度脂蛋白胆固醇(HDL - C)目标水平＝低密度脂蛋白胆固醇(LDL - C)＋0.8 mmol/L。

## 五、康复

### (一) 中医康复技术

1. 推拿治疗　对高血脂患者主要是通过按摩特定的穴位以达到健脾化湿、促进血液循环和加速代谢的目的。

(1) 穴位按摩:患者取仰卧位,使用拇指指腹顺时针按揉丰隆、足理和 3 个主要穴位,每个穴位按摩 5～10 分钟,以感到酸胀为宜。①丰隆穴:位于外踝尖上 8 寸,条口穴外 1 寸,胫骨前嵴外两横指处。②足三里穴:位于小腿外侧,当外膝眼下四横指处,胫骨边缘。③内关穴:位于腕横纹上 2 寸处。

（2）其他手法：除了穴位按摩外，还可以采用滚、按、揉、推、拿、拨、叩等手法，以患者自觉明显酸、胀感为度。

（3）脾胃经按摩：由于血脂代谢主要在肝脏进行，沿脾胃经循行位置施用手法治疗，每次推拿 5～10 分钟。

（4）饮食管理：在进行按摩治疗的同时，患者应管理好自己的饮食，少吃高脂肪食物，多吃水果和蔬菜。

（5）联合穴位：在对丰隆、足三里和内关三个穴位按摩的同时，可以联合肝俞和胆俞两穴的按摩治疗，以加快脂肪转化、运输与代谢，降低血脂水平。

推拿治疗高血脂是一种辅助疗法，应结合患者的具体情况和医生的建议进行。推拿治疗需要一定的技巧和经验，建议在专业医师指导下进行。

**2. 针灸治疗**　对高脂血症患者是通过刺激特定的穴位以调节人体的气血和脏腑功能，平衡阴阳，从而达到降低血脂的目的。

（1）体针治疗：主要穴位包括内关、足三里、丰隆等。根据伴发症状不同可选择不同的配穴，如高血压患者可加曲池、太冲等。治疗时，患者取卧位，使用适当粗细和长度的针进行刺激，留针约 20 分钟，并在留针期间运针 1～2 次。

（2）穴位激光照射：使用氦-氖激光纤维针灸仪，波长 6 328 埃，输出功率 2～3 mV，光斑直径 1～1.5 mm，直接照射在内关穴上，每次照射 15 分钟，两侧交替进行。

（3）穴位埋植：在足三里穴进行埋植治疗，使用肠线埋于穴位深处，一般埋植 1 次，如疗效不佳，可于 10 天后再埋植。

（4）艾灸：在足三里、绝骨等穴位上进行艾灸，使用艾条或艾炷进行温和灸或直接灸，每次治疗 30 分钟，每周 1～2 次。

（5）耳针疗法：取内分泌、皮质下、神门、交感、心、肝、肾等耳穴，使用消毒后的毫针以中等强度刺激，留针 30 分钟。

（6）穴位注射：在内关、足三里、三阴交、太冲等穴位注射药物，如丹参注射液，每次取 2 穴，交替注射。

（7）综合疗法：结合上述多种方法，根据患者的具体情况，制订个性化治疗方案。

针灸治疗高脂血症的效果在临床上已经得到了肯定，但需要在专业医师指导下进行，以确保安全和疗效。针灸治疗通常作为辅助疗法，与饮食控制、运动等生活方式改变相结合，以达到更好的治疗效果。

### 3. 中药疗法

（1）湿热壅滞型：治以清热化湿，利尿导滞，方用四妙汤合黄连解毒汤加减，药用苦参、龙胆草、车前子、滑石、秦皮等。

（2）痰浊中阻型：治宜祛湿化痰，选用二陈汤加减，药用天麻、苍白术、法半夏、茯苓、陈皮、泽泻、扁豆、菖蒲等。

（3）瘀血痹阻型：治宜益气通络，活血降脂，方用双降汤加减，药用水蛭、广地龙、黄芪、丹参、当归、赤芍、川芎、泽泻、生山楂、豨莶草、甘草等。

（4）脾虚浊聚型：治宜健脾化湿，可选用五苓散加减，药用苍白术、厚朴、陈皮、桂枝、猪苓、泽泻、茯苓等。

（5）肝肾阴虚型：治宜滋补肝肾，选用杞菊地黄汤加减，药用枸杞子、菊花、生地黄、熟地黄、山药、枣皮、茯苓、泽泻等。

（6）气血不足型：治宜气血双补，选用八珍汤加减，药用当归、川芎、白芍、熟地黄、党参、白术、茯苓、桂圆肉等。

（7）胃热腑实行：治宜清热通腑，益气养阴，方用玉女煎合大承气汤加减，药用升麻、柴胡等。

（8）痰瘀滞留型：治宜益肾填精，健脾渗湿，化痰祛瘀，方用神仙服饵方，药用制首乌、枸杞子、熟地黄、黄精、淫羊藿、泽泻、生山楂等。

### 4. 传统运动疗法

（1）太极拳：是一种典型的内家拳，通过缓慢、连贯的动作和深呼吸，有助于调节身心，促进气血运行，对降低血脂有积极作用。

（2）五禽戏：模仿虎、鹿、熊、猿、鸟五种动物的动作，通过这些动作可以活动关节、调和气血、疏通经络，对血脂异常有改善作用。

（3）八段锦：这是一种传统的气功练习，通过8个动作来调理身体，有助于强化脏腑功能，促进新陈代谢，对调节血脂有益。

（4）易筋经：通过一系列的伸展和强化动作，能够锻炼身体各部位，提高身体的柔韧性和力量，对降低血脂有辅助作用。

（5）散步：是一种温和的有氧运动，有助于消食去滞，调和脾胃，适合大多数人，特别是中老年人。

（6）呼吸吐纳：结合运动进行深呼吸练习，可以增强肺功能，促进气血循环，对调节血脂有一定的帮助。

（7）自我按摩：通过按摩特定穴位，如足三里、丰隆等，可以促进局部血液循环,有助于调节血脂。

### (二) 西医康复技术

血脂异常治疗主要通过改善生活方式和药物治疗进行。生活方式改善包括采取健康的生活方式、合理膳食、适度增加身体活动、控制体重、戒烟和限制饮酒。而其中最为重要的是合理膳食,建议每日油脂摄入总量低于 20 g,以不饱和脂肪酸(植物油)替代饱和脂肪酸(动物油、棕榈油等),避免反式脂肪酸摄入,增加蔬菜和水果、全谷物、膳食纤维及鱼类摄入。动脉粥样硬化性心血管疾病中危以上人群或合并高胆固醇血症患者应减少膳食中胆固醇摄入,建议每日摄入量<300 mg。

药物治疗以他汀类药物为基石,根据血脂异常的类型及不同风险分层,使用不同的药物进行治疗。高胆固醇血症和混合型高脂血症者一般推荐使用他汀类药物,可以在任何时间段每日服用 1 次。他汀类药物的不良反应主要是肝酶升高和肌痛、肌酶升高等,且呈剂量相关性;又由于他汀类药物在剂量增倍时其降低 LDL - C 水平只有 6%,所以在使用常规中等剂量他汀类药物无法很好降低血脂至目标水平的时候建议联合使用非他汀类药物,而不是增加他汀类药物的剂量。非他汀类药物主要有胆固醇吸收抑制剂(依折麦布、海博麦布)、PCSK9抑制剂、普罗布考、脂必泰等。高甘油三酯血症患者可使用贝特类药物、ω - 3 脂肪酸、烟酸类药物等。

对药物治疗都难以降低血脂至目标水平的家族性高胆固醇血症患者,还可以使用脂蛋白分离、肝移植、部分回肠旁路手术和门腔静脉分流术作为辅助治疗手段。脂蛋白分离的治疗效果明确,可使 LDL - C 水平下降 55%～70%,推荐最佳治疗频率为每周 1 次,但因为该治疗方式的价格昂贵,存在一定的感染风险,实际常采用每 2 周 1 次的频率。

## 六、社区调养与预防

健康的生活方式才能带来健康,生活方式改变是降低心血管疾病发生的关键,即使应用药物也必须配合生活方式改变,进行健康营养管理,在血脂异常病程的任何阶段进行预防和控制措施。健康营养管理对血脂异常和有高危风险的患者具有临床效果和成本效益。

### (一) 推荐的膳食模式

**1. 限能量膳食**　在目标能量摄入的基础上每日减少一定量的能量摄入,或者比推荐摄入量减少总能量的三分之一,碳水化合物占每日总能量的 55%～60%,脂肪占每日总能量的 25%～30%。有研究发现,无论是否锻炼、是否应用减肥药物或进行减肥手术,通过限能量膳食对肥胖患者的动脉硬度和血管顺应性都有改善,对非肥胖患者血脂代谢也有改善作用,可以降低总胆固醇、LDL-C 水平,升高 HLD-C 水平。

**2. 地中海膳食** 以橄榄油作为日常膳食脂肪的主要来源,大量摄入植物性食物,适量摄入动物性食物,中等适量摄入葡萄酒是地中海膳食的特征。有研究显示,坚持地中海膳食与较低的血脂异常率有关,可以明显降低甘油三酯水平,与降低脑卒中风险、总病死率和心血管疾病的发病率或病死率有关。还有研究表明,地中海膳食有利于提高糖尿病患者的 HDL-C 水平、降低甘油三酯水平,是控制糖尿病患者血脂异常最有效的饮食模式。

**3. 素食** 以不食用动物食物为特征,可分为鱼素、乳蛋素和纯素食。素食者通常会强调水果、蔬菜、豆类和谷物的摄入。与杂食者相比,素食者的 BMI、总胆固醇、LDL-C 和血糖水平明显降低。但是素食对血脂水平的影响研究主要集中在短期效应,很少考虑素食对血脂水平的长期影响,所以目前只推荐对血脂异常者采用短期(4 周)素食干预,结合坚果、大豆和(或)纤维的纯素食在降低血脂,尤其是 LDL-C 水平方面效果良好。

**(二) 食物种类**

**1. 谷物和粗粮** 每日全谷物摄入 50～150 g 或占全天谷物的 1/4～1/3。

**2. 水果和蔬菜** 每日摄入不少于 500 g 蔬菜和 200 g 水果,建议摄入深色蔬菜。

**3. 肉类** 适量摄入富含多不饱和脂肪酸的鱼类,可每周 2～3 次,每次 50～100 g。红肉(猪肉、牛肉、羊肉等)比白肉(鸡肉、鸭肉、鹅肉等)更能增加血脂异常发生的风险,所以建议选择白肉,如果选择摄入红肉应减少肥肉,每日摄入量不超过 75 g,并且要减少或限制食用加工肉类制品。

**4. 豆类及豆制品** 建议经常食用,每日食用大豆 25 g。

**5. 坚果** 在控制每日总脂肪量的前提下,建议每周摄入 50～70 g,有利于改善血脂紊乱的状况。

**6. 奶类** 每日奶量 300～500 ml,普通奶、低脂奶、脱脂奶及制品均可。

**7. 蛋类** 每日鸡蛋摄入量不超过 1 枚。

8. **烹调油** 每日烹调油控制在 20～25 g。减少饱和脂肪摄入,增加不饱和脂肪酸烹调油的比例。

9. **饮料** 不喝或少喝含糖饮料,推荐无糖饮料替代含糖饮料,不推荐长期饮用人工代糖饮料。

10. **咖啡** 可适量饮用咖啡,每日 1～4 杯,选用经过过滤、不含或添加剂含量较少的咖啡。

11. **茶** 推荐长期饮茶,推荐绿茶,不推荐饮用浓茶以及以茶饮代替全部饮用水。

12. **酒类** 不建议饮酒。如饮酒,每日酒精摄入量男性≤25 g,女性≤15 g。也有研究发现,适度饮用富含多酚的葡萄酒和啤酒,对心血管疾病患者及健康人群具有心血管保护作用。

13. **膳食纤维** 尤其是水溶性或高黏度膳食纤维,建议每日添加 10～25 g。

# 第三节　骨　质　疏　松　症

## 一、概述

### (一) 定义

骨质疏松症是一种进行性代谢性骨病,是由于骨吸收速度持续大于骨形成速度,影响骨微结构分布,导致骨量减少,骨脆性增加,从而增加骨折风险的一种全身性骨骼疾病。传统中医学中没有骨质疏松这一病名,但各医家普遍认为骨质疏松症的发生与肾、脾、肝、血瘀等均有关系,其中肾亏为主要病因,肝虚为关键因素,脾虚为重要病因,血瘀为促进因素。根据骨质疏松的病因病机,一般将其归入"骨萎""骨痹""骨枯"等范畴。根据中医的辨证论治体系,骨质疏松主要证型有:气虚血瘀型、肝肾阴虚型、脾肾阳虚型、肾精亏虚型、肾阴虚型、肾阳虚型、肾亏血瘀型等。

### (二) 需求与现状

据统计,我国 50 岁以上人群骨质疏松症患病率为 19.2%,其中女性为 32.1%,男性为 6.9%;65 岁以上人群骨质疏松症患病率为 32%,其中女性为

51.6％,男性为10.7％。根据流行病学资料估算,目前我国骨质疏松症患病人数约为9 000万,其中女性约7 000万。

近期上海社区人群椎体骨折筛查研究表明,60岁以上人群椎体骨折患病率男女相当,其中男性为17％,女性17.3％。提示中老年男性椎体骨折的患病率与女性相当,椎体骨折防治对男女两性同等重要。髋部是骨质疏松性骨折常发部位,近年来我国髋部骨折发生率呈现显著的上升趋势。整体而言,随着我国人口老龄化加重,骨质疏松性骨折的发生率仍处于急速增长期。骨质疏松性骨折的危害巨大,是老年患者致残和致死的主要原因之一。发生髋部骨折后1年内,20％患者可能死于各种并发症,约50％的患者致残,生活质量明显下降。骨质疏松症和骨折的医疗和护理还会给家庭和社会造成沉重的负担。

尽管我国骨质疏松症的患病率高,危害极大,但公众对骨质疏松症的知晓率及诊断率仍然很低,分别仅为7.4％和6.4％;甚至在脆性骨折发生后,骨质疏松症的治疗率也仅为30％。因此,我国骨质疏松症的防治面临患病率高,但知晓率、诊断率、治疗率低("一高三低")的严峻挑战;同时,我国骨质疏松症诊疗水平在地区间和城乡间尚存在明显差异。

## 二、病因及危险因素

骨质疏松分为原发性和继发性两大类。其中,原发性骨质疏松包括绝经后骨质疏松、老年骨质疏松和特发性骨质疏松,继发性骨质疏松是指由任何可能影响骨代谢的疾病或药物以及其他病因导致。本文主要讨论原发性骨质疏松。

1. **遗传因素** 原发性骨质疏松有较强的遗传相关性。研究证明,维生素D受体基因、雌激素受体基因、降钙素受体基因、Ⅰ型胶原$\alpha_1$基因以及$TGF-\beta_1$基因多态性,均与骨质疏松症相关。

2. **峰值骨量** 成人在30岁左右达到峰值骨量。峰值骨量低的人到老年发生骨质疏松的风险更高,发病年龄也可能提前。青春期因各种原因导致骨骼发育及成熟障碍均会造成峰值骨量降低。峰值骨量虽主要由遗传基因决定,但生长过程中的营养状况、生活方式、疾病等也都对峰值骨量有明显的影响。

3. **性激素缺乏** 雌激素对男女性的骨骼均起到保护作用,雌激素缺乏是女性绝经后骨质疏松的主要原因。雌激素缺乏可导致成骨细胞和骨细胞凋亡增加。雌激素本身可抑制破骨细胞活性,而雌激素缺乏打破了骨形成和骨吸收的平衡。

雄激素可直接调控成骨细胞分化,或在芳香化酶作用下转为雌激素而发挥保护骨骼的作用。随着年龄增长,雄激素水平明显下降,也是骨质疏松的因素之一。

**4. 器官和细胞功能衰退** 随着年龄增长会导致骨量丢失,人的成骨细胞也会减少,骨细胞在衰老的机体中会出现数量减少和凋亡增加,导致骨吸收大于骨生成,骨量减少。

**5. 钙和维生素 D 缺乏** 钙的吸收与沉积是维持骨骼结构和功能的关键,维生素 D 可以促进机体对钙的吸收和利用。长期钙和维生素 D 缺乏会使成骨细胞增殖分化降低,还会造成甲状旁腺功能亢进,导致骨质减少或骨密度降低。

**6. 肌肉量减少** 肌肉可通过机械力的作用刺激骨重建。老年人由于衰老、运动量减少及营养不良等原因,肌肉消耗量增多。这不仅导致肌肉强度减弱,而且使肌肉对骨骼的机械应力减弱,成骨降低。

**7. 其他因素** 不良的生活习惯如吸烟、大量饮酒及高剂量咖啡因都被证实与骨密度降低相关。糖皮质激素类药物的使用也会增加原发性骨质疏松发生。

### 三、临床表现

骨质疏松是一种沉默的疾病,早期无明显症状,往往在患者发生骨折后才诊断出患有骨质疏松症。所以一旦察觉有以下症状,如慢性疼痛、腰酸背痛、行动不便、驼背和身高变矮等应立即就医诊断,避免发生手腕、脊柱、髋关节骨折等脆性骨折。

基于中医"治未病"的理论,认为年龄 40 岁以上容易发展成为骨质疏松的骨量正常或骨量减少的人群,特别是 40～70 岁的低骨量人群应划分为骨质疏松高风险人群。高风险人群若不及早发现和早期防治,容易发展为骨质疏松甚至发生骨松骨折等严重后果。

可采用骨质疏松高风险人群中医辨识测试题进行风险评估和判断,辨识骨质疏松高风险人群的中医症状表现:如表 4-3 所示。

**表 4-3　骨质疏松高风险人群中医辨识量表**

您近 1 个月,是否感觉有以下的症状表现,请选择:

| 编号 | 中医症状 | 有 | 无 | 编号 | 中医症状 | 有 | 无 |
|---|---|---|---|---|---|---|---|
| | | | 主要中医症状条目 | | | | |
| 1 | 腰痛 | | | 2 | 背痛 | | |
| 3 | 周身疼痛 | | | 4 | 腰膝酸软 | | |
| 5 | 驼背 | | | 6 | 身高变矮 | | |
| 7 | 下肢拘挛 | | | 8 | 倦怠乏力 | | |
| 9 | 下肢困重 | | | 10 | 足跟痛 | | |
| | | | 次要中医症状条目 | | | | |
| 1 | 发脱齿摇 | | | 2 | 遇寒痛甚 | | |
| 3 | 夜尿频多 | | | 4 | 畏寒 | | |
| 5 | 体重减轻 | | | 6 | 肢体麻木 | | |
| 7 | 胁肋胀痛 | | | 8 | 多梦易惊 | | |
| 9 | 毛发枯槁 | | | 10 | 面黄肌瘦 | | |
| 11 | 气短 | | | 12 | 失眠 | | |
| 13 | 耳鸣 | | | 14 | 易怒 | | |
| 15 | 目眩 | | | 16 | 口燥咽干 | | |
| 17 | 纳呆 | | | 18 | 视物模糊 | | |
| 19 | 眼睛干涩 | | | 20 | 头晕 | | |

判断标准:中医症状条目有 1 个记为 1 分,无记为 0 分,将中医症状条目得分相加为总得分。若主要中医症状条目出现 2 项及以上(得分≥2),或者主要中医症状条目＋次要中医症状条目出现 5 项及以上(总得分≥5),则判断为骨质疏松高风险人群,提示骨量异常可能性较大。

对于骨质疏松的诊断,应基于双能 X 线吸收测定法测量,骨密度值下降等于或超过同性别、同种族健康成人的骨峰值 2.5 个标准差为骨质疏松。此外,发生了脆性骨折在临床上即可诊断为骨质疏松症。

## 四、康复评定

### (一) 中医辨证

**1. 脾肾阳虚证**　腰髋冷痛,腰膝酸软,甚则弯腰驼背,畏寒喜暖,面色苍白,或五更泄泻,或下利清谷,或小便不利,面浮肢肿,甚则腹胀如鼓,舌淡胖,苔白滑,脉沉弱或沉迟。

2. **肝肾阴虚证** 腰膝酸痛，膝软无力，下肢抽筋，驼背弯腰，患部痿软微热，形体消瘦，眩晕耳鸣，或五心烦热，失眠多梦，男子遗精，女子经少经绝，舌红少津，少苔，脉沉细数。

3. **肾虚血瘀证** 腰膝及周身酸软疼痛，痛有定处，活动困难，筋肉挛缩，骨折，多有外伤或久病史，舌质紫暗，有瘀点或瘀斑，苔白滑，脉涩或弦。

### (二) 康复医学评定方法

推荐对骨质疏松症患者进行疼痛、关节活动范围、肌力、平衡功能、心理状态5项身体功能评定。疼痛评定推荐使用视觉模拟评分法；关节活动范围评定建议使用量角器；肌力评定建议使用徒手肌力检查法；平衡功能评定推荐使用Berg平衡量表；心理状态评定建议使用汉密尔顿焦虑量表或汉密尔顿抑郁量表。

1. **疼痛评定** 采用视觉模拟评分法(VAS)。需要注意的是，VAS需要患者有一定的抽象思维能力。因此，建议成年患者使用。脸谱VAS是在线性VAS直线上加上若干卡通表情(高兴、中性、痛苦等)，从而使评分更直观、更形象，儿童或者有智力问题的老年患者可以考虑使用脸谱VAS。

2. **关节活动度测量** 是评价运动系统功能状态最基本、最重要的手段之一。骨质疏松患者出现长期腰背痛或全身骨痛可能伴有肌肉痉挛，甚至各关节处的活动受限。康复治疗师通过对关节活动度测量以量化运动的基线限制，制订适当的康复干预措施，并记录这些干预措施的有效性。量角器是临床实践上使用最广泛的仪器，但必须考虑据测量的关节活动度(ROM)的可靠性和可信性。一般而言，测量者可根据他们的视觉检查、骨性标志物的触诊，精确地判断大部分关节活动度测量的有效性。检查者应熟练掌握各关节测量时固定臂、移动臂、轴心的具体规定，具体可参考教材《康复医学》。

3. **肌力评定** 有助于判断骨质疏松患者的跌倒风险。徒手肌力检查是康复医领域中简便、常用的肌力评定方法。将测定的肌肉力量分为0～5共6级，每级的指标依据是根据受试肌肉收缩所产生的。0级：受试肌肉无收缩，评定结果为肌力正常。1级：肌肉有收缩，但不能使关节活动；评定结果为肌肉微有收缩，肌力为正常的10%。2级：肌肉收缩能使肢体在去除重力的前提下做全范围关节活动；评定结果为肌肉收缩差，肌力为正常的25%。3级：肌肉收缩能使肢体抵抗重力做关节全范围活动，但不能抵抗外加阻力；评定结果为肌肉收缩尚可,肌力为正常的50％。4级:肌肉收缩能使肢体抵抗重力和部分外加阻力;评定结果为肌肉收缩良好,肌力为正常的75％。5级:肌肉收缩能使肢体活动抵抗重力及充分外加阻力;评定结果为肌肉收缩正常,肌力为正常的100％。

因其分级标准缺乏明确的定量界限,有专业人员根据临床需要,改进了这种检查方法:将0～5级间增加半级(即1.5、2.5、3.5、4.5级),或在右上角加"＋"或"－"表示此肌力略强或略弱。在肌力检查过程中,检查者需要熟练掌握被检查肌肉的起止、走行、功能,采取正确的检查体位和检查方法。

4. 平衡功能测定　Berg平衡量表评估的内容全面,对患者有指导意义,而且评定所需的设备少应用方便,可以定量地反映平衡功能,进一步帮助评估骨质疏松患者的跌倒风险。

5. 心理状态评定　骨质疏松症造成的慢性疼痛对患者的心理状态会产生影响,患者可出现焦虑、抑郁、恐惧、自信心丧失等现象。建议使用汉密尔顿焦虑量表或汉密尔顿抑郁量表对患者进行心理状态评定。

除以上5个方面的身体功能评定外,由于骨质疏松的严重后果是发生骨质疏松性骨折,骨折引起疼痛及功能障碍导致患者生存质量明显下降,故评价骨质疏松患者的生活质量对其康复治疗方向亦极其重要。推荐使用改良Barthel指数评定量表评定患者的日常生活活动能力,也可使用中国人骨质疏松症简明生存质量量表(COQOL)评定患者的生活质量。

## 五、康复

### (一)中医康复技术

#### 1. 针灸疗法

(1) 选穴:在补肾、健脾、养骨增髓、祛瘀生新等治疗原则的指导下,临床多以用肾经、膀胱经的背腧穴,脾经、胃经及任、督二脉穴位为主,配合对症治疗。虽然骨质疏松治疗多以补肾为主,但健脾补胃也非常重要。选穴频率最高的为足三里,肾俞穴次之,脾俞穴又次之,其他则为关元、太溪、三阴交、大椎等穴以及命门、悬钟、气海、腰阳关、大杼等穴。

(2) 刺激方式:临床上以毫针刺为主;灸法包括艾灸、隔药灸、天灸;两者可配合使用,包括温针和针上加灸;局部疼痛较甚者,可加用皮肤针轻叩痛处,而后用艾盒温灸;此外还可辅以特定电磁波治疗器(又称"神灯")照射、穴位注射等。

(3) 手法:中医认为本病以虚证为主,故临床多施以补法。

(4) 治疗间隔:一般每日 1 次或隔日 1 次。

一般 10~12 天为 1 个疗程,疗程间休息 5~7 天。整个针灸疗程至少需要 3~6 个月。

**2. 推拿疗法** 在治疗骨质疏松症上仍存在争议。由于患者骨密度下降,故传统观念不建议采用推拿疗法。但只要手法运用得当,避免使用重按、叩击、扳、抖等手法,推拿可有效解除肌肉紧张、痉挛,加强组织循环,促进损伤组织修复、炎症物质吸收、松解关节粘连、滑利关节,纠正小关节轻微错位,可疏通经络、运行气血、调整脏腑阴阳平衡。

**3. 中药疗法**

(1) 脾肾阳虚型:治以补益脾肾,强筋壮骨。方用右归饮或补中益气汤合金匮肾气丸。

(2) 肝肾阴虚型:治以滋补肝肾,填精壮骨。方用左归丸或六味地黄丸。

(3) 肾虚血瘀型:治以补肾活血,通络止痛。方用补肾活血汤。

**4. 传统运动疗法**

可尝试从太极拳、金刚功、八段锦、五禽戏、易筋经等中,挑选适合自身练习的 1~2 种功法,每天练习 1~2 遍,坚持 6 个月以上。可起到疏经通络、强筋健骨的功效,在缓解骨痛、改善骨代谢及缓解不良情绪等方面有明显的效果。

**(二) 西医康复技术**

**1. 运动疗法** 简单实用,不仅可增强肌力与肌耐力,改善平衡、协调性与步行能力,而且可改善骨密度、维持骨结构,降低跌倒与脆性骨折发生的风险等。运动疗法需遵循个体化、循序渐进、长期坚持的原则。

治疗性运动包括有氧运动(包括游泳、慢跑、太极拳、金刚功、八段锦、普拉提等)、抗阻运动(包括举重、下蹲、俯卧撑和引体向上等)、冲击性运动(如体操、跳绳)、振动运动(如全身振动训练)等。

**2. 物理因子治疗** 脉冲电磁场、体外冲击波、紫外线等物理因子治疗可增加骨量。超短波、微波、经皮神经电刺激、中频脉冲等治疗可减轻疼痛。对骨质疏松性骨折或者骨折延迟愈合可选择低强度脉冲超声波、体外冲击波等治疗以促进骨折愈合。神经肌肉电刺激、针灸等治疗可增强肌力、促进神经修复,改善肢体功能。联合治疗方式与治疗剂量须依据患者病情与耐受程度选择。

3. **作业疗法**　以针对骨质疏松症患者的康复宣教为主,包括指导患者采用正确的姿势,改变不良的生活习惯,以提高安全性。作业疗法还可分散患者的注意力,减少对疼痛的关注,缓解由骨质疏松症引起的焦虑、抑郁等不良情绪。

## 六、社区调养与预防

### (一) 起居调护

传统中医根据我国国民的饮食习惯和体质总结出中医养生原则,即"顺应四时,起居有常,劳逸适度,饮食有节,房事有度,调畅情志,形神共养,动静适宜"。骨质疏松症患者要注意养成有规律的作息习惯,保持有规律的运动,多晒太阳,在条件允许下每天都应当到室外晒太阳 30 分钟。如果不方便,可以每周日晒 2 次,每次 15～30 分钟,以促进体内维生素 D 合成。值得注意的是,日晒时要避免阳光直射皮肤,但是也不要涂抹防晒霜,防晒霜会影响日晒的效果。骨质疏松比较严重的患者可以使用助行架、拐杖等辅助器具,可提高行动能力,避免因跌倒发生骨折。同时,可以对环境进行改造,如在卫生间增加扶手,在楼道增加坡道等,提升骨质疏松症患者行动的安全性。

### (二) 饮食调护

中医认为骨质疏松与肾虚、血虚有关,因此滋阴养血是重要的原则之一。适量摄入具有滋阴作用的食物,如黑豆、黑芝麻、黑木耳等。中医认为肾主骨,补肾有助于强化骨骼,常见的补肾食材包括熟地黄、枸杞子、淮山等。适当补充钙对预防和治疗骨质疏松至关重要,选择富含钙的食物,如豆腐、海鲜、乳制品等。除了中医食疗外,骨质疏松患者在日常饮食中还应注意以下事项。

1. **补充足够的钙**　钙是构建和维持骨骼健康所必需的。确保摄入足够的钙可以帮助预防骨质疏松。富含钙的食物包括奶制品(牛奶、酸奶、乳酪)、豆腐、鱼类(如鲑鱼、沙丁鱼)、绿叶蔬菜(如花椰菜、菠菜)等。

2. **增加维生素 D 摄入**　维生素 D 有助促进钙的吸收和利用。它可以通过日光暴露、食物和补充剂来获取。食物中富含维生素 D 的有鱼肝油、鱼类(如鲑鱼、金枪鱼)、蛋黄、奶制品等。

3. **摄入足够的蛋白质**　蛋白质是构建骨骼必需的营养素。摄入足够的蛋白质可以帮助维持骨骼健康。优质蛋白质的来源包括瘦肉、鱼类、家禽、豆类、坚果和乳制品。

**4. 控制咖啡因和酒精摄入** 摄入过多可能对骨骼健康产生负面影响。咖啡因和酒精可能干扰钙的吸收和利用,增加尿液中钙的排出。因此,尽量减少咖啡因和酒精的摄入量。

**5. 增加摄入富含抗氧化剂的食物** 抗氧化剂有助减少骨质疏松的风险。摄入富含抗氧化剂的食物,有水果(如草莓、蓝莓、橙子)、蔬菜(如胡萝卜、菠菜、番茄)、坚果和种子(如核桃、亚麻籽)等。

**6. 控制盐的摄入** 高盐饮食会增加钙的排出,并可能影响骨骼健康。尽量避免食用过多的加工食品和含盐量高的食物,注意食品的盐含量。

### (三) 情志调护

加强与患者沟通,与患者之间建立信任;让患者正视病情,建立信心,配合治疗和康复;鼓励患者主动倾诉内心感受。对不同的患者,有针对性地分析其心理状态,通过暗示、情景想象等心理疗法,帮助患者舒缓紧张、焦虑的情绪。对患者家属进行相关健康教育,帮助家属理解和照顾患者,给予患者更温暖的关怀和支持。可以让患者之间相互鼓励,分享克服困难的方法和勇气,有助患者更积极主动地治疗。时刻关注患者的心理状态,及时发现患者产生焦虑心理的因素,采取及时、有效的措施。

### (四) 健康教育

骨骼健康意识应从青少年骨骼生长阶段培育,在妊娠期、哺乳期加以特别关注。典型方法是运动干预。在人体达到峰值骨量后,通过太极拳、金刚功、八段锦等传统的养生功法强筋健骨,预防骨质疏松症发生。加强社区居民对骨质疏松这一疾病概念的认识,掌握国际骨质疏松基金会(International Osteoporosis Foundation,IOF)的自测题、亚洲人骨质疏松自我筛查工具(osteoporosis self-assessment tool for Asians,OSTA)等使用。加强居民对骨质疏松并发症的认识,加强防摔、防跌倒等教育,明白骨松骨折对患者自身、家庭、社会带来的危害。

# 第四节 高尿酸血症

## 一、概述

### （一）定义

高尿酸血症是指嘌呤代谢异常引起血尿酸升高的一种代谢综合征,简单定义为在正常嘌呤饮食条件下,无论男女非同日 2 次空腹血尿酸水平超过 $420\,\mu mol/L$ 即可诊断为高尿酸血症。血尿酸过高时,在血液或组织液中可析出尿酸盐结晶,沉积在肾脏、关节滑膜等多种组织中,可引起局部炎症和组织损伤,最终发展为痛风或尿酸性肾病。结合中医药传统理论及现代研究进展,高尿酸血症在中医学中属于"痛风""血浊""膏浊病""浊瘀痹"等范畴。该病以本虚标实为其主要病机,本虚为脾虚,标实为痰湿、瘀浊。即平素多食肥甘厚味导致脾胃运化失常,痰湿壅盛不得外泄,形成高尿酸血症,继而痰饮积聚,血行不畅,久积可致脏器受损,久积关节则化热诱发红肿热痛。

### （二）需求与现状

随着经济水平提高、人们的生活方式也发生了改变,高尿酸血症患病率逐年升高。最新研究结果显示,我国高尿酸血症患者已占总人口数的 13.3%,而痛风患病率为 1%～3%;且城市的发病率高于农村,沿海高于内陆。患病率较前呈现年轻化的趋势。病因学研究显示,高尿酸血症与痛风密不可分,并与肥胖、脂肪肝、糖尿病、慢性肾病及心脑血管疾病等多种慢病的发生和发展均有密切的关系。

## 二、病因及危险因素

### （一）病因

#### 1. 原发性高尿酸血症

（1）特发性尿酸增多症:绝大多数患者发病原因不明,其中 10%～20% 的患者有阳性家族史,仅 1% 左右的患者由先天性某些酶缺陷引起,如家族性幼年高尿酸性肾病、次黄嘌呤-鸟嘌呤磷酸核糖转移酶（hypoxanthine-guanine phosphoribosyltransferase，HPRT)缺陷、磷酸核糖焦磷酸合成酶(phosphoribosyl pyrophosphate synthetase，PRPP)活性增高、Ⅰ型糖原累积症、遗传性果糖不耐受症等。

（2）尿酸产生过多：与高嘌呤、高糖饮食、饮酒过多,常合并代谢综合征相关的临床表现。

**2. 继发性高尿酸血症**

（1）血液系统疾病：如患急慢性白血病、溶血性贫血、淋巴瘤及多种实体肿瘤化疗时,细胞内核酸大量分解而致尿酸产生过多。

（2）各类肾脏病：由于肾功能不全、肾小管疾病造成尿酸排泄减少而使血尿酸增高。

（3）某些药物因素：常见有利尿剂(如氢氯噻嗪、呋塞米等)、复方降压片、抗结核药、抗帕金森病药物、小剂量阿司匹林、维生素 $B_{12}$、烟草酸、细胞毒性化疗药物、免疫抑制剂等。

（4）有机酸产生过多,抑制尿酸排泄：如乳酸酸中毒,糖尿病酮症酸中毒,剧烈运动等。

## （二）危险因素

高尿酸血症的发生与年龄、性别、地区分布及经济条件均有一定关系。其中高龄、男性、一级亲属中有高尿酸血症史、经济条件好、存在肥胖、代谢综合征、心血管疾病危险因素及肾功能不全者易发生高尿酸血症。我国南方和沿海经济发达地区高尿酸血症的患病率较国内其他地区高。

高尿酸血症与生活方式密切相关,进食高嘌呤食物如海鲜、动物内脏、浓肉汤等,饮酒(啤酒、白酒)以及剧烈体育锻炼均可使血尿酸水平增高。

高尿酸血症与环境因素也有关系：如受冷、受潮等环境因素。

## 三、临床表现

高尿酸血症与痛风密切相关,其临床常分为以下 4 个阶段。

第一阶段为无症状的高尿酸血症。此阶段血尿酸水平升高,临床尚无急性痛风性关节炎或尿酸性肾结石。

第二阶段为急性痛风性关节炎。急性痛风性关节炎好发于下肢单关节,一般起病急骤,可在数小时内症状发展至高峰,关节及周围组织有明显的红肿热痛，且疼痛剧烈。大关节受累时可有关节渗液，并可伴有头痛、发热、白细胞计数增高等全身症状。50%以上的患者首发于足第一跖趾关节，在整个病程中约有90%的患者第一跖趾关节被累及，其他跖趾、踝、膝、指、腕、肘关节亦为好发部位，而肩、髋、脊椎等关节则较少发病。自然病程常小于2周，治疗及时者症状可于数小时内缓解。

第三阶段为间歇期。此阶段是指两次急性痛风性关节炎发作之间。

第四阶段为慢性痛风石及慢性痛风性关节炎。此阶段绝大多数患者因未坚持控制高尿酸血症，导致多关节受累，痛风发作频繁，对药物治疗反应变差，发作时间可能延长，逐渐进展为慢性、双侧、多发性关节炎，最终出现关节畸形，形成痛风结节或痛风石（皮下灰白色结节、表面皮肤薄、血供丰富），典型部位：关节、耳郭、鹰嘴滑囊、手指、肌腱（如跟腱），并出现相关并发症，如慢性尿酸盐肾病、肾结石等。可表现为尿浓缩功能下降（夜尿增多、低比重尿）、小分子蛋白尿或肾小球滤过率下降；部分高尿酸血症患者肾结石的症状早于关节炎发作。痛风及高尿酸血症患者有酸性尿、尿酸浓度增加呈过饱和状态，为尿酸结石形成的两个主要因素，患者常出现腰痛急性发作或血尿，大量尿酸结晶广泛阻塞肾小管腔或尿路结石造成尿道梗阻，可能导致急性肾衰竭。

高尿酸血症是痛风发作的重要基础。痛风患者在其发病过程中必在某一阶段有高尿酸血症的表现，但有部分患者在急性发作时血尿酸不高。因此，对于考虑患炎性关节病但临床难以确诊具体病因的患者，通过关节滑液穿刺、晶体镜检进行诊断及鉴别诊断至关重要。

## 四、康复评定

### （一）中医辨证

根据《中医病证诊断疗效标准》，本病的症候分为湿热蕴结型、瘀热阻滞型、痰浊阻滞型、肝肾阴虚型。

1. **湿热蕴结型** 下肢小关节突然出现红肿、痛不可触，触之局部灼热感明显，得凉可舒，伴有发热、心烦口干、尿黄。舌红苔黄腻，脉滑数。

2. **瘀热阻滞型** 关节红肿刺痛，局部关节变形，屈伸不利，肌肤紫暗，病灶周围或有"块瘰"硬结。舌质紫暗或有瘀斑，苔薄黄，脉细涩或沉弦。

3. **痰浊阻滞型** 关节肿胀，甚则周围漫肿，局部酸麻疼痛，或见"块瘰"，硬结不红。伴有头晕目眩,面足浮肿,胸脘痞闷。舌胖质黯,苔白腻,脉缓或弦滑。

4. **脾肾阳虚型** 此型病久会出现关节疼痛、变形,肌肤麻木,昼轻夜重,步履艰难,屈伸不利,畏寒肢冷、面色?白、腰膝酸软、气短懒言、头晕、头痛、夜尿频多、小便清长、脉沉。

**(二)康复医学评定方法**

1. 身体功能评定

(1)疼痛评定:推荐使用 NRS/VAS 量表,可对疼痛进行快速简易评定。

(2)关节活动度评定:使用测角仪手动测量患者的关节活动度。

(3)肌力评定:推荐使用器械肌力评定法或徒手法评估关节屈伸肌群肌力。

(4)步态、平衡功能评定:可借助"起立-行走"计时测试、动、静态平衡测试、三维步态分析等方法,获得患者步行速度、步长、步幅、步行时间和平衡功能等信息。

2. **身体结构评定** 推荐使用 X 线对关节结构进行快速、简易评定。

3. **生活质量评定** 推荐使用 SF-36 评估患者健康相关的生活质量。

## 五、康复

### (一)西药治疗

对于高尿酸血症和痛风发作间歇期、慢性期的治疗主要包括降尿酸治疗和碱化尿液。药物应从小剂量开始,逐步加量,以血尿酸逐渐达标为原则。别嘌醇或苯溴马隆为无症状高尿酸血症降尿酸的一线用药,别嘌醇、非布司他或苯溴马隆为痛风降尿酸的一线用药,单药足量足疗程治疗未达标者可考虑联合用药。

### (二)中医康复技术

1. **针灸** 在药物治疗的基础上采用中医针灸治疗对本病有显著的效果,针灸可以刺激患者内源性镇痛物质释放,在一定程度上可抑制疼痛神经的电活动,通过灸法温热效应,起到温阳益气、疏经通络、散寒祛瘀的作用,改善患者关节疼痛的情况。

临床上针灸常用穴位为三阴交、阴陵泉、足三里、太冲、病变周围的阿是穴等。常用毫针刺法,每日针刺 1 次,留针 20～30 分钟,每隔 5～10 分钟行针 1 次,可配合灸法。

2. **电针** 与普通针刺相比,电针的刺激更强。根据局部取穴及循经取穴的原则,临床常取病变部位的阿是穴及病变部位涉及经脉的五输穴,尤其是荥穴、输穴和合穴。使用电针治疗时,可选用疏密波或断续波。每次 20～30 分钟。

**3. 中药外敷**　中药外敷治疗痛风性关节炎多选用清热解毒、消肿止痛药物。在西药治疗的基础上可明显降低痛风性关节炎患者的疼痛,减轻炎症反应。

临床上常用二黄膏、复方四黄液、金黄膏和如意金黄散局部冷敷。

**4. 针刀**　针刀是在《黄帝内经》中"经筋理论"和现代医学理论的指导下,清除关节肥厚的滑膜组织并剥离松解粘连组织,修复关节面。其特点是创伤小、操作简单、见效快速。

临床上每次每穴切割剥离 2～5 次即可出针,一般治疗 1～5 次为 1 个疗程,两次相隔时间可视情况 5～7 天。

**5. 中药疗法**

(1) 湿热蕴结型:治疗以清热解毒为主,方用四妙汤加味加减,药物可选用苍术、黄柏、土茯苓、牛膝、萆薢、金钱草、蒲公英、紫花地丁等。

(2) 瘀热阻滞型:治疗以通瘀止痛为主,方用双合汤加减,药物可选用丹参、当归、川芎、白芍、桃仁、红花、乳香、没药、半夏、制南星等。

(3) 痰浊阻滞型:治疗以祛湿化浊为主,方用萆薢分清饮加减,药物可选用萆薢、车前子、白茯苓、薏苡仁、黄柏、石菖蒲、白术、白扁豆、藿香、陈皮、瞿麦、扁蓄等。

(4) 脾肾阳虚型:治疗以补益肝肾为主,方用香砂六君子汤合肾气丸加减,药物可选用党参、白茯苓、陈皮、半夏、泽泻、丹皮等。

**6. 传统运动疗法**　可选择练习太极拳、八段锦、易筋经、五禽戏等功法。通过躯体活动促进气血运行,调畅气机,舒筋通络,灵活关节。运动量可根据个人具体情况而定,一般每次练习 20～30 分钟,每日 1～2 次。

**(三) 西医康复技术**

高尿酸血症在无症状期和间歇期可无明显症状,此阶段应积极纠正高尿酸血症,使血尿酸浓度保持在正常范围,防止痛风发作。在急性痛风性关节炎期以抗炎镇痛为主,迅速控制痛风性关节炎的急性症状,防止迁延不愈,然后积极加入康复治疗。运动疗法可维持关节周围肌肉的力量和耐力,有利于缓解疼痛、减轻关节僵硬,预防功能下降,降低心脑血管事件发生率并能改善患者精神状态和生活质量。

（1）痛风性关节炎急性发作期：指导患者合理休息与关节周围肌肉等长收缩锻炼。避免关节负重，适当的长肌肉收缩训练可维持肌肉状态。以第一跖趾关节为例，急性期宜休息，尽量避免长时间站立、步行等负重活动。行直腿勾脚等训练以维持关节周围肌肉状态。

（2）痛风性关节炎非急性发作期：指导患者进行运动锻炼及关节功能康复训练。为此期患者制订处方时，应从尽可能只诱发患者轻微疼痛［数字评分法（NRS）评分为 2～3 分］的强度开始，逐渐增加强度，达到维持关节功能的目的。

具体的运动处方，包括有氧运动、抗阻训练及柔韧性训练，可参考 FITT 原则：①F（频率）：有氧运动每周 3～5 次，抗阻训练每周 2～3 次，柔韧性训练每天进行；②I（强度）：可进行轻度、中等强度的有氧运动和低强度的抗阻训练，对年龄＞45 岁、合并多个心脑血管危险因素者，建议先行运动测试。③T（时间）：每周运动时间≥150 分钟。④T（类型）：应当强调有氧运动。

（3）对关节功能受限严重的患者，建议康复科就诊，在医生指导下进行关节周围肌肉训练，加强关节周围肌肉力量和关节活动度训练，即对受累关节及周围肌肉进行持续牵伸，最大限度恢复关节活动度。以踝关节为例，背屈受限最为常见，应重点加强背屈关节活动，并牵伸小腿三头肌。

## 六、社区调养与预防

### （一）起居调护

血尿酸水平升高是高尿酸血症和痛风相关合并症发生、发展的根本原因。高尿酸血症和痛风是慢性代谢性疾病，可损害多个靶器官。此外，痛风与多种疾病互为因果，如慢性肾病、心血管疾病、糖尿病等。

指导患者保持健康的生活方式：包括控制体重、规律运动，限制酒精及高嘌呤、高果糖饮食的摄入，鼓励奶制品和新鲜蔬菜摄入及适量饮水，不推荐也不限制豆制品（如豆腐）摄入；规律作息，劳逸结合，适量运动。

### （二）饮食调护

高尿酸血症与痛风人群应坚持食物多样、均衡营养的膳食。每天保证谷类、新鲜蔬果、畜禽鱼蛋奶、大豆和坚果等的摄入，食物品种每天不少于 12 种，每周不少于 25 种。每天多食新鲜蔬菜，推荐每天摄入量至少 500 g，深色蔬菜应当占蔬菜总量的一半以上；鼓励每天摄入 300 ml 以上或相当量的奶及奶制品。在心、肾功能正常情况下应当足量、规律饮水,每天建议饮水量为 2 000~3 000 ml;高尿酸血症与痛风人群应坚持低嘌呤膳食。

养生茶饮可用于调理以下症证:

(1) 湿热证。金银花荷叶茶:金银花 6 g、荷叶 6 g、菊花 6 g、薏苡仁 9 g、甘草 3 g,加入适量水,先泡 30 分钟,煎煮,分多次代茶饮用。孕妇慎用。

(2) 瘀热证。陈皮桃仁莱菔子茶:陈皮 6 g、桃仁 3 g、莱菔子 6 g、山楂 12 g、菊花 10 g,加入适量水,先泡 30 分钟,煎煮,分多次代茶饮用。孕妇慎用。

(3) 湿浊证。陈皮茶:陈皮 3 g、茯苓 9 g、菊花 6 g、葛根 6 g,加入适量水,先泡 30 分钟,煎煮,分多次代茶饮用。孕妇慎用。

(4) 脾肾阳虚证。党参黄芪茶:党参 6 g、黄芪 9 g、葛根 6 g、杜仲 6 g,加入适量水,先泡 30 分钟,煎煮,分多次代茶饮用。孕妇、哺乳期妇女不宜食用。

### (三) 情志调护

细心观察患者的情绪状况,鼓励患者倾诉,向患者讲解情绪与疾病的关系,要避免急躁情绪,过分急躁的心情不利于疾病康复,也不利于自身健康,甚至还可能诱发其他疾病。向患者说明治疗的目的是消除症状、恢复功能和防止再发。同时向患者介绍成功病例,帮助患者树立战胜疾病的信心。绝大部分患者通过药物、饮食和康复治疗可以缓解症状甚至症状消失,恢复正常的生活和工作能力。

### (四) 健康教育

在"未病先防、既病防变"的中医理念指导下,大力开展科普宣传,普及高尿酸血症的危险因素、症状、预防、治疗知识及并发症。指导患者要终身关注血尿酸水平的影响因素,始终将血尿酸水平控制在理想范围(240~420 μmol/L),并为此可能需要长期甚至终身服用降尿酸药物。指导患者加强对高尿酸血症和痛风危害的了解,及时筛查并监测相关并发症,控制合并症,提高生活质量。

# 第五章

# 社区女性疾病中西医康复

## 第一节 女性产后盆底肌康复管理

### 一、概述

#### (一) 定义

产后盆底功能障碍（postpartum pelvic floor dysfunction，PPFD）是指女性在妊娠期和分娩期由于盆底组织受到损伤导致相应肌肉、软组织、神经系统的生理状态和功能发生改变，盆腔脏器出现功能障碍，患者出现系列临床有关症状，该类疾病称为女性产后盆底功能障碍性疾病。产后盆底功能障碍在中医中属于"经筋病"范畴，经筋是指十二经脉之气输布于筋肉骨节的体系，为经络系统在机体外周的连属部分，是附属于十二经脉的筋肉系统，包含人体肌肉、韧带及周围组织，它们依赖经络气血濡养以维持正常的生理活动。经筋在生理上是庞大的软组织结构平衡体，是人体最大的器官，是一个大系统。因此，经筋病会影响内脏功能活动，内脏病变也会在体表经筋有所反映，是产后女性盆底功能障碍发生的重要原因。

#### (二) 需求与现状

有研究调查了南京市 1 000 名产后女性，发现其中 76.51% 的产妇患有 PPFD，其中患有盆腔器官脱垂、尿失禁、大便失禁的产妇分别占 47.08%、12.3%、0.92%。有数据显示，在中国初产妇中，有 26.3% 初产妇在产后 6 个月时产后盆底功能障碍仍无法缓解。有研究指出，产后盆底功能障碍可增加产后 12 年乃至更久的压力性尿失禁或盆腔器官脱垂等盆底功能障碍类疾病的发生率。产后盆底功能障碍在没有干预和治疗的情况下，则可能导致女性长期存在压力性尿失禁、盆腔器官脱垂等功能障碍的风险增加。现在,产后盆底功能障碍不同程度地影响了妇女的心理健康、生活质量、性生活质量及婚姻关系,也给家庭造成不同程度的经济负担。目前产后盆底功能障碍的发生率同糖尿病、高血压病等慢病一样普遍,已成为世界范围内女性健问题。随着国民经济实力提升,产后盆底功能障碍已发展为非常重要的女性健康问题,且随着女性再次生育,增加了盆底功能受损的可能,是女性健康康复领域亟待解决的重要问题。

## 二、病因及危险因素

### (一) 病因

现代医学对产后盆底功能障碍的发病机制尚未有定论,目前认为可能与妊娠及分娩时的机械压力导致盆底支持组织的改变、神经系统功能障碍、胶原蛋白性能变化和含量的减少、内分泌系统的变化等有关。下面为主要病因。

1. **妊娠**　会给身体带来一定的机械压力并带来激素水平产生相应的变化,导致盆底相关组织的生物力学、神经或神经肌肉发生变化。

2. **阴道分娩**　可能导致盆底肌肉、神经、韧带、筋膜及血管等组织受损,导致盆底和尿道周围肌肉松弛,膀胱颈和尿道支持结构破坏。若产时存在胎儿过大,生产时间较长等情况,盆底肌肉会出现高度扩张,使得盆底肌肉组织损伤严重。

3. **肥胖**　导致腹内压慢性增加、盆底肌肉组织损伤、神经损伤及相关神经传导异常。另外,与肥胖相关的合并症,如糖尿病、神经病变、腰椎间盘突出等会使症状加重。

4. **腹压增加**　长时间腹压增加,如慢性咳嗽、慢性便秘及长期重体力劳动等均可使腹内压力增加,从而导致盆腔器官脱垂和压力性尿失禁发生。

5. **激素水平改变**　妊娠期胎盘激素如雌孕激素、松弛素等都会增加盆底韧带胶原溶解以及阴道膜膨胀。

### (二) 危险因素

具有以下任何特征,盆底功能障碍的风险会更高。

1. **可改变的危险因素**　如体重指数(BMI)$>25\,\mathrm{kg/m^2}$、吸烟、缺乏运动、便秘、糖尿病。

2. **不可改变的危险因素**　如年龄(随着年龄的增长风险增加)、尿失禁、膀胱过度活动症或有大便失禁家族史、妇科癌症、妇科手术（如子宫切除术）、纤维肌痛、慢性呼吸道疾病和咳嗽（慢性咳嗽可增加大便失禁和尿失禁的风险）。

（1）与怀孕有关的危险因素：分娩年龄超过 30 岁，既往分娩史。

（2）与分娩有关的危险因素：阴道助产（产钳或胎吸）、枕后位、第二产程超过 1 小时、分娩时肛门括约肌损伤。

对于孕前或孕期出现盆底功能障碍的女性，告知其孕期会有症状增加的风险，并且在此之后症状可能持续存在。还应告知孕妇及家属，阴道分娩和剖宫产各有益处和风险（包括尿失禁、大便失禁和肛门括约肌损伤）。

### 三、临床表现

产后盆底功能障碍是指女性盆底组织因妊娠及分娩因素导致其支持薄弱从而发生一系列临床症状，包括盆腔脏器脱垂（pelvic organ prolapse，POP）、压力性尿失禁（stress urinary incontinence，SUI）、性功能障碍（sexual dysfunction，FSD）、大便失禁（fecal incontinence，FI）和慢性盆腔疼痛（chronic pelvic pain，CPP）等，其中以盆腔脏器脱垂和压力性尿失禁最为常见。

**1. 盆腔脏器脱垂** 因盆底肌肉及筋膜受损引起盆腔脏器位置改变及功能异常，主要表现为阴道口有肿物脱出同时伴有不同程度的排尿、排便异常及性功能障碍，包括阴道前壁膨出（膀胱脱垂）、阴道后壁膨出（直肠脱垂）及子宫脱垂。

**2. 压力性尿失禁** 国家卫生与临床优化研究所发布的指南中将尿失禁分为急迫性尿失禁、压力性尿失禁及二者兼具的混合性尿失禁三种亚型。妊娠期及产后女性出现的尿失禁类型中多以压力性尿失禁即腹压增高时尿液不自主地流出为主。

**3. 性功能障碍** 产后由于盆底组织、阴部神经系统、盆腔脏器受损，性激素水平改变造成女性个体不能参与其期望的性行为，且在性行为过程中不能或难以得到满足。《女性性功能障碍管理指南（2019）》中将性功能障碍主要分为五大类，分别是性欲障碍、性高潮障碍、生殖器-盆腔疼痛、药物因素所致性功能障碍及其他性功能障碍。

**4. 大便失禁** 分娩后大便失禁较为常见。大便失禁的发生与分娩中使用产钳使肛门括约肌撕裂有关。与分娩女性相比，产钳助产的女性，产后大便失禁的风险更高。

**5. 慢性盆腔疼痛** 产后慢性盆腔疼痛是指发病缓慢、非经期持续疼痛 6 个月以上,或者缓解后又反复发作的盆底功能障碍产生疼痛。产后慢性盆腔疼痛起病原因复杂,如妊娠期盆腔脏器受到挤压、牵拉、损伤,分娩期产钳助产使盆底组织损伤、巨大儿等因素都会发生该病。

## 四、康复评定

### (一)中医辨证

#### 1. 产后盆底功能障碍致小便失禁

(1)气虚型:产后小便失禁,气短懒言,倦怠乏力,小腹下坠,面色不华,舌淡,苔薄白,脉缓弱。

(2)肾虚型:产后小便失禁,夜尿尤多,头晕耳鸣,腰膝酸软,面色晦暗,舌淡,苔白滑,脉沉细无力,两尺尤弱。

(3)产伤型:产后小便失禁,或从阴道漏出,或尿中挟血,有难产、手术助产史,舌淡红,苔薄,脉缓。

#### 2. 产后盆底功能障碍致大便难

(1)血虚津亏型:产后大便干燥,或数日不解,腹无胀痛,心悸少寐,肌肤不润,面色萎黄,舌淡,苔薄白,脉细弱。

(2)脾肺气虚型:产后大便数日不解,或努责难出,神倦乏力,气短汗多,舌淡,苔薄白,脉缓弱。

#### 3. 产后盆底功能障碍致子宫脱垂

(1)气虚型:子宫下移,或脱出阴道口外,劳则加剧,小腹下坠,神倦乏力,少气懒言,小便频数,或带下量多,色白质稀,面色少华,舌淡,苔薄,脉缓弱。

(2)肾虚型:子宫下移,或脱出阴道口外,小腹下坠,小便频数,腰酸腿软,头晕耳鸣,舌淡,苔薄,脉沉细。

### (二)康复医学评定方法

#### 1. 盆底肌力评定

(1)简易 4 级评分法:由于盆底肌的特殊位置和特殊的生理功能,是目前被国际尿控学会(International Continence Society,ICS)认可的评级方法。简单 4 级评分方法的分级:缺失、减弱、正常、增强。

(2)分类型盆底肌力测试:是国内外比较通用的方法之一,根据盆底肌肉收缩强度及持续的时间来测定盆底肌力,能收缩并持续 4～5 秒为正常。此方法既可以了解盆底肌收缩的质量,也可以了解盆底肌Ⅰ类肌纤维的持久收缩能力和Ⅱ类肌纤维在一定时间内快速重复收缩的能力。

(3) Laycock 改良牛津评分法(Modiied Oxford Scale,MOS):这种方法分为6级:0级为没有收缩,1级为收缩感,2级为微弱收缩,3级为中等度收缩伴有盆底肌的上提,4级为良好的收缩伴有盆底肌上提,5级为强有力的收缩伴有盆底肌上提。

**2. 盆底肌张力评定** 盆底肌张力测量:可将电子张力计放置在阴道内检测,主要检测指标包括静态张力、动态张力、肌伸张反射及盆底肌肉收缩闭合力。根据被检测者的肌张力与正常肌张力水平比较,可将肌张力异常分为3种情况:肌张力减低(迟缓),即肌张力低于正常静息水平;肌张力增高(痉挛),即肌张力高于正常静息水平;肌张力障碍,即肌张力损害或障碍,如齿轮样强直和铅管样强直。

**3. 盆底肌压力功能评估** 在阴道内放置含有一定体积的气囊,通过传感器、专用描记仪等,运用生物力学原理,测量尿道、阴道和肛门内压力,了解盆底肌肉在静息及收缩状态下所产生的压力,来评估盆底肌肉的控制力和强度。

**4. 盆底肌电生理评定方法**

(1)将肌电探头放置在阴道内,采集盆底肌肉运动电位,以了解肌纤维的募集功能。通过肌探头得到盆底肌表面肌电图,经相关指标分析,可以观察肌肉收缩时的生理变化,较好地评定肌张力,也可间接评定肌力以及客观评定肌肉的疲劳程度。

(2)临床中常用的 Glazer 盆底表面肌电图评估,使用腔内(阴道或直肠)表面电极,通过专用仪器描记盆底肌动态肌电图,了解盆底肌整体功能以及各类型肌纤维的功能,以数字化显示,便于统计、分析。常用测量指标有最大收缩肌电位、Ⅰ类肌纤维耐力及疲劳度、Ⅱ类肌纤维耐力及疲劳度、盆底肌与腹肌收缩协调性。

**5. 盆腔脏器脱垂定量分期法**(pelvic organ prolapse quantitive examination POP‐Q) 盆腔脏器脱垂定量分期法是目前应用最广泛的盆腔脱垂评价系统,其以阴道瓣为0点参照点,将阴道前壁两点(Aa、Ba)、后壁两点(Ap、Bp)、阴道顶部两点(C,D)到阴道瓣0点的距离作为评价数据,结合阴道全长、生殖道裂孔高度、会阴体长度评估脱垂程度。取阴道瓣平行处为0点,位于阴道内以负数表示,位于阴道外以正数表示,记录各点到0点的距离(以 cm 为单位)其值越大,表示脱垂程度越严重。

6. **盆底功能障碍问卷**(Pelvic Floor Distress Inventory-Short Form 20，PFDI‐20) 包含盆腔脱垂窘迫表(Pelvic Organ Prolapse Distress Inventory 6，POPDI‐6)、肛门‐肠道窘迫表(colorectal-anal distress inventory 8，CRADI‐8)以及尿窘迫量表(Urinary Distress Inventory 6，UDI‐6)，分别从盆腔、肠道、膀胱三个方面的相关症状评估其影响程度，包含无症状、有症状但对生活无影响、轻度影响生活、中度影响生活、重度影响生活 5 个等级，分别计 0～4 分，得出每栏目的评分，相加得出总评分，分数越低表示生活质量越高。

7. **其他** 除此之外，还可以进行实验室检查包括尿常规、尿培养、阴道分泌物检查等；影像学评估包括盆底三维超声、MRI 检查可以比较客观地了解盆底及盆腔器官解剖信息。

## 五、康复

### (一)中医康复技术

通过刺激调理任、督、冲 3 条经脉及五脏六腑，以达到温阳补肾、安和脏腑、培补元气、疏通经络、调畅气机、行气活血的作用，消除盆底经筋紧张，改善盆底肌力、肌张力异常，提高盆底经筋活性，恢复经筋的生理状态和功能，缓解产后盆底肌松弛的症状。

#### 1. 推拿疗法

(1)捏脊：患者取俯卧位，术者以掌推患者腰部体表至微热，采用三指捏法捏脊，术者两手腕关节略背伸，拇指横抵于皮肤，食中两指屈曲置于拇指前方的皮肤处，以拇食中三指捏拿肌肤，两手边捏边交替前进，以皮肤微微发红为度。

(2)摩腹：患者取仰卧位，术者取坐位，以神阙穴为圆心顺时针摩揉腹部，以患者自觉腹部微热为度。

(3)振腹：患者取仰卧位，术者以手置于患者腹部，术者手掌劳宫穴正对患者神阙穴，中指对应任脉，食指和无名指对应两侧肾经，拇指和小指对应胃经，以松振法作用于患者腹部，沉肩、垂肘、松腕连续快速地震颤，频率为 400～600 次/分。

(4)手法点穴：手指点按关元、中极、气海、天枢、足三里、三阴交、三焦俞、肾俞、气海俞、关元俞、膀胱俞、八髎、环跳、委中穴，采用重按轻抬的手法以补虚。

#### 2. 针灸疗法

(1)电针：针刺子宫、关元及气海穴，连接电针。针刺穴位可随证加减，风痰阻络证加刺丰隆穴,气虚血瘀证加刺血海穴。

(2)温针:在腰骶部,针刺上髎、中髎、次髎、下髎、肾俞、膀胱俞等穴,将温灸纯艾条置于各穴针柄上,点燃艾条温灼针身,时间以感应程度和病势轻重而定,注意防止患者烫伤。

(3)隔姜灸:选取关元、气海、子宫、归来等穴位隔姜片施灸,待患者有局部灼痛感时,略略提起姜片,或更换艾炷再灸,以皮肤局部潮红不起疱为度,嘱患者注意保暖。

### 3. 中药疗法

1)产后盆底功能障碍致小便失禁

(1)气虚型。治则:益气固摄;方药:黄芪当归散加山茱萸、益智仁;加减:小腹胀坠加枳壳、小茴香;形寒肢冷,腰膝酸痛加肉桂、巴戟天、补骨脂。

(2)肾虚型。①治则:温阳化气,补肾固脬;②方药:肾气丸加益智仁、桑螵蛸。

(3)产伤型。治则:益气养血,生肌补脬;方药:完胞饮。

2)产后盆底功能障碍致大便难

(1)血虚津亏型。治则:养血润燥,滑肠通便;方药:四物汤加肉苁蓉、柏子仁、火麻仁;加减:精神倦怠,气短乏力加白术、黄芪、沙参;口燥咽干加玄参、麦冬。

(2)脾肺气虚型。治则:补脾益肺,润肠通便;方药:润燥汤;加减:大便秘结难解加白术、生首乌。

3)产后盆底功能障碍致子宫脱垂

(1)气虚型。治则:补气升提;方药:补中益气汤加枳壳;加减:带下量多,色白质稀加山药、芡实、桑螵蛸。

(2)肾虚型。治则:补肾固脱;方药:大补元煎加鹿角胶、升麻、枳壳。若子宫脱出阴道口外,摩擦损伤,继发湿热证候,局部红肿溃烂,黄水淋漓,带下量多,色黄如脓,有臭秽气味,不论气虚、肾虚,轻者原方加黄柏、苍术、土茯苓、车前子,重者选用龙胆泻肝汤加减。

### 4. 其他中医特色疗法

(1)中药熏洗:①枳壳50 g、黄芪25 g、益母草25 g、升麻10 g,水煎2次,早晚熏洗或浸洗,适用于气虚型子宫脱垂;②枳壳50 g、首乌50 g(或金樱子50 g)、益母草25 g、升麻10 g,水煎2次,早晚熏洗或浸洗,适用于肾虚型子宫脱垂。

（2）中药热熨：紫苏子 18 g，莱菔子 20 g，吴茱萸 10 g，白芥子 18 g 置于布包中加热，推熨患者的背部足太阳经、督脉及三焦俞、肾俞、命门、气海穴。注意保暖，一旦发现有过敏或烫伤立即停止热熨。

### （二）西医康复技术

产后盆底功能康复应遵循"整体康复"的原则，根据产妇的病因、发病机制、电生理的改变、治疗需求、依从性等综合因素制订个体化治疗方案。

#### 1. 运动疗法

（1）凯格尔运动：是迄今为止最安全、最简单、最有效的锻炼盆底肌的方法，主要通过主动、重复地收缩放松盆底肌肉，以促进盆底功能恢复的非手术治疗方法。具体方法：持续收缩盆底肌（即缩肛运动）不少于 3 秒，松弛休息 2～6 秒，连续做 15～30 分钟，每天重复 3 遍，或每天做 150～200 次缩肛运动。训练可取站立、平卧、端坐位进行。需要提醒患者：训练时避免腹部、臀部或大腿肌肉同时用力，以免影响训练效果。

（2）核心肌群抗阻训练：通过训练使患者掌握盆底肌锻炼的方法，对压力性尿失禁及盆底功能的改善有一定的疗效，是常规的临床干预方案。具体包括骨盆倾斜运动、多裂肌训练、侧桥运动等，训练后盆底肌的核心肌肉群自主收缩力增强，尿道阻力增加。

（3）盆底康复器又称阴道哑铃：通过康复器的重力作用，刺激盆底肌自主收缩，从而增强盆底肌的收缩力和张力，加快盆底肌和生殖器官恢复的速度。具体方法：将阴道哑铃洗净后放入阴道，取站立位，进行反复的收缩和放松动作，每次 15 分钟左右，每天 1～2 次。根据患者情况可逐步加大阴道哑铃的重量，熟悉后可用行走、抬腿、咳嗽、轻跳等技巧练习。

#### 2. 物理因子疗法

（1）盆底电刺激疗法：直接对盆底肌肉进行刺激，操作时需要将探头电极放入阴道或者肛门内。该疗法能够有效改善产后女性漏尿、盆腔痛等盆底功能障碍疾病，提高女性的生活质量。对骨盆底肌力量较弱，或者不能确定正确肌肉群的女性，可以用这个方法来感知正确的盆底肌收缩方法。

（2）盆底生物反馈疗法：包括肌肉生物反馈、膀胱生物反馈疗法等，通过视觉和听觉感知反馈信息，指导患者识别特定肌群，调整盆底肌肉活动，实现盆底肌的自主性训练。在训练过程中可以纠正错误的运动方式，通过科学的训练逐渐形成条件反射,锻炼肌力、耐力和反射控制能力。

（3）盆底磁刺激疗法:磁刺激是一种无侵入性的刺激盆底神经系统的新方法,目前较多采用坐位刺激,无疼痛感。通过高强度时变脉冲磁场,在组织中产生感应电流,对盆底神经和肌肉进行刺激,从而导致肌肉收缩,促进盆腔血液循环,提高盆底肌肉群的力量。磁刺激作用范围更深、更广,适用人群较广,若与电刺激和(或)生物反馈联合使用,效果佳。

**3. 其他疗法** 生活方式干预:在日常生活中可以建议患者进行排尿中断法训练。在每次排尿时将过程分成几个步骤,即排尿—收缩—排尿—收缩,锻炼时应当注意用力技巧,避免过度收缩臀部、大腿、腹部肌肉,让盆底肌肉得到充分的锻炼。

## 六、社区调养与预防

### （一）起居调护

良好的生活习惯是预防盆底功能障碍的关键。保持良好的体态姿势,避免长时间站立或久坐,避免过度用力提重物等,都有助于减少盆底器官压力,降低盆底功能障碍性疾病的发生风险。培养良好的排尿习惯,定时排尿、避免憋尿、避免频繁排尿等都有助于减少盆底肌肉的负担,降低尿失禁的发生率。适度运动也十分重要,如走路、游泳、瑜伽等,有助于加强盆底肌肉,提高盆底器官的支撑力和控制力,定期锻炼还能促进血液循环,有助于减少盆底组织的松弛和损伤。

### （二）饮食调护

建议均衡摄入营养,多食蔬菜水果、全谷类食品和优质蛋白,减少高糖高脂食物摄入,将体重维持在正常范围内。特别要摄入足够的纤维以提高粪便的稠度并预防大便失禁。同时要确保液体摄入量适当,按需要增加或减少液体摄入量。减肥、戒烟和控制糖尿病也可以帮助预防和缓解盆底功能障碍。中医治疗盆底功能障碍以补肾固阳、健脾益气、升阳举陷为主要原则。如补中益气汤对盆腔器官脱垂具有良好的治疗效果。服用中药汤方可以从整体上改善患者的健康水平,提高其免疫力,起到升阳固表、补中益气、升阳举陷的作用。

### （三）情志调护

盆底功能异常往往会伴有情绪异常。一般情况下,盆底松弛、子宫或阴道壁脱垂的患者多数是交感神经抑制型,以郁闷、悲观、情绪低落为主。盆底高张、挛缩往往是交感神经兴奋型,患者以激动、紧张、易激惹、焦虑为主。在治疗过程中要细心观察患者的情绪状况,加强沟通,并耐心解释这该疾病的发生过程和康复方案,帮助其缓解紧张焦虑的情绪,鼓励患者树立起良好的信心和积极的心态,绝大部分产后盆底功能异常的患者通过康复治疗可以缓解甚至治愈,恢复正常的生理功能和工作能力。

### (四) 健康教育

产后盆底功能障碍康复的健康教育是一项重要的基础性工作,让更多的产妇了解盆底功能障碍性疾病的危害及产后盆底功能障碍康复防治的重要意义,增加对本病全面的认识,建立正确的信念,积极主动参与防治工作,让更多的产后女性受益。健康教育时,在心理上,让患者对本病要有正确的认识,树立战胜疾病的信心。

# 第二节　女性产后哺乳期乳腺炎

## 一、概述

### (一) 定义

女性产后哺乳期乳腺炎,特指发生于哺乳期女性,乳房部位的急性炎症性疾病,临床表现为乳房局部硬结,或大或小、红、肿、热、痛,溃破后脓液稠厚,伴有恶寒发热等全身表现,严重时可化脓。女性产后哺乳期乳腺炎常发生于产后 3~4 周,是哺乳期常见病症。哺乳期乳腺炎起病急骤,是包括导管炎症和间质水肿引起的一系列疾病,由乳汁淤积或感染引发的乳腺炎症反应,伴或不伴细菌感染,又称为急性乳腺炎,严重时可影响母乳喂养,是乳腺科的急症。

哺乳期乳腺炎属于中医学"乳痈"范畴,因其发生在哺乳期,故将其称为"外吹乳痈"。中医学认为,患者分娩后,气血亏虚,运行不畅,遂导致乳汁淤积;或情志不舒、气机郁滞、乳络不通,则排乳不畅、乳汁壅滞化热酿毒;或乳头破裂,外邪侵袭,壅滞乳络,导致气血、乳汁壅滞,化热酿毒所致。

### (二) 需求与现状

美国疾控与预防中心调查显示,产后哺乳期女性乳腺炎的发病率为

9.5％～33.0％,其中 5.0％～11.0％可发展为乳房脓肿;发病年龄多在 21～35岁,发病率高,痛苦大。另有文献报道,哺乳期乳腺炎初产妇与经产妇之比为2.4：1。

随着我国多孩政策开放,加之现代女性生活方式改变、工作压力增大、初产妇生育年龄推迟、剖宫产人数增多,诸多因素叠加,导致哺乳期急性乳腺炎的发病率明显升高,成为乳腺疾病中的常见病。产后哺乳期乳腺炎对哺乳期女性的身心健康造成了极大的影响,严重影响了母乳喂养的持续性。如果治疗不及时、方法不正确,从乳腺炎发展到乳腺脓肿的概率就会大大增加。乳腺脓肿治疗周期长,创伤性操作过程痛苦,回乳率高,最终导致母乳喂养失败。

## 二、病因及危险因素

### (一) 病因

临床上认为哺乳期乳腺炎主要与乳汁淤积、细菌感染这两个因素有关。

**1. 乳汁淤积** 《美国母乳喂养医学会临床指南》总结出乳汁淤积的因素,临床常见:①患者产后哺乳承受压力较大,情绪抑郁,导致乳汁淤积。②哺乳期乳汁分泌过多、哺乳频次延长、减少或过早回奶,导致乳汁排出不及时而致乳汁淤积。③乳头短小凹陷或乳管不通畅,导致乳汁拥堵于乳管内。④婴儿的舌系带过短或者先天腭裂,吮吸不充分而致乳汁淤积于内。

**2. 细菌感染** 产后哺乳期女性身体虚弱,乳头皲裂、乳房挤压损伤,容易受到致病菌感染,加之乳汁淤积、无法顺畅排出,乳汁丰富的营养和适宜的温度是致病菌快速繁殖的温床。产后哺乳期乳腺炎的临床症状具有感染性疾病发病的特征,在细菌培养检验中,检测出金黄色葡萄球菌、链球菌、大肠埃希菌等致病菌落,证实了感染性致病菌在本病的发病中有着重要的影响,导致血白细胞、中性粒细胞、C-反应蛋白等升高。但也有学者认为,哺乳期乳腺炎是乳汁中的微生态失调导致的。乳汁中虽生长着各种潜在的致病菌,但各微生物菌落之间的共存状态达到动态平衡,就不会诱发本病;一旦出现各种因素导致乳汁菌落微生态的平衡打破,各菌落之间的比例失调,那么致病菌就会导致局限性或者弥漫性感染,从而导致急性乳腺炎发生。

### (二) 危险因素

在对产后哺乳期乳腺炎的病因及发病机制的研究中,逐步完善总结了诱发本病的高危因素。

**1. 母亲因素** ①乳头先天畸形，如内陷或扁平；②不正确的哺乳姿势、喂乳的衔接动作不适当；③乳房受压、被不慎撞伤、被外力强力推拿按摩挤压乳汁；④乳汁分泌过多、喂奶不及时、间隔时间过长；⑤母亲产后失血过多、营养缺乏、无人照料或压力过大、情绪波动导致免疫力下降；⑥有乳腺炎或乳腺结节手术史、围产期使用抗生素、剖宫产。

**2. 婴幼儿因素** ①新生儿吸乳方式不当或长时间含乳头引起乳头皲裂；②新生儿需求量少致乳汁淤积；③由于母婴疾病等导致母婴不能同室；④婴儿腭裂或舌系带过短等先天性疾病导致衔乳困难。

### 三、临床表现

产后哺乳期乳腺炎是发生在乳房部最常见的疾病，其临床特点是乳房结块，红肿热痛，溃后脓夹乳汁，伴恶寒发热等全身症状。好发于产后 1 个月以内的哺乳期妇女，以初产妇为多。该病往往起病急，病程发展快，若失治、误治则初期不愈进而化脓。根据病程进展，临床多将其分为 3 类：乳汁淤积型、急性炎症型、乳腺脓肿。

**1. 乳汁淤积型** 因乳汁淤积而形成的乳腺炎，可发生于整个哺乳期，又以产褥初期、初产妇多见，由于初产妇缺乏哺乳经验，体质虚弱，又大量饮用下奶汤汁，若排乳不畅，导致乳腺导管阻塞乳汁淤积。常表现为乳房胀痛，单侧或双侧乳房局限性增厚，有压痛，皮肤不红，皮温不高，体温正常，白细胞计数和分类均正常，伴或不伴有乳头皲裂。

**2. 急性炎症型** 乳汁淤积未能及时吸出排空而进一步发展成急性乳腺炎。临床表现：乳房局部增厚，肿块不消或逐渐增大变硬，出现红、肿、热、痛等炎症表现，疼痛加重或剧烈；触诊时有明显压痛，但无波动感，表皮发红并有灼热感，甚或全身高热，体温可达 39～40℃；伴有寒战、乏力、头晕、全身出汗等症状，口渴欲饮，不思饮食，同侧腋下淋巴结肿大、压痛。血常规白细胞计数或中性粒细胞升高，B 超检查示无液性暗区。

**3. 乳腺脓肿** 乳腺炎症若持续发展，发病初期淤积的乳汁就会化脓，患侧乳房肿大，肿块中央将逐渐变软，按之有波动感，压痛明显，伴或不伴有发热，B 超探及不均质液性暗区。可行穿刺法吸出脓液，少数患者脓液也可从乳头排出。

## 四、康复评定

### (一)中医辨证

1. **气滞热壅证** 乳房肿胀疼痛,皮色不变或微红,肿块疼痛。伴有恶寒发热,头痛,周身酸楚,口渴,便秘。舌质红,苔薄白或薄黄,脉弦数或浮数。

2. **热毒炽盛证** 壮热,乳房肿痛,皮肤灼热,肿块变软,有应指感。切开排脓则引流不畅,红肿热痛不消,有"传囊"现象。舌红,舌苔黄腻,脉洪数。

3. **正虚毒恋证** 溃脓后乳房肿痛虽轻,但疮口脓水不断,脓水清稀,愈合缓慢或形成乳漏。全身乏力,面色少华,或低热不退,饮食减少。舌淡,舌苔薄,脉弱无力。

4. **气血凝滞证** 乳房结块质硬,微痛不热,皮色不变或暗红,日久不消,舌质瘀暗,苔薄白,脉弦涩。

### (二)康复医学评定方法

1. **乳腺疼痛评定** 可采用视觉模拟评分法(VAS)或面部表情法评价乳腺疼痛情况,积分越高,表明乳腺疼痛程度越重。

2. **乳痈症状体征量化积分评定** 表5-1所示为乳痈症状、体征量化积分表。治疗前后不同时点,观察症状变化进行积分统计,判定疗效。

表5-1 乳痈症状体征量化积分表

| 症状体征 | 分级标准 | 计分 | | | |
|---|---|---|---|---|---|
| | | 初 | 1 | 2 | 3 |
| 皮肤发红 | □0级:无发红(0分) | | | | |
| | □1级:红肿最大径<3 cm(3分) | | | | |
| | □2级:红肿最大径3~6 cm(6分) | | | | |
| | □3级:红肿最大径>6 cm(9分) | | | | |
| 乳房疼痛 | □0级:无疼痛(0分) | | | | |
| | □1级:触压痛,无自发痛(3分) | | | | |
| | □2级:自发痛,呈阵发性(6分) | | | | |
| | □3级:自发痛,呈持续性(9分) | | | | |
| 肿块数目 | □0级:无肿块(0分) | | | | |
| | □1级:1个肿块(2分) | | | | |
| | □2级:2个肿块(4分) | | | | |
| | □3级:≥3个肿块(6分) | | | | |

| 症状体征 | 分级标准 | 计分 | | | |
|---|---|---|---|---|---|
| | | 初 | 1 | 2 | 3 |
| 肿块大小 | ☐0级:无肿块(0分)<br>☐1级:肿块最大径<3 cm(3分)<br>☐2级:肿块最大径3~6 cm(6分)<br>☐3级:肿块最大径>6 cm(9分) | | | | |
| 脓肿数目 | ☐0级:无脓肿(0分)<br>☐1级:1个脓肿(2分)<br>☐2级:≥2个脓肿(4分) | | | | |
| 乳房脓肿 | ☐0级:无脓肿(0分)<br>☐1级:脓肿最大径<2 cm(3分)<br>☐2级:脓肿最大径2~4 cm(6分)<br>☐3级:脓肿最大径>4 cm(9分) | | | | |
| 体温 | ☐0级:<37.3℃(0分)<br>☐1级:37.3~39℃(2分)<br>☐2级:>39℃(4分) | | | | |
| 白细胞计数 | ☐0级:<10×10⁹/L(0分)<br>☐1级:10~12×10⁹/L(2分)<br>☐2级:>12×10⁹/L(4分) | | | | |
| 中性粒细胞占比 | ☐0级:<70%(0分)<br>☐1级:70%~80%(2分)<br>☐2级:>80%(4分) | | | | |
| C-反应蛋白 | ☐0级:正常范围(0分)<br>☐1级:<1倍参考值(3分)<br>☐2级:1~2倍参考值(6分)<br>☐3级:>2倍参考值(9分) | | | | |
| 总积分 | | | | | |

疗效指数＝(治疗前总积分－治疗后总积分)/治疗前总积分×100%。积分疗效判定:治愈,指疗效指数≥90%;显效,指疗效指数70%~89%;有效,指疗效指数30%~69%;无效,指疗效指数<30%。

## 五、康复

### (一)中医康复技术

女性产后哺乳期乳腺炎以通为用,以堵为逆,以塞为因,以消为贵,关键在于及早治疗,尽快康复。

**1. 推拿按摩疗法**  适用于乳房局部肿痛明显、乳汁分泌不畅的乳汁淤积患者。

操作前结块肿痛部位可用毛巾热敷 3～5 分钟,患者取端坐位,先在患侧乳房涂上少许润滑剂,以一手托起乳房,另一手五指并拢从乳房四周轻轻地向乳头方向施以压力,进行揉、推、挤、抓按摩,再用手轻拉乳头,轻轻地挤压乳头数次,以扩张乳头部的输乳管,直至宿乳呈喷射状排出、结块消失、乳房松软、疼痛明显减轻为止。

**2. 外治疗法**

(1) 乳汁淤积初期:敷药前可先用葱 150 g 煎汤热敷,再用药外敷。红肿热痛明显者,可外敷金黄膏以清热解毒、消肿散结;皮色微红或不红者,可用冲和膏外敷;乳头破碎者外涂青石软膏。

(2) 乳腺脓肿:在波动感及脓腔的低垂位及时切开排脓,或在波动感及压痛最明显处穿刺抽脓,采用注射器针筒抽吸脓液。

(3) 乳腺脓肿溃破:以九一丹或八二丹药线提脓引流,外敷金黄膏。脓腔较大者可用红油膏纱布外敷,脓尽改用生肌散、白玉膏。

**3. 中药疗法**

(1) 气滞热壅证。治则:疏肝清胃,通乳消肿。方药:瓜蒌牛蒡汤加减。常用药:全瓜蒌 18 g、牛蒡子 9 g、柴胡 9 g、银花 9 g、连翘 9 g、蒲公英 15 g、青皮 9 g、陈皮 9 g、路路通 9 g、漏芦 12 g、生甘草 3 g。加减:恶露未净加当归 9 g、益母草 12 g。乳汁壅滞者加鹿角霜、王不留行等。

(2) 热毒炽盛证。治则:清热解毒,托里透脓。方药:五味消毒饮合透脓散加减。常用药:金银花 9 g、紫花地丁 9 g、蒲公英 15 g、野菊花 9 g、生黄芪 15 g、当归 9 g、皂角刺 9 g、生甘草 3 g。加减:热甚者加生石膏 15～30 g、知母 9 g。

(3) 正虚毒恋证。治则:益气和营,托毒生肌。方药:托里消毒散加减。常用药:生黄芪 15 g、党参 12 g、川芎 9 g、当归 9 g、白术 9 g、白芍 9 g、银花 9 g、皂角刺 9 g、生甘草 3 g。加减:疮口内有乳汁溢出者加生麦芽 30 g、生谷芽 30 g、生山楂 9 g;疮面肉色淡白,渗液稀薄不净者重用生黄芪 30～45 g。

(4) 气血凝滞证。治则:疏肝活血,温阳散结。方药:四逆散加减。常用药:柴胡 6 g、枳实 6 g、芍药 9 g、炙甘草 6 g。加减:结块偏硬加鹿角片 6～9 g。

**4. 针灸疗法**

(1) 针刺肩井、列缺、委中穴。配穴:膈俞、血海。加减:局部红肿热痛明显,加足三里。手法:均用针刺泻法,留针 15～30 分钟,每隔 5 分钟加捻针 1 次。

（2）针刺双侧足三里、丰隆、行间、血海穴，患侧乳根。用捻转泻法，得气后留针 30 分钟，每隔 10 分钟手法行针 1 分钟。每日 1 次，5 日为 1 个疗程。

（3）将葱白或大蒜捣烂，敷患处，用艾条熏灸，每日 2 次，每次 10～20 分钟，3 日为 1 个疗程。

### 5. 其他中医特色外治疗法

（1）贴敷疗法：在脱腐阶段常外敷金黄膏清热消肿，在生肌阶段外敷白玉膏可促进创面愈合。

（2）中医化腐清除术：切开排脓手术以后，在祛腐阶段常给予九一丹、红油膏等祛腐透脓药物以促进脓腐排出。

（3）火针洞式烙口引流法：乳痈脓熟后，用电火针或将三棱针烧红，在脓肿波动感最明显、距乳晕最远、脓肿最低垂的部位刺入脓腔，稍加转动，将针拔出，排出脓液后以药捻引流。

（4）中药冲洗：以复方黄柏液与生理盐水混合后的溶液清洗疮腔内的残留脓液。

（5）药线引流：脓肿切排后或瘘管期，根据脓腔深度及瘘管长度，选择适宜的药线，蘸上八二丹或九一丹，以提脓祛腐、引流排脓。

### 6. 其他疗法

（1）中成药：清热败毒饮每次口服 30 ml，每日 3 次。

（2）乳汁淤积期验方：①熟牛蒡 15 g、青皮 15 g、蒲公英 30 g，水煎服，每日 1 剂；②露蜂房 30 g、甘草 15 g，水煎服，每日 1 剂。

（3）回乳：减少哺乳次数，谷麦芽（各）60 g，生山楂 30 g，枇杷叶 15 g 水煎代茶服。酌情予溴隐亭 2.5 mg，口服，每天 2 次，服用 3～7 天。或将适量皮硝灌入皮硝胸带内，置于双乳处外敷回乳。

### （二）西医康复技术

（1）乳汁淤积期：患乳停止哺乳，排空乳汁，局部理疗或热敷。

（2）脓肿期：及时切开引流，保证引流通畅。

（3）感染严重或脓肿引流后并发乳瘘时，终止乳汁分泌。

（4）静脉用药：若全身症状较明显者可加用抗生素，优选 β-内酰胺类，或根据脓液细菌培养和药物敏感试验结果选用。

（5）出血较多者，需加用巴曲亭、卡络磺钠等止血药物。

## （三）围手术期的中医药康复技术

### 1. 术前

（1）内治法。治则：清热解毒，托里透脓，佐以回乳。方药：五味消毒饮合透脓散加回乳药。常用回乳药物：生麦芽 30～60 g，谷芽 30～60 g，生山楂 12～15 g。

（2）中成药：清热败毒饮每次 30 ml，每日 3 次。

（3）外治法：肿块红肿热痛，可外敷金黄膏清热解毒、消肿散结。

### 2. 术后

（1）内治法。治则：益气和营，托毒生肌佐以养血止血。方药：托里透脓散加减。增强益气养血药物用量：重用生黄芪 30 g，当归 12～15 g。

（2）外治法：以九一丹、八二丹药线或红油膏纱条、优格纱条引流。渗血明显者，可外用巴曲亭。术后配合垫棉绑缚以压迫止血处理 1～2 天。每日常规换药 1 次，对于术后渗出多者，需增加换药次数。

## 六、社区调养与预防

### （一）起居调护

乳母应注意休息，避免过度劳累。哺乳期要养成良好的哺乳习惯，应遵循"按需哺乳而非按时哺乳"的原则。哺乳前后温水清洗乳头，避免用肥皂水清洗，保持乳头清洁。适当采用侧卧睡姿，定时交替哺乳，避免当风露胸哺乳。保持婴儿口腔卫生，切不可让婴儿含乳而睡。每次哺乳应将乳汁吸空，如有郁积，可用热毛巾热敷，局部使用可食用油或无毒润滑剂，再以手法推拿按摩，排出积乳，防止淤积；也可适当增加患侧乳房喂养次数或用吸奶器帮助排出乳汁。卷心菜叶、仙人掌、芦荟冷敷可以缓解乳房疼痛，降低乳房肿块硬度。乳头如有破损或皲裂，应暂停患侧哺乳，用人工挤奶法或奶泵将乳汁排出，乳头可用麻油、蛋黄油或白玉膏外搽。

### （二）饮食调护

中医学认为，产后脾胃运化受损，过食油腻会导致胃中积热，加之产后肝气郁结，易发生肝胃不和，郁而化热发为乳痈。故产后饮食宜清淡而富于营养，以高纤维、低脂、高蛋白食物为主，如鲜藕、丝瓜、牛奶、鲫鱼汤、瘦肉汤等；忌辛辣、刺激、油腻、炙煿之品，不过食膏粱厚味，以免过于油腻的食物使乳汁变得过于浓稠，造成乳腺导管堵塞。根据乳汁浓度调整饮水量和蛋白质摄入量，少食多餐。脓肿形成期引流术后，饮食应以高蛋白、高纤维、高维生素类食物为主，建议每日饮水量不少于 1500 ml,推荐食用牛奶、青菜、苹果等,忌食辛辣、刺激性食物。

### (三) 情志调护

产妇产后激素水平急剧下降,又处于角色转换时期,容易产生郁闷、焦虑等负性情绪,导致肝气不舒,郁结不畅,乳络闭塞不通。中医学重视情志对身体的影响,肝郁气滞影响体内气血运行,不利于乳汁排出。家人照护时应肯定产妇为坚持母乳喂养所做的努力,同时给予其关心、理解和心理疏导,避免不良的精神刺激,使其保持愉悦的心情,调动主观力量克服心理和生理方面产生的不良影响,减轻心理压力,克服治疗中的困难,增强信心,消除焦虑抑郁情绪,保持心情舒畅和安定、乐观的情绪。

### (四) 健康教育

妊娠 5 个月后,尤其是初次怀孕者,应经常用温水擦洗乳头,以坚韧其皮肤,以免产后婴儿吸吮而发生乳头皲裂。乳头内陷者,产前应经常挤捏提拉予以矫正,个别需行手术矫正。

产后 24~72 小时内可进行有效按摩,朝腋窝方向轻柔地按摩乳房,轻柔按摩和手部按压交替,可有效预防哺乳期乳腺炎发生。但乳房按摩一定要在专业人员指导下进行,非专业人员给哺乳期妇女进行乳房按摩极有可能发展成严重的乳腺脓肿,给患者带来巨大的痛苦。

回乳时应逐步减少哺乳次数,延长两次哺乳间隔的时间,然后再行回乳。回乳前用生麦芽、山楂,或生枇杷叶煎汤代茶饮;如乳房部结块胀痛,则配用芒硝外敷,以促其消散。

同时对产妇家属进行健康教育,提升其对母乳喂养知识的了解,这对产妇坚持母乳喂养和预防哺乳期乳腺炎发生具有十分重要的作用。

# 第三节　压力性尿失禁

## 一、概述

### (一) 定义

压力性尿失禁是指打喷嚏、咳嗽、大笑或运动等腹压增高时出现尿液不自主自尿道外口漏出。尿流动力学检查:膀胱充盈时测压,在逼尿肌无收缩的情况下伴随腹压增高出现不自主漏尿。该病属于中医学"遗尿""遗溺""膀胱咳""小便不禁"等范畴,病因在于膀胱气化不固,与肾虚不固、中气下陷、脾肾两虚以及肝肾阴虚密切相关。

### (二) 需求与现状

全球约有 20 亿人受尿失禁的困扰,中国成年女性压力性尿失禁的患病率为 18.9%,在 50~59 年龄段压力性尿失禁患病率为 28.0%,其他国家成年女性压力性尿失禁患病率为 2.3%~45.8%,常见于老年、妊娠分娩损伤、绝经、肥胖等女性患者。我国地域广阔,环境、饮食、生活习惯各有差异,国内一项关于女性尿失禁患病率研究发现,压力性尿失禁是我国女性最常见的尿失禁类型,城市患病率 27.5%,农村患病率 32.5%,南方患病率 30.9%,北方患病率 31.4%,由于居民对该病认知度参差不齐,导致就诊率低,且误诊误时时有发生。压力性尿失禁严重影响患者及家庭成员的身心健康,由此也引发一系列社会问题。随着人们对生活质量要求提高,越来越多的患者开始重视压力性尿失禁,寻求医学上的帮助。

## 二、病因及危险因素

### (一) 病因

压力性尿失禁发生女性高于男性,这与女性生理结构相关。女性压力性尿失禁病因主要从女性括约肌功能障碍的病理生理两个角度分类,一从解剖角度为尿道过度移动,一从功能角度为尿道固有括约肌功能缺陷(intrinsic sphincter deficiency,ISD)。

1. **尿道过度移动** 主要与妊娠、经阴道分娩、盆腔手术及慢性腹压增加(如慢性便秘)有关。盆底肌肉组织和阴道结缔组织对尿道和膀胱颈的支持不足,导致尿道和膀胱颈部失去完全关闭阴道前壁的能力,当腹内压力增加时(如咳嗽或打喷嚏)出现尿失禁。研究显示,尿道支持不足可能与结缔组织和(或)肌肉力量丧失有关,原因可能由于慢性压力(即高强度活动、慢性咳嗽、慢性便秘或肥胖)或分娩造成的创伤。特别是阴道分娩,分娩可直接对盆腔肌肉造成损伤,也可损伤神经导致盆腔肌肉功能障碍。

2. **括约肌功能缺陷** 括约肌功能缺陷主要与既往尿道或尿道周围手术、神经损伤(如阴部神经)、盆腔放射治疗有关。尿道固有黏膜和肌张力的功能使尿道关闭,如果尿道固有黏膜和肌张力的功能丧失就会发生括约肌功能缺陷。1980 年,McGuire 等指出,无论尿道固有括约肌解剖是否正常,尿道固有括约肌功能缺陷就是括约肌功能缺陷。一般接受过多次盆腔或大、小便失禁手术的妇女发生括约肌功能缺陷是神经肌肉受到损伤;盆腔放射治疗可以导致尿道精确封闭功能损害和局部神经损伤。在尿道充盈或不充盈的情况下均可发生括约肌功能缺陷,即使在腹压轻度增加的情况下,也会导致严重的尿漏。目前理论认为,所有括约肌性尿失禁的患者均有某种程度的括约肌功能缺陷,包括尿道平滑肌、尿道横纹肌、尿道周围横纹肌功能退变及受损导致尿道关闭压下降。

**(二) 危险因素**

(1) 年龄:尿失禁的发生率和严重程度均随着年龄增长而增加。在对女性非孕妇的大型调查中发现,35 岁以下的成年女性中有 3% 患有尿失禁,55～64 岁年龄段女性这一比例升至 7%,60 岁以上这一比例升至 38%。老年人压力性尿失禁的发生率趋缓,可能与生活方式改变有关,如日常活动减少等。然而,控制其他合并症的研究表明,年龄本身可能不是尿失禁的独立危险因素。

(2) 生育:初次生育年龄、分娩方式、胎儿的大小及妊娠期间尿失禁的发生率均与产后尿失禁发生显著相关。产次增加,发生尿失禁的危险性更大;初次生育年龄在 20～34 岁的女性发生尿失禁高于其他年龄段;生育年龄过大者,尿失禁的发生可能性较大;经阴道分娩的女性比剖宫产的女性发生压力性尿失禁的风险更高;行剖宫产的女性发生尿失禁的危险性高于未生育的女性;使用产钳、吸胎器和缩宫素等加速产程的助产技术同样有增加尿失禁的可能性;出生婴儿体重＞4 000 g 的母亲发生压力性尿失禁的可能性明显升高。

(3) 盆腔脏器脱垂:在中老年妇女中的发生率极高,常伴随压力性尿失禁的发生,严重影响其健康和生活质量。研究提示,盆底功能障碍女性盆腔脏器脱垂和压力性尿失禁共存高达 80%。盆腔脏器脱垂患者盆底支持组织平滑肌纤维变细、排列紊乱,结缔组织纤维化和肌纤维萎缩都可能与压力性尿失禁发生有关。

(4) 肥胖:此类女性发生压力性尿失禁的概率显著增高,体重减轻与压力性尿失禁改善和缓解相关。

(5) 家族史:遗传因素与压力性尿失禁有较明确的相关性。研究发现,尿失禁妇女的女儿和姐妹的尿失禁风险均有所增加;压力性尿失禁患者患病率与其直系亲属患病率显著相关。

（6）种族：不同种族妇女压力性尿失禁的发生率有不同的报道。一些研究报道指出，非西班牙裔白种女性压力性尿失禁的患病率高于非裔美国女性，白种女性的患病率高于黑种人。

（7）其他：吸烟、摄入咖啡因、糖尿病、脑卒中、抑郁、大便失禁、泌尿生殖系统综合征、激素替代疗法、泌尿生殖系统手术（如子宫切除术）和放疗、高强度活动如跳跃和跑步等。

## 三、临床表现

### （一）症状

轻度：一般活动及夜间无尿失禁，腹压增加时偶发尿失禁，不需佩戴尿垫。中度：腹压增加及起立活动时，有频繁的尿失禁需要佩戴尿垫生活。重度：起立活动或卧位体位变化时即有尿失禁，严重者影响日常生活及社交活动。

### （二）体征

1 小时尿垫试验（推荐）：①轻度，1 小时漏尿量≤1 g；②中度，1 小时漏尿量为 1～10 g；③重度，1 小时漏尿量为 10～50 g；④极重度：1 小时漏尿量≥50 g。

### （三）分型

**1. 解剖型/尿道固有括约肌缺陷** 应用排期膀胱尿道造影或影像尿流动力学检查可将压力性尿失禁分为解剖型和尿道固有括约肌缺陷型；也有泌尿外科医师采用最大尿道闭合压（maximum urethral closure pressure，MUCP）进行分，MUCP＜30 cmH$_2$O 提示为尿道固有括约肌缺陷（ISD）型。

**2. 腹压漏尿点压** 采取中速膀胱内灌注（50～70 ml/min）在膀胱容量达到 200 mL 或达到 1/2 膀胱功能容量时停止膀胱灌注。嘱患者做瓦尔萨尔瓦（Valsalva）动作，直到可见尿道口有尿液漏出为止。记录尿液开始漏出时刻的膀胱内压力即为腹压漏尿点压（abdominal leak point pressure，ALPP）。

ALPP 是一个连续参数，一般认为其参考值为 ALPP＜60 cmH$_2$O，提示尿道括约肌关闭功能受损，为Ⅲ型压力性尿失禁；ALPP 为 60～90 cmH$_2$O，提示尿道括约肌关闭功能受损和尿道过度活动同时存在，或为Ⅱ型压力性尿失禁；ALPP＞90 cmH$_2$O，提示尿道活动过度，为Ⅰ型压力性尿失禁；ALPP＞150 cm H$_2$O 而未见尿液漏出，提示尿失禁有其他因素存在。

目前认为，大多数女性压力性尿失禁可同时存在盆底支持功能受损和尿道括约肌缺陷,以上分型可能过于简单。此外,确诊尿道固有括约肌缺陷的方法尚存争议,MUCP 和 ALPP 的检测有待规范,其临界值也需进一步验证。

### 四、康复评定

#### (一) 中医辨证

1. **肾虚不固证** 年老体弱,久病虚劳,肾气虚衰,气化无权,膀胱失约。临床症见咳嗽、喷嚏、大哭大笑、提取重物等动作后尿液不自主流出,形寒肢冷,腰膝酸软,遗尿,或小便频数而清,或余溺不尽,或大便失禁,或月经淋漓,或耳鸣,舌淡,苔白,脉弱

2. **中气下陷证** 脾虚运化失常,气虚不能固摄,中气下陷。临床症见咳嗽、喷嚏、大哭大笑,提取重物等动作后尿液不自主流出,脘腹重坠作胀,食后益甚,便意频数,便溏,神疲乏力,或小便频数而清,或肛门重坠,久泄不止,或小便浑浊如米泔,或崩漏、胎漏,或食少腹胀,或眩晕,舌淡,脉弱。

3. **脾肾两虚证** 先后天俱虚,清阳不升,肾失开阖,膀胱不约。临床症见咳嗽、喷嚏、大哭大笑、提取重物等动作后尿液不自主流出,形寒肢冷,尿液清长,腰膝酸软,食少腹胀,或小腹坠胀,或便溏、久泄不止,或小便浑浊如米泔,或崩漏、胎漏,或神疲乏力,或腰痛,或耳鸣,舌淡,苔薄白,脉细弱无力。

4. **肝郁肾虚证** 肝经受寒,肝气郁结,或机体气血亏虚,脏腑生理功能失调,肝脉不舒,肾精气耗损,肝肾气血亏虚,肾虚失于闭藏,导致膀胱气化失司。临床症见咳嗽、喷嚏、大哭大笑、提取重物等动作后尿液不自主流出,小便不禁,胁胀作痛,情绪抑郁,或腰膝酸软,或耳鸣,或五心烦热,或失眠、健忘,或发稿齿摇,舌红或淡红,苔薄白,脉弦、沉、细。

#### (二) 康复医学评定方法

1. **排尿日记(推荐)** 在不改变生活状态和排尿习惯的基础上,连续记录(一般 72 小时)摄入液体和排尿时间、每次尿量(包括每次排尿发生时间、每次尿量、白天非尿失禁排尿次数)、白天尿失禁次数、夜间因排尿被护理者叫起来的次数、夜间发生尿失禁人次数。"白天"是特指早时至晚时期间,"夜间"是特指晚时至早时的时间。排尿日记从早时开始记录,连续 24 小时。对发生在白天和夜间的非尿失禁和排尿,均先收集到接尿器测量排尿量。每次尿失禁都要求记录当时估计的尿量。平均每次尿量是指白天和夜间非尿失禁排尿量的平均值。白天

排尿次数是指白天非尿失禁排尿与白天尿失禁次数之和。由于夜间发生尿失禁的次数难以准确统计，因而每夜发生的尿失禁，无论几次，只要当夜发生尿失禁，统计时均按 1 人次计算（如 3 夜均发生尿失禁，就记 3 人次，2 夜均发生尿失禁，就记 2 人次，1 夜发生尿失禁，就记 1 人次）。

2. 国际尿失禁咨询委员会尿失禁问卷表简表（ICI-Q-SF）（推荐）　用于调查尿失禁的发生率和尿失禁对患者的影响程度，ICI-Q-SF 表分 4 个部分，记录尿失禁及其严重程度，对日常生活、性生活和情绪的影响；ICI-Q-SF 为 ICI-Q-SF 简化版本。该简表包括 3 个计分题，归于 1 个维度，分别评价尿失禁的频率、严重程度和对生活质量的影响，分别计为 0～5、0～6、0～10 分，总分为 0～20 分，1 个非计分题，量表 Cron-bach's α 系数 0.92；量表中第 3 题从漏尿频率进行评估，得分数越高代表漏尿频率越高；第 4 题从漏尿程度进行评估，得分数值越大表示漏尿程度越重；第 5 题主要用以评估尿失禁对日常生活的影响，得分数越大提示越影响日常生活。最终得分以 3 题相加计算。

3. 膀胱过度活动症评分（OABSS）

该量表包括以下问题：①白天排尿次数：从早上起床到晚上入睡前的时间里，小便次数是多少？（≤7 次为 0 分，8～14 次为 1 分；≥15 次为 2 分）；②夜间排尿次数：从晚上入睡后到早上起床前的时间里，因为小便起床的次数是多少？（0 次为 0 分；1 次为 1 分；2 次为 2 分；≥3 次为 3 分）。

4. 其余检查

（1）如尿流率、残余尿、膀胱镜检查（可选）、膀胱尿道造影（可选）。

（2）尿流动力学检查（可选）：适用于①非单纯性压力性尿失禁，当压力性尿失禁患者合并尿急、尿频、排尿不畅或残余尿增多等排尿或储尿功能异常时，通过测定其膀胱容量、膀胱顺应性、稳定性、逼尿肌收缩力等尿流动力学指标来明确病因；②压力性尿失禁的程度诊断，腹压漏尿点压及最大尿道闭合压可明确压力性尿失禁程度，对选择手术方式有一定的参考价值；③对压力性尿失禁患者拟行有创（如抗尿失禁手术）治疗前。但尿流动力学检查是否可以对手术疗效进行术前评估，相关尿流动力学参数也不能作为术后并发症发生风险评估的可靠指标。如术后常见的排尿困难，与术前自由尿流率及排尿期逼尿肌收缩力减低均无明显的相关性。所以也有专家提出对单纯压力性尿失禁者术前不必行尿流动力学检查。

## 五、康复

### （一）中医康复技术

#### 1. 中药疗法

（1）肾虚不固：治以补肾固本，固涩止遗，方用金匮肾气丸或麻黄附子细辛汤加减。

（2）中气下陷：治以补中益气，升提固摄，方用补中益气汤或醒脾升陷汤加减。

（3）脾肾两虚：治以补肾益脾，固涩止遗，方用巩堤汤或补中益气汤加减。

（4）肝郁肾虚：治以疏肝固肾，疏肝理气，固肾缩尿，方用天台乌药散或大补阴丸加减。

#### 2. 针灸疗法 针灸适用于肾虚不固证、脾肾两虚证。

1）单纯毫针疗法

主穴：三阴交、关元、气海、中极、足三里、百会、太溪、中髎、中脘、肾俞、次髎。肝郁配肝俞、大敦、太冲行间，焦虑配印堂、神庭。

操作方法：患者取合适的体位，常规消毒针刺部位，选用毫针规格（根据针刺穴位特点选择合适的针具，常用 0.30 mm×40 mm），选择合适的角度及深度刺入穴位；关元、气海直刺 1.5 寸，施以呼吸补法，令酸胀放散至前阴部；百会、印堂斜刺 0.5 寸，神庭直刺 0.5，捻转平补平泻法；三阴交直刺 1.5 寸，施以捻转提插补法，令酸胀向足部发散或沿经脉上行；肾俞直刺 1.5～2 寸，施以捻转补法，令酸胀感向腹部放散；余诸穴均施以平补平泻法 1 分钟，后留针 20～30 分钟。每周治疗 3 次。

2）电针疗法

主穴：会阳、中髎、肾俞、次髎、关元、骶四穴、三阴交、中极、气海。

操作方法：针刺得气后，连接电针仪，留针 30 分钟，选用疏密波、断续波，或连续波，从 0 开始，逐渐增大电流强度，以患者感受到针感和躯体耐受程度为度。每次电针治疗一般选择 1～3 根导线，不宜过多，常选用骶四穴进行电针。隔日治疗 1 次，每周 3 次，6～8 周为 1 个疗程。

3）艾灸疗法

主穴：中极、气海、关元、肾俞、次髎、神阙。

操作方法:对穴位进行温和灸/雀啄灸,或使用艾灸盒进行艾灸,每处灸 5~7 分钟,共 20~30 分钟。也可选用热敏灸、隔姜灸、雷火灸。隔日治疗 1 次,每周 3 次,8 周为 1 个疗程。

(1) 温和灸:施灸时将艾条的一端点燃,对准应灸的腧穴部位或患处,距皮肤 2~3 cm,进行熏烤,以患者感到局部有温热感而无灼痛为宜,一般每处灸 5~7 分钟至皮肤红晕为度。对昏厥、局部知觉迟钝的患者,术者可将中、食两指分开,置于施部位的两侧,这样可以通过医者手指的感觉来测知患者局部的受热程度,以便随时调节施灸的距离,防止烫伤。

(2) 雀啄灸:施灸时,将艾条点燃的一端与施灸部位的皮肤并不固定在一定距离,而是像鸟雀啄食一样,一上一下活动地施灸;也可均匀地上下或向左右方向移动或反复旋转施灸。

4) 针灸合用

主穴:中极、气海、三阴交、足三里、关元、肾俞、子宫。

操作方法:可参考毫针、电针、艾灸部分。隔日治疗 1 次,每周 3 次,8 周为 1 个疗程。可考虑关元穴温针灸:针刺与艾灸结合适用于既需要留针而又适宜用艾灸的病证。操作时,针刺关元穴得气后,施以呼吸补法,令酸胀发散至前阴部后留针,继而将纯净细软的艾绒提在针尾上,或用一段长约 2 cm 的艾条插在针柄上,点燃施灸。待艾绒或艾条烧完后,除去灰烬,取针。

**3. 针药合用** 适用于中气下陷证、脾肾两虚证。

(1) 疗法一。主穴:骶四穴电针;方药:补中益气汤加减;电针:中髎、肾俞、会阳穴;毫针:三阴交、足三里、关元、中极穴;温针:关元穴。

(2) 疗法二。主穴:骶四穴电针;方药:补中益气汤加减;毫针:关元、志室、中极、肾俞、气海、太冲、三阴交、阴陵泉、次髎穴;温针:关元穴。操作手法同前。

**4. 穴位贴敷疗法** 适用于中气下陷证。

操作方法:把药物研成细末,用水或蜂蜜调成糊状,或将药末撒于膏药上,直接贴敷于穴位。敷贴中可能出现皮肤红肿、过敏等,应及时停用。每次贴敷时间为 4~6 小时,隔日治疗 1 次,每周 3 次,8 周为 1 个疗程。

(1) 固泉脐贴。选穴:神阙穴;方药组成:益智仁、金樱子、覆盆子、乌药、五倍子、黄柏、肉桂、丁香。

(2) 固泉贴。选穴:神阙、关元、命门、足三里(双)、三阴交(双)穴;方药组成:黄芪、补脂、桑螵蛸、金樱子、菟丝子、肉桂。

（3）益气升提散。选穴：气海、关元、肾俞（双）脾俞（双）、足三里（双）穴；方药组成：黄芪、白术、防风、升麻。

**5. 传统功法疗法** 收腹提肛功法：全身放松站立，双腿略弯曲（可取端坐位或平卧体位），调呼吸，聚口津，收腹提肛，缓慢吸气，吸气时收小腹、提肛，如忍大便状，屏气，同时通过意念引提，升至脐腹；屏气至极，张口呼气，呼气并下落肛门，咽下口中津唾。一提一松伴随一吸一呼为 1 次，每次持续约 25 秒，连续 30 次。每日早晚各练习 1 次，12 周为 1 个疗程。

### （二）西医康复技术

**1. 盆底肌训练**（pelvic floor muscle training，PFMT） 指通过一定量的盆底肌训练，达到治疗或改善尿失禁的目的。特别是产后及妊娠期女性进行 PFMT 可有效预防盆底功能障碍性疾病发生。持续收缩盆底肌不少于 3 秒，松弛休息 2～6 秒，每次持续 15～30 分钟，每日 3 次；或每日进行 150～200 次缩肛运动，持续 3 个月或更长的时间。训练 3 个月后进行门诊随访，对主观及客观治疗效果展开评价。

PFMT 不受时间、空间和场所限制，患者可以个人、小组、家庭等形式进行锻炼。盆底电刺激是通过增强盆底肌的力量提高尿道闭合压，以改善控尿能力。对不能主动收缩盆底肌的患者可将生物反馈疗法、PFMT 联合应用。

**2. 生物反馈+ 电刺激疗法** 生物反馈是借助置于阴道或直肠内的电子生物反馈治疗仪，监视盆底肌肉的肌电活动，并将这些信息转换为视觉和听觉信号反馈给患者，指导患者进行正确、自主的盆底肌肉训练，并形成条件反射。电刺激治疗是利用置于阴道、直肠内，或可置入袖状线性电极和皮肤表面电极，有规律地对盆底肌肉群或神经进行刺激，增强肛提肌及其他盆底肌肉、尿道周围横纹肌的功能，以增加控尿能力。建议采用生物反馈＋电刺激联合盆底肌训练以提高疗效。

操作方法如下：

（1）在进行康复治疗各种技术前，必须进行系统的病史询问，了解病因、症状，患者的生活方式、卫生方式、孕产史、家庭生活，患者需解决的问题及对治疗的期待值，进行相应的系统检查，以明确盆底功能障碍的类型。确定有无尿失禁和盆腔器官脱垂，了解肛门括约肌功能和盆底神经功能状况。

（2）选择适合患者盆底肌重量的康复器：标准是患者收缩盆底肌肉时，康复器不会从阴道内脱出。一般患者肌力是 1 级,就用 1 号的康复器,依次类推。训练时从最轻或直径最大的球囊开始,患者收缩盆底肌肉使康复器在阴道内保持 1 分钟,逐渐延长保持时间,当患者可以保持 10 分钟以上,在咳嗽、大笑、跑步等情况下康复器仍不脱出后,逐渐增加康复器的重量或改换直径较小的球囊。

（3）电诊断:通过电刺激＋生物反馈测定两侧和深浅肌肉的肌力、疲劳度,用压力张力计测定肌肉的压力和张力程度。

（4）推荐的方案:每次 15 分钟,每天 1 次,持续 3 个月。

（5）适应证:①产后症状;②预防产后出现并发症;③产后 6～8 周产后盆底功能减退或功能不全;④盆底部和腹部之间的生理协同作用困难。

（6）禁忌证:分娩通常可造成神经损伤,故对产妇产后近期有神经损伤,在产后盆底功能障碍物理治疗中避免使用电刺激治疗。

## 六、社区调养与预防

### (一) 生活方式干预

高度推荐对尿失禁患者制订管理手册,进行生活方式干预,包括控制体重、戒烟、限制咖啡因摄入量、饮水摄入量、适度体育运动。

### (二) 心理干预

提高患者及家人对压力性尿失禁的认知及治疗必要性的认识,增强信心,提高患者依从性。具体包括普及盆底肌肉知识,主动加强对盆底肌训练;耐心倾听与心理疏导,帮助患者建立自信心,减少对该病的恐惧;利用网络工具建立压力性尿失禁患者群组,减弱孤独感,增强患者间认同感,相互督促行凯格尔运动;设立学习交流小组,讲解发病的原理及对不同程度的压力性尿失禁如何治疗;了解患者的家庭情况,帮助患者主动克服困难;调整生活方式,制订健康食谱与运动计划,养成定期排尿的习惯。

### (三) 中医调护

在中医"治未病"理论指导下进行预防和调摄,包括"未病先防"和"既病防变"两方面;提倡健康的生活方式,消除不利于心理和身体健康的行为和习惯,以减少尿失禁发病的风险。

（1）减轻体重,尤其是体重指数(BMI)＞$30 \, kg/m^2$ 者。

（2）戒烟。

（3）减少饮用含咖啡因的饮料。

（4）切忌暴食及过食肥甘之品，以免损伤脾胃；平时应避免冰品、冷饮及生冷食物，如生菜、竹笋、白菜、瓜类、梨；烹煮时可加姜片中和食物的寒性；可稍加粗粮以保持大便通畅，治疗便秘等慢性腹压增高的疾病。食疗方推荐莲子、淮山、茯苓、芡实（可加白木耳、冰糖煮成甜食），可健脾益肾，适用于食欲不振、膀胱无力者；也可选择党参、核桃仁煮茶以健脾益肺强肾，腰膝酸软、便秘、健忘者可用。

（5）调摄精神，避免情绪波动，以免诱发或加重病情。

（6）避免受寒，生活起居规律。

（7）劳逸结合，坚持适当运动，可选择太极拳、八段锦功法作为辅助运动。

# 第六章

# 社区儿童疾病中西医康复

## 第一节　儿童脑瘫

### 一、概述

#### (一) 定义

儿童脑瘫是指小儿因多种原因(如感染、出血、外伤等)引起的脑实质损害，出现非进行性、中枢性运动功能障碍而发展为瘫痪的疾病。严重者伴有智力不足、癫痫、肢体抽搐及视觉、听觉、语言功能障碍等。中医文献中并没有明确的关于小儿脑瘫的定义说法，一般以"五迟、五软"等名见之。中医学认为，该病主要由先天不足，或后天失养，或病后失调，致使精血不足，脑髓失充，五脏六腑、筋骨肌肉、四肢百骸失养，而形成亏损之证。

#### (二) 需求与现状

调查发现，国外脑瘫的发病率为 1.5‰～2.5‰，而我国发病率为 1.4‰～1.8‰。数据显示，目前我国脑瘫患儿总数已突破 600 万，这一疾病越来越成为需要引起重视的病种。脑性瘫痪致残率高、治愈率低，治疗周期长，加重了家庭及社会的负担。因为儿童脑瘫危害性大，难治度高，以及社会对脑瘫重视度提高，伴随着科学技术的逐步发展，对儿童脑瘫的治疗方法也推陈出新，日益增多。目前西医治疗儿童脑瘫以早期干预、药物和康复训练为主，中医则以针灸、推拿为主，辅以中药治疗，或多种方法联合应用。近期研究显示，多种方法联合应用具有较好的优势，可大大提高脑瘫患儿康复的可能性。

## 二、病因与危险因素

### (一) 病因

中医学多认为脑瘫的病因病机是胎秉怯弱,先天禀赋不足,加上后天失养,五脏精气不能上荣元神之府所致,病位在脑,应在四肢,症状变化多端,与肾、脾、肝、心关系密切,肾虚为病机的根本。

临床上,脑性瘫痪的病因比较复杂,包括遗传和获得性因素,后者又可分为出生前、围产期及新生儿期因素,目前尚有部分患者无法明确病因。

1. **出生前因素** ①基因突变;②母亲孕期父母有不良的生活习惯:如吸烟、酗酒、服用部分药物等;③母体身体状况:孕早期感染、中毒、接触放射性射线等因素。

2. **围产期因素** ①早产:有多种病理情况,可合并脑发育不良;②产伤:急产、产钳助产等均有可能导致颅内出血;③缺氧:产程过长、脐带绕颈、胎粪吸入、胎盘功能不良等因素导致胎儿脑缺氧;④高胆红素血症:当胆红素>20 mg/dl 时,可能会导致新生儿胆红素脑病;这类型患儿临床上往往会出现肌张力增高。

3. **新生儿期因素** 各种感染、重症窒息、颅脑外伤等均可引起脑损伤。

### (二) 危险因素

根据早产脑瘫患儿病因分析的回顾性研究发现,其发病的危险因素如下:①新生儿窒息;②产后低出生体重;③新生儿缺血缺氧性脑病;④颅内出血;⑤新生儿高胆红素血症;⑥新生儿呼吸窘迫综合征;⑦包括但不限于其他病理性问题。

## 三、临床表现

临床上以中枢性运动障碍持续存在、运动和姿势发育异常、反射发育异常及肌张力及肌力异常作为主要表现,同时还可配合影像学佐证。

第六届全国儿童康复、第十三届全国小儿脑瘫康复学术会议于 2014 年 4 月制定了我国脑性瘫痪新的临床分型。

1. **痉挛型四肢瘫** 以锥体系受损为主,包括皮质运动区损伤。牵张反射亢进是痉挛型四肢瘫的特征。表现为四肢肌张力增高,上肢背伸、内收、内旋、拇指内收,躯干前屈,下肢内收、内旋、交叉、膝关节屈曲、剪刀步、尖足、足内外翻,拱背坐,腱反射亢进、踝阵挛、折刀征和锥体束征等。

2. **痉挛型双瘫** 症状同痉挛型四肢瘫,主要表现为双下肢痉挛及功能障碍重于双上肢。

3. **痉挛型偏瘫** 症状同痉挛型四肢瘫,表现在一侧肢体。

4. **不随意运动型** 以锥体外系受损为主,主要包括舞蹈性手足徐动和肌张力障碍;不随意运动型的最明显特征是非对称性姿势,头部和四肢出现不随意运动,即进行某种动作时常夹杂许多多余动作,四肢、头部不停地晃动,难以自我控制。该型肌张力可高可低,可随年龄改变。腱反射正常,锥体外系征:紧张性迷路反射(+)、非对称性紧张性颈反射(+)。患儿静止时肌张力低下,随意运动时增强,对刺激敏感,表情奇特,挤眉弄眼,颈部不稳定,构音与发音障碍,流涎、摄食困难,婴儿期多表现为肌张力低下。

5. **共济失调型** 以小脑受损为主,以及锥体系、锥体外系损伤。主要特点:由于运动感觉和平衡感觉障碍造成不协调运动,为获得平衡,两腿左右分离较远,步态蹒跚,方向性差;运动笨拙、不协调,可有意向性震颤及眼球震颤;平衡障碍,站立时重心在足跟部、基底宽,呈醉汉步态、身体僵硬。肌张力可偏低,运动速度慢、头部活动少、分离动作差。闭目难立征(+)、指鼻试验(+)、腱反射正常。

6. **混合型** 具有两型以上的特点。

## 四、康复评定

### (一) 中医辨证

1. **肝强脾弱型** 发育迟缓,伴手足震颤,肢体扭转,表情怪异,或四肢抽动,时作时止,或伴吞咽困难,言语不利,口角流涎,或伴面色萎黄,神疲乏力,不思饮食,大便稀溏,舌淡,苔白,脉沉弱或弦细,指纹淡红。

2. **肝肾亏虚型** 发育迟缓,翻身、坐起、爬行、站立、行走、生齿均落后于正常同龄儿,伴反应迟钝,肢体僵硬,筋脉拘挛,屈伸不利,或伴筋骨痿弱,头项萎软,头颅方大,囟门迟闭,目无神采,或伴易惊,夜卧不安,盗汗,舌质淡,舌苔少,脉沉细无力,指纹淡红。

3. **肾精不足型** 发育迟缓,运动落后,出牙延迟,囟门迟闭,肢体萎软,肌肉松弛,头项低垂,头颅方大,甚者鸡胸龟背,肋骨串珠,多卧少动,言语低微,神疲倦怠,面色不华,纳呆食少,便溏,小便清长,舌淡红,苔薄白,脉沉细无力,指纹色淡。

**4. 痰瘀阻滞型** 发育迟缓,肢体不遂,筋脉拘挛,屈伸不利,言语不利,耳窍不聪,反应迟钝,或伴吞咽困难,喉间痰鸣,口角流涎,或伴癫痫发作,舌胖有瘀斑瘀点,苔厚腻,脉沉涩或沉滑,指纹暗滞。

**5. 心脾两虚型** 发育迟缓,四肢痿软,肌肉松弛,咀嚼无力,语言迟滞,智力低下,发稀萎黄,或伴精神呆滞,吐舌,口角流涎,或伴神疲体倦,面色不华,食少纳差,大便秘结,舌淡胖,苔少,脉细缓或细弱,指纹淡红。

**(二) 康复医学评定方法**

随着《国际功能、残疾和健康分类》(International Classification of Functioning, Disability and Health, ICF)康复理论的发展和"生物-心理-社会整合"的医学模式,脑瘫儿童康复评估也应该遵循 ICF 的核心要素,涵盖身体功能、身体结构、活动与参与、环境因素四大方面。

**1. 身体功能评定**

1) 精神功能评定 对脑瘫患儿的整体精神评估可以认识患儿整体精神状态、性格特征等,可为临床个性化治疗措施提供参考。脑瘫儿童常见精神评估量表有儿童多动症诊断量表、感觉统合评定、S-S 评估/汉语沟通量表和智力测试。

2) 智力功能评定 智力是一种综合的认识方面特征。常见诊断量表有丹佛发育筛选测试(Denver Developmental Screening Test,DDST)、韦氏儿童智力量表和中国-韦氏幼儿智力量表(WechslerIntelligence Scale for Children, WISC)、图片词汇测试(Peabody Picture Vocabulary Test,PPVT)、格赛尔发育诊断量表(Gesell Development Diagnosis Scale,GDDS)、适应行为测验、斯坦福-比奈智力量表(Stanford-Binet Intelligence Scale,SBIS)。

3) 运动功能评定 是小儿脑瘫康复评定中非常重要的一部分。囊括了对脑瘫患儿脑功能、关节和肌肉功能的全面评估。

(1) 大运动发育评定:①全身运动评估(General Movements,GMs)是神经发育学家提出的一种观察胎儿至 4~5 月龄婴儿自发运动以预测其神经发育结局的评估方法。其评估的基本方法是拍摄一段适龄婴儿的运动录像,再由具有资质的评估人员对录像进行评估,并得出结论。作为一种无创、观察性的早期神经发育检查工具，其安全性和有效性已得到公认。②粗大运动功能测试量表（Gross Motor Function Measure，GMFM）是目前公认的、使用最广泛的、评定脑瘫患儿粗大运动的量表。主要用于评定脑瘫儿童粗大运动状况，随着时间或干预而出现运动功能的改变。③Peabody运动发育量表（Peabody Developmental Motor Scales，PDMS）粗大运动部分适用于评定6～72个月的所有儿童的运动发育水平。其信度和效度研究发现，不同测试者、不同时间测试之间有着良好相关性。④精细运动功能评估量表（Fine Motor Function Measure Scale，FMFM）属于等距量表，可以合理判断脑性瘫痪儿童的精细运动功能水平。通过评定脑瘫儿童精细运动功能随月龄增长而出现的变化情况，有助于对脑瘫儿童精细运动功能发育状况做进一步研究。⑤上肢技能质量评定量表（Quality of Upper Extremity Skill Test，QUEST）是一种具有参考标准的观察性量表，可以反映上肢运动功能质量的潜在特质。⑥中国儿童发育中心婴幼儿发育量表（Child Development Center of China，CDCC）。

（2）肌力、肌张力评定：脑瘫患儿往往伴随肌力及肌张力的改变，准确的肌力、肌张力的评估有助于脑瘫患儿的诊疗。常用肌张力评定量表有改良Ashworth量表、临床痉挛量表、改良Tardieu量表和Penn痉挛频率量表；常用肌力评定量表有徒手肌力测定和等速肌力测定。

（3）神经反射评估：原始反射的出现和消失时间可正确评价脑瘫儿童的神经系统发育水平。临床常用的原始反射评估包括拥抱反射、吸吮反射、觅食反射、收握持反射、紧张性颈反射、前庭脊髓反射、磁石反射、交叉伸展反射、耻骨上伸展反射、自动步行反射、跨步反射、逃避反射、巴宾斯基反射、手指伸展反射、小鱼际皮肤反射、侧弯反射、阳性支持反射、伸肌突张、联合反射、上肢移位反射、日光反射、足把握反射、跟骨反射、手跟反射等；立直反射包括颈立直反射、躯干立直反射、迷路立直反射、视性立直反射、落下伞反射；平衡反射包括倾斜反射、坐位平衡反应、立位平衡反射、深浅反射、升降反射。全面的神经反射评估有助于脑瘫患儿的早期诊断。

（4）随意运动评定：随意运动是指意识支配下受大脑皮层运动区直接控制的具有一定目的性和指向性的躯体运动，包括患儿随意运动和协调的相关功能，如手眼口协调、手眼协调、眼足协调等。

（5）不随意运动评定：是指随意肌的某一部分或某一肌群出现无意识、无目的的收缩。对不随意运动的评定包括肌肉的不随意收缩、震颤、抽搐、无意识举动、刻板动作、动作持续、舞蹈症、手足徐动症、声带抽搐、张力障碍性运动等。

（6）关节活动度（ROM）评定：可客观地评价患儿各个关节活动情况、运动肌和姿势稳定肌的功能以及间接评价肌张力水平。

（7）步态功能评定：主要包括了步行能力测试、足底压力测定、步态分析等。

（8）日常生活能力评定：日常生活活动能力是指人们为独立生活而每天必须重复进行的、最基本的运动，即衣、食、住、行、个人卫生等基本动作和技巧。临床常采用的量表有日常生活能力量表（Activity of Daily Living Scale，ADL）、能力低下儿童评定量表（Pediatric Evaluation of Disability Inventory，PEDI）和儿童功能独立检查量表（WeeFIM）等，针对家庭和社会关系领域、生理功能领域、心理功能领域、外表、对社会及物质方面的心理-社会关系及环境领域6个方面。

（9）心理行为能力评定：①Achenbach 儿童行为量表是目前使用较为广泛的评定儿童行为和情绪的量表，主要评定患儿的社交能力和行为问题；②Conners 儿童行为量表主要评定儿童行为问题，特别是儿童注意缺陷多动障碍；③孤独症儿童行为检查量表（Autism Behavior Checklist，ABC）。

**2. 身体结构评估**　内容包括：①神经系统的结构；②眼、耳等相关结构功能；③心血管、免疫和呼吸系统的相关结构；④与运动有关的结构；⑤消化代谢和内分泌相关的结构；⑥其他相关功能结构。

**3. 活动和参与评定**　是对儿童个体和社会方面进行综合评估。主要包括学习和应用知识、一般任务和要求、交流、活动、自理、家庭生活、人际交往和人际关系、主要生活领域、社区、社会和公民生活。

**4. 环境因素**　主要包括用品和技术、自然环境和对环境的人为改变、支持和相互联系、态度、服务、体制和政策。在脑瘫儿童治疗过程中重视环境因素对患儿造成的影响，通过一些相关技术和工具使患儿的功能得到改善，通过国家政策和社会基础设施建设改变生活环境，扩大患儿活动范围，最大限度地使之适应社会、融入社会。

## 五、康复

### （一）中医康复技术

**1. 针刺疗法**　是当代治疗神经和运动系统疾病的主要方法之一，在改善脑瘫患儿运动障碍和姿势异常方面具有显著优势。针刺可选择大椎、安眠、哑门、陶道、百会、印堂、内关、合谷、足三里穴,每日 1 次。

**2. 推拿疗法** 小儿推拿较成人不同之处主要是在手法的着力上须更轻快柔和、平稳着实。因痉挛型脑瘫主要表现为肌力低、肌张力高、影响运动发育等,故常用穴位指按及循经推法、捏法等推拿手法来疏通经络、理筋复位、松解粘连、滑利关节的作用。

**3. 穴位注射** 又可称为水针,是针刺与中西药相结合的一种新型方法,即选用相应的药物注射入人体腧穴,从而预防和治疗疾病。它可以将针刺与药物相结合,双重刺激同时作用于机体,发挥两者的协同作用,从而提高疗效。穴位注射能增强颈后肌群兴奋性,提高颈后肌群抗缺氧能力,提高局部肌肉力量,增强患儿竖头功能。有研究表明,穴位注射能够使患儿肌肉收缩时参与的肌纤维数量增加,可改善肌肉萎缩程度,提高肌电活动,增加肌肉活性,进而使患儿运动能力明显提高。

**4. 电针疗法** 现代医学认为,电针疗法在脑瘫治疗中不仅能降低血管紧张度,提高大脑供血效率,促进大脑血液循环,还能改善脑细胞代谢,使部分失代偿脑组织得以恢复,提高脑组织功能可塑性及促进脑组织修复。

**5. 艾灸疗法** 通过艾火的温热刺激,可刺激经络感传,而温通经络,调理气血,扶阳祛邪。在百会、足三里、关元穴进行温和灸法,可以增加颅内病变部位的血液供应,改善微循环以及脊髓中枢神经功能,调整血浆中神经递质含量释放,从而促进组织修复并且降低整体血管的紧张度,促进正常脑细胞的代偿功能,加强脑功能可塑性。

**6. 中药内服法** 中医根据脑瘫患儿的症状、体征,结合舌脉或指纹,将其分为五型。一是肝肾亏损型,表现为肢体拘挛僵硬,发育迟缓;二是心脾两虚型,表现为肢软无力,神疲倦怠,舌淡胖伴齿痕;三是痰瘀阻滞型,表现为肢体挛缩,痰多,癫痫;四是脾虚肝亢型,表现为肢体强直抽搐,乏力,纳差;五是肾精不足型,表现为头项软弱、倾斜,喜卧语怯。分别予六味地黄丸、归脾汤、通窍活血汤合二陈汤、异功散加减、补天大造丸治疗。

**7. 中药熏洗外用法** 属于中医的温热疗法之一。它是在中医学理论指导下,先利用中药煎煮后的温热蒸气进行有效熏蒸,再对全身或局部患处用药液淋洗、浸浴的一种治疗疾病的方法。中药熏洗通过促进人体血液循环从而疏通经络、调和气血,同时通过辨证选药,可达到调整脏腑功能,调和气血阴阳的功效,在小儿脑瘫康复治疗中具有较好的临床疗效。

#### （二）西医康复技术

《中国脑性瘫痪康复指南（2015）》指出，脑瘫儿童的康复治疗原则如下：①早期发现异常表现，早期干预；②综合性康复；③与日常生活相结合；④康复训练与游戏相结合；⑤遵循循证医学的原则；⑥集中式康复与社区康复相结合。

**1. 神经易化技术**

（1）博巴斯技术（Bobath technique）：通过对关键点控制，达到抑制异常姿势和运动模式，促进正确的运动感觉和运动模式的目的。博巴斯技术适用于各种类型的脑瘫患儿，应根据不同类型特点，选择不同的技术手法。

（2）布伦斯特伦技术（Brunnstrom technique）：在中枢神经系统损伤初期，以协同运动等病理运动模式和反射模式作为促进手段，向正常、复杂的运动模式发展，最终达到中枢神经系统重新组合的正常运动模式。布伦斯特伦技术适用于能够理解和配合指令的脑瘫患儿。

（3）本体促进技术（proprioceptive neuromuscular facifitation，PNF）：是以人体发育学和神经生理学为基础，根据人类在正常状态下日常生活活动中常见的运动模式而创立。其按照正常的运动发育顺序，运用适当的感觉信息刺激本体感受器，使某些特定的运动模式中的肌群发生收缩，促进功能性运动。适用于能够理解和配合指令的脑瘫患儿。

（4）沃伊塔疗法（Vojta therapy）：让患儿取一定的姿势，通过对身体特定部位的压迫刺激，诱导患儿产生全身性、协调化的反射性翻身和腹爬移动运动，促进与改善患儿的运动功能，又称诱导疗法。其适用于不同类型的脑瘫患儿。

（5）鲁德技术（Rood technique）：强调有控制的感觉刺激，按照个体的发育顺序，通过应用某些动作的作用引出有目的的反应。

**2. 基本康复技术**　包括：①渐增阻力；②关节活动度训练；③关节松动技术；④减重步态训练；⑤平衡功能训练；⑥核心稳定性训练；⑦运动再学习；⑧运动控制理论与任务导向性训练。

**3. 物理因子治疗**　包括：①功能性电刺激；②生物反馈疗法；③经颅磁刺激技术；④水疗；⑤蜡疗；⑥光疗；⑦高压氧。

**4. 辅助器具**　分类和方法很多，常用的包括进食、穿衣、洗漱、如厕、修饰、交流等方面的辅助器具。

**5. 作业疗法**　包括：①促进认知功能发育的作业训练；②提高日常生活活

动能力的作业训练;③姿势控制训练;④手精细运动训练;⑤视觉功能训练;⑥手眼协调训练;⑦书写能力训练;⑧游戏活动;⑨进食训练;⑩更衣训练;⑪如厕训练;⑫沐浴训练;⑬学习和交流;⑭感觉统合训练;⑮强制性诱导疗法;⑯镜像视觉反馈疗法。

### 六、社区调养与预防

#### (一) 胎儿出生前预防

首先,孕妇在孕期要注意定期到正规的医院进行产前检查,防止发生先天性疾病。如果发现胎儿异常,应尽早终止妊娠。其次,女性在孕期应避免感染疾病,这对预防脑瘫非常重要。在平时,孕妇最好不要去公共场所活动,以免出现感染,影响胎儿正常发育。再次,要避免接触宠物,孕妇接触狗、猫等宠物,极易感染弓形体病,进而引起流产、死胎或者脑瘫的发生。最后,不要滥用药物,特别是麻醉药、镇静药,禁止吸烟、饮酒。要注重饮食均衡营养,蛋白质、脂肪、葡萄糖、核酸、维生素、微量元素等尽可能全面摄入。

#### (二) 胎儿出生过程中预防

预防早产、难产,避免在分娩过程中对新生儿产生伤害,是预防小儿脑瘫至关重要的环节。一旦出现新生儿窒息、颅内出血等病症,应积极进行治疗,减少、减轻损害。

#### (三) 胎儿出生后预防

胎儿出生后一个月内要加强护理,合理喂养,预防颅内感染、脑外伤等。

# 第二节 儿 童 哮 喘

## 一、概述

### (一) 定义

支气管哮喘是小儿时期常见的肺系疾病,以发作性喉间哮鸣、气促及呼气延长为特征,严重者不能平卧。哮指声响,喘指气息,临床上哮常兼喘。本病发作有明显的季节性,以冬季及气温多变季节发作为主,呼吸道症状的具体表现形式和严重程度具有随时间而变化的特点,常伴有可变的呼气气流受限。发病年龄以 1~6 岁多见。95% 的发病诱因为呼吸道感染。

### (二) 需求与现状

支气管哮喘是儿童期最常见的慢性呼吸系统疾病。近 30 年来我国儿童哮喘患病率呈明显上升趋势,1990、2000 和 2010 年我国 14 岁以下儿童哮喘累积患病率分别为 1.09%、1.97% 和 3.02%。近期国内成人哮喘问卷调查显示,我国 20 岁及以上人群哮喘现患率已达 4.2%。据此推测,目前我国儿童哮喘的患病率可能高于 2010 年的水平。哮喘的管理目标是达到并维持哮喘的有效控制,但目前我国儿童哮喘的总体控制水平尚不理想,调查结果显示,20% 的城市哮喘患儿未达到良好控制,在医疗资源相对匮乏的农村和边远地区,儿童哮喘的未控制率可能更高。导致哮喘控制不佳的相关因素复杂多样,包括临床医师的规范化诊疗水平参差不齐、患儿及家长教育不足、用药依从性差、未能有效回避过敏原等诱发因素、存在哮喘共患病等。

## 二、病因及危险因素

### (一) 病因

哮喘发病原因是与多基因遗传有关的变态反应性疾病。发病机制不完全清楚,多数人认为:家族遗传、变态反应、气道慢性炎症等因素相互作用,共同参与哮喘发病过程。

1. **家族遗传** 是儿童支气管哮喘的常见原因之一。此病具有家族聚集现象,哮喘患者亲属患病率高于群体患病率,并且亲缘关系越近,患病率越高;患者病情越严重,其亲属患病率也越高。目前,对哮喘的相关基因尚未完全明确,但有研究表明,有多位点的基因与变态反应性疾病相关。这些基因在哮喘发病中起着重要的作用。

2. **气道慢性炎症** 被认为是哮喘的基本的病理改变和反复发作的主要病理生理机制。哮喘的气道慢性炎症是由多种炎症细胞、炎症介质和细胞因子参与的,相互作用形成恶性循环,使气道炎症持续存在。其相互关系十分复杂,有待进一步研究。

### (二) 诱发因素

儿童支气管哮喘诱因是多种多样的,主要包括呼吸道感染、吸入(或食物性)

过敏物质(变应原)、胃食管反流、吸入刺激性气体、剧烈运动和情绪波动、气候环境因素、药物因素等。

**1. 呼吸道感染** 国内相关调查研究显示呼吸道感染诱发小儿支气管哮喘的占比为85%～95%。婴幼儿期主要有呼吸道合胞病毒(respiratory syncy-tial virus, RSV)、副流感病毒、流感病毒和腺病毒,其他如麻疹病毒、腮腺炎病毒、肠道病毒、脊髓灰质炎病毒偶尔可见。

**2. 支原体感染** 由于婴幼儿免疫系统不成熟,支原体可以引起婴幼儿呼吸道慢性感染,若处理不恰当,可能导致反复不愈的咳嗽和喘息。

**3. 变应原** 引起小儿支气管哮喘的变应原是一些蛋白质或含有蛋白质的物质,主要为吸入性变应原和食物性变应原两种类型。其中吸入性变应原是引起小儿支气管哮喘的主要病因。1岁以上的幼儿,呼吸道过敏逐渐形成,如对室内的尘螨、蟑螂、宠物皮毛和对室外的花粉等变应原过敏;长期持续低浓度变应原吸入,可以诱发慢性气道过敏性炎症,引起机体致敏,并产生气道慢性特应性炎症,往往发展成儿童哮喘。短时间吸入高浓度变应原可以诱发急性哮喘;这类哮喘发作较为突然,多数在环境中变应原浓度较高的季节发作,儿童对尘螨过敏反应比成人更为常见,春、秋季是最适宜尘螨生存的季节,因此尘螨性哮喘好发于春、秋季节,且夜间发病者多见。

**4. 胃食管反流** 由于解剖结构的原因,也有医源性因素(如应用氨茶碱、β受体兴奋药等)可以引起胃食管反流,在婴幼儿尤为多见,是导致喘息反复不愈的重要原因之一。临床上多表现为入睡中出现剧烈的咳嗽、喘息,平时有回奶或呕吐现象。

**5. 吸入刺激性气体** 油漆、煤烟、冷空气吸入均可作为非特异性刺激物,刺激支气管黏膜下感觉神经末梢,反射性地引起咳嗽和支气管平滑肌痉挛,导致哮喘发作。其中油漆散发的气体可触发严重而持续的咳喘发作,应尽量避免。

**6. 剧烈运动和情绪波动** 可能诱发哮喘使呼吸运动加快。

**7. 气候环境因素** 儿童对外界条件的适应能力弱于成人,因此更容易受到外界环境变化影响,如天气突然变冷或气压降低而诱发支气管哮喘。

**8. 药物因素** 目前临床药物种类繁多,部分药物经口服时可能会对患儿的气道造成刺激,直接或间接对气道黏膜造成伤害,部分疾病也会影响患儿呼吸道通畅,从而诱发支气管哮喘发生。

### 三、临床表现

儿童处于生长发育过程,各年龄段哮喘患儿因为呼吸系统解剖、生理、免疫、病理等特点不同,哮喘的临床表现也不尽相同。

**（一）儿童哮喘的临床特点**

（1）儿童期非特异性呼吸道症状有喘息、咳嗽、气促、胸闷,可见于哮喘和非哮喘性疾病。典型哮喘的呼吸道症状具有以下特征。①诱因多样性:常有上呼吸道感染、变应原裸露、强烈运动、大笑、哭闹、气候变化等诱因;②反复发作性:当碰到诱因时骤然发作或呈发作性加重;③时光节律性:常在夜间及凌晨发作或加重;④时节性:常在秋冬时节或换季时发作或加重;⑤可逆性:平喘药通常能够缓解症状,可有明显的缓解期。

（2）常伴有湿疹、变应性鼻炎等其他过敏性疾病病史,或有哮喘等过敏性疾病家族史。

（3）哮喘患儿最常见的异样体征为呼气相哮鸣音,但慢性持续期和临床缓解期的患儿可能没有异样体征。重症哮喘急性发作时,因为气道堵塞严重,呼吸音可明显削弱,哮鸣音反而削弱甚至消失("缄默肺"),可危及生命。

（4）哮喘患儿肺功能变化具有明显的特征,即可变性呼气气流受限和气道反应性增强,前者主要表现在肺功能变化幅度超过正常人群,不同患儿的肺功能变异度很大,同一患儿的肺功能随时间变化而不同。

**（二）6岁以下儿童喘息的特点**

喘息是学龄前儿童呼吸系统疾病中常见的临床表现,非哮喘的学龄前儿童也可能会发生反复喘息。目前学龄前儿童喘息主要有以下两种表型分类办法。

**1. 按症状表现形式分类**

（1）发作性喘息:喘息呈发作性,常与上呼吸道感染相关,发作控制后症状可彻底缓解,发作间歇期无症状。

（2）多诱因性喘息:喘息呈发作性,可由多种触发因素诱发,喘息发作的间歇期也有症状(如夜间睡眠过程中、运动、大笑或哭闹时)。临床上这两种喘息表现形式可互相转化。

## 2. 按病程演化趋势分类

（1）早期一过性喘息：多见于早产和父母吸烟者，主要是环境因素导致肺发育延迟所致，随着年龄增长使肺的发育逐渐成熟，大多数患儿在 3 岁之内喘息音逐渐消失。

（2）早期起病的持续性喘息（指 3 岁前起病）：患儿主要表现为与急性呼吸道病毒感染相关的反复喘息，本人无特异性表现，也无家族过敏性疾病史。喘息症状一般持续至学龄期，部分患儿在 12 岁时仍然有症状。小于 2 岁的儿童，喘息发作的缘由通常与呼吸道合胞病毒等感染有关；2 岁以上的儿童，往往与鼻病毒等其他病毒感染有关。

（3）迟发性喘。

## 四、康复评定

### （一）中医辨证

#### 1. 发作期

（1）寒性哮喘：咳嗽气促，痰稀薄如泡沫，喉间有哮鸣声，形寒无汗，面色苍白，四肢不暖，口不渴或喜热饮，舌质正常或偏淡，舌苔薄白或薄白腻，脉浮滑或紧。

（2）热性哮喘：咳嗽，气促，怕热，烦渴，痰浊黄稠，面赤，自汗，咽赤，舌质红，苔黄，脉搏滑数。

#### 2. 缓解期

（1）肺气虚弱：面色㿠白，气短懒言，语声低微，倦怠乏力，自汗怕冷，四肢不温，舌淡苔薄，脉细无力。

（2）脾虚气弱：咳嗽痰多，食少脘痞，面黄欠华，大便不实，肌肉消瘦，倦怠乏力，舌淡苔少，脉缓无力。

（3）肾虚不纳：面色㿠白，形寒怯冷，下肢不温，动则心悸气促，大便澄清，或夜间遗尿，舌淡苔白，脉细无力。

### （二）康复医学评定方法

患儿康复管理宜由医师、护士、营养师、康复师、呼吸治疗师共同参与康复评估，根据评估情况，制订个体化康复管理计划，并及时重新评估与调整。儿童慢性气道炎症性疾病康复管理具体评估项目和方法选择如表 6-1 所示。

表6-1　慢性气道炎症相关性疾病康复评估具体项目

| 评估方法 | 评估内容 |
| --- | --- |
| 检查评估 | 血常规和生化指标、FeNO、心电图、影像学、电子支气管镜等 |
| 功能评估 | 肺功能、咳嗽峰流速、最大吸气压(MIP)、最大呼气压(MEP)、跨膈压、膈肌超声、心肺功能试验、6分钟步行试验、徒手肌力检查、等长测力计、等张肌力检查、吞咽功能评估 |
| 问卷评估 | 视觉模拟评分(VAS)、咳嗽特异性生活质量问卷(CQLQ)、莱斯特咳嗽问卷(LCQ)、Borg量表、发育和健康状况评定量表(青少儿版)(DAWBA)、匹兹堡睡眠质量指数量表(PSQI)、儿童营养风险筛查工具(STRONGkids) |

## 五、康复

### (一)中医康复技术

**1. 推拿疗法**　小儿推拿具有无创伤、操作简单、无针、无药、有效的优点。通过揉、捏、推等手法作用于患儿肾经、肺经、脾经上的腧穴,进而起到补气固本、运气活血、畅通经络、温化痰饮、消除夙根的作用。疗法:先用推法,依次横推胸腹部(以华盖、膻中为重点),腰背部(自上而下,以肺俞、膈俞、命门为重点),脊柱及其两侧;每1～2日1次,10次为1个疗程。下面为具体操作。

(1)揉膻中,膻中位于两乳头连线中点,按揉200次。

(2)补脾经,脾经位于拇指桡侧,由指尖推向指根300次。

(3)揉掌小横纹,掌小横纹位于掌面尺侧,小指指根下掌横纹处,按揉3分钟。

(4)按定喘,定喘穴位于第7颈椎棘突下旁开0.5寸处,按揉5分钟。

(5)揉肺俞,肺俞穴位于第3胸椎棘突下旁开1.5寸处,按揉3分钟。

(6)揉肾俞,肾俞穴位于第二腰椎棘突下旁开1.5寸处,按揉3分钟。

**2. 针灸疗法**　通过针灸各种补泻手法的应用,可有效控制各型哮喘发作。疗法:取定喘、肺俞、大椎、天突等穴,发作期每天1次,10次为1个疗程。

**3. 艾灸疗法**　采用隔药饼艾灸治疗小儿支气管哮喘。疗法:用中药制成寒喘药饼和热喘药饼,取定喘、天突、膻中、肺俞穴,寒喘加关元,热喘加曲池,饼上施艾柱灸1～2壮。

**4. 穴位敷贴疗法**　本法多以背部穴位为主,通过药物对穴位的刺激和药理作用而产生疗效。临床多采用冬病夏治、伏天疗法。常用白芥子、细辛、胡椒、白附子等中药,共研细末,用生姜汁调后敷于定喘、肺俞等穴位,每1~2日敷贴1次,7次为1个疗程,适用于哮喘缓解期。

**5. 耳穴治疗**　穴位选用神门、平喘、风溪、大肠、肾、脾等,随证加减,每次治疗一耳,每周2次,左右耳轮换,并嘱其家长每日为患儿按压耳穴3次,每次压60~100下,耳贴10次为1个疗程,连治2~5个疗程。

**6. 中药疗法**

1) 发作期

(1) 寒性哮喘:治以温肺化痰定喘,方用小青龙汤合三子养亲汤,咳甚者加紫菀、款冬花。

(2) 热性哮喘:治以清肺化痰定喘,方用麻杏石甘汤,痰多者可加瓜蒌、半夏,哮甚者加白芥子、代赭石。

2) 缓解期

(1) 肺气虚弱:治以补肺固卫,方用玉屏风散,汗多者加五味子、牡蛎,肢冷者可加桂枝、附子。

(2) 脾虚气弱:治以健脾化痰,方用六君子汤,大便溏者可加木香、砂仁,食欲不振者可加神曲、焦山楂等。

(3) 肾虚不纳:治以补肾固本,方用金匮肾气丸。

**(二) 西医康复技术**

儿童哮喘一旦病情稳定进入缓解期,即可开始康复治疗与管理。运动康复、物理康复手段的禁忌证:①存在不稳定的骨折、具有威胁性传染病、具有造成自残或伤害他人风险的、精神状态不稳定的,应为绝对禁忌证;②认知障碍、进展性神经肌肉疾病、无法纠正的严重贫血、严重视力障碍等为相对禁忌证。

而营养管理、心理干预、健康教育等管理手段有助于患儿康复,应视患儿个体情况尽可能同步进行。关于儿童哮喘缓解期的康复管理方法主要有以下8种。

**1. 营养管理**　营养状况不佳的患儿,应保证每日充足的营养和能量补给。每日摄入总能量应根据年龄、体重及患儿生长发育具体情况估算。通常1岁以内每日摄入标准为110 kcal/kg,之后每增长3岁减10 kcal/kg,15岁时应为60 kcal/kg。

蔬菜水果中的膳食纤维、微量营养素和生物活性化合物等参与肠道菌群调节,可降低炎症反应及氧化应激。如维生素 C 和维生素 E、胡萝卜素、类黄酮和硒、维生素 D、$\omega-6/\omega-3$ 不饱和脂肪酸和多种氨基酸制剂。另外,对食物过敏或疑似食物过敏的哮喘患儿,可进行专科过敏评估,避免摄入相应食物。

**2. 运动康复**　运动康复训练可减少促炎性细胞因子产生、增加抗炎细胞因子释放,还可促进呼吸道分泌物清除。

(1)有氧运动:游泳、跑步、自行车、球类运动等,可改善患儿最大摄氧量和运动诱发支气管痉挛的情况,减少哮喘发作。

(2)抗阻训练:俯卧撑、引体向上、哑铃操等,可改善肌肉质量和力量,适用于严重气流受限和重度呼吸困难的患儿。

**3. 呼吸训练**　通过调节呼吸速度和深度、气流速度等减少过度通气诱发支气管痉挛和呼吸困难,包括缩唇呼吸、腹式呼吸、部分呼吸、强化呼吸肌训练等。具体训练方式可根据患儿实际情况和兴趣进行选择。

**4. 物理康复**　对于慢性气道炎症性疾病适用的方法包括手法排痰、主动循环呼吸技术、高频胸壁振荡等技术,使痰液松动和(或)通过气液相互作用促进黏液排出。

手法排痰临床上作为咳嗽痰多、排痰困难、痰液潴留者的辅助治疗;主动循环呼吸技术包括呼吸控制、胸廓扩张运动和用力呼气技术,慢性气道炎症患者出现临床表现时可以酌情使用。主动循环呼吸技术建议在 4 岁以上患儿中进行。

**5. 健康教育**　通过健康宣教,让患儿及家长正确、全面地了解该疾病,有利于病情管理,同时可缓解焦虑、紧张等不良情绪。

**6. 心理干预**　慢性气道疾病的患儿常存在焦虑、抑郁等心理健康问题,可影响临床控制效果和生活质量。合适的心理干预疗法包括认知疗法、行为疗法、正念减压法、放松疗法和催眠疗法。

**7. 自我管理**　可以减少患儿住院、急诊以及计划外就诊,并改善患儿的生活质量。针对性制订个性化儿童哮喘行动计划,使用好哮喘日记、哮喘评分表、呼气峰流速(peak expiratory flow,PEF)等哮喘监测管理工具。缓解期通过自我监测与评估、建立健康档案以及定期随访,让患儿参与疾病长期管理,让患儿建立自我管理的信心。

避免室内外环境诱发因素是儿童哮喘长期管理的重要内容。包括:①尘螨过敏;②霉菌孢子、菌丝;③季节性花粉过敏;④宠物毛发及皮屑、蟑螂等;⑤二手烟、空气污染。

8. **学校管理**　以学校为基础的儿童哮喘管理是缓解期管理的重要组成部分,有助于减少急诊就诊和住院次数。学校的校医和老师应定期进行儿童哮喘防治知识的宣教和培训,并向哮喘患儿普及哮喘相关知识。学校应配备哮喘治疗的应急措施,如雾化吸入器、吸入药物等,以备患儿急性发作时的急救所需。

## 六、社区调养与预防

### (一)日常生活中应避免的事项

在日常生活中,哮喘患儿需要在衣食住行及运动等方面避免以下几个"坑"。

1. **穿衣"坑"**　父母希望给孩子们有时尚感的穿衣。在关注时尚感之前,哮喘儿童需要先避免衣服的材质、款式可能致敏的"坑"。

(1)选择材质和款式合适的衣服:首选纯棉材质的衣服,柔软、穿着舒适。不宜选择动物皮毛、人造皮毛的衣物,避免由于材质致敏诱发哮喘发作。衣服穿着宜宽松,不宜紧身,避免由于衣服过紧引起胸闷、呼吸困难等不适。

(2)降温应及时添加衣物:感冒、冷空气刺激都能够诱发哮喘发作。气温骤降时,及时添加衣物,避免感冒发生;冬季外出时佩戴口罩,避免吸入冷空气,冷空气刺激呼吸道也会引起哮喘发作。

(3)选择正确的方法清洗衣服:注意个人卫生,经常洗澡勤换衣服。推荐选用无刺激性气味的衣服清洗剂,避免衣服清洗剂的刺激气味诱发哮喘。使用滚动烘干机(烘干温度>55℃,持续10分钟以上)可以杀螨,避免因螨虫诱发过敏而哮喘发作。

2. **饮食"坑"**　正处于生长发育阶段的孩子们,饮食需要营养均衡。在考虑营养均衡之前,哮喘儿童需要先避开食物过敏"坑"和刺激"坑"。

(1)避开过敏食物:蛋白质含量较高的食物容易引起食物过敏,如牛奶、鸡蛋白、海鱼、虾、蟹和各种肉类等。一旦经医院查明过敏原是某些食物,就要避免食用。

(2)避开刺激性食物:辣椒、姜、蒜、芥末、柠檬汁、胡椒粉、咖喱等调料较刺激,容易刺激气管引起痉挛,从而诱发哮喘。哮喘儿童气道处高反应状态,冷刺激往往可诱发气道痉挛引起哮喘发作。古医书《内经》中记载:"形寒饮冷则伤肺"。哮喘患儿,特别是反复发作者,体质及肺均较弱,更应忌吃一切寒凉生冷食物,即使不是反复发作及体质虚弱者,患儿脾胃肾虚也多见,过食生冷会引起胃肠蠕动减慢,导致消化不良、食欲不振,使患儿体质下降,对哮喘康复不利。

（3）忌过甜及过咸食物:中医学有过甜过咸食物能生痰热的说法,古医书《诸证提》记载:"欲拔病根,必断厚味……遇厚味复发者,清金丸"。因肥腻之品最易生痰,为哮喘的病根,故饮食肥腻易引起哮喘发作,哮喘患儿吃得过饱使腹压增高,横隔上抬,胸腔缩小,不利于肺通气,也易诱发哮喘发作。

（4）保证营养素均衡:儿童处于生长发育阶段,保证所吃食物中三大营养素合理搭配。碳水化合物以谷、薯类为主。脂类宜选择富含必需脂肪酸的食物,如豆油。蛋白质:只要儿童对食物没有过敏,就应该适当增加蛋白质食物摄入,如奶类、蛋类、鱼类;如对动物蛋白过敏,可以进食植物蛋白,如大豆及豆制品等。

（5）选择富含维生素类及微量元素食物:鲜橘、大枣、山楂、草莓、柠檬等富含维生素 C,动物肝脏、蛋黄、菠菜、芹菜、油菜富含维生素 A 和胡萝卜素,多吃富含维生素和微量元素的食物可以减少支气管平滑肌痉挛,预防哮喘发作。补充钙、铁、锌、硒可以提高人体免疫力,减少哮喘发作。

3. 居住"坑" 父母努力给予孩子们舒适的居住环境。在享受舒适的居住环境之前,哮喘儿童需要避开生活环境中过敏原的"坑"。

（1）减少室内尘螨:沙发、被褥、床垫等处是尘螨最容易滋生的地方。床品及家居品,如枕套、被罩、床单、沙发套等,可以使用防螨布料用品,每 2 周用 55℃以上热水清洗床单、枕套、毛毯、床垫套等;窗帘可以改为百叶窗,或每月用 55℃以上热水清洗。长毛绒玩具也容易滋生尘螨,可以用其他材质玩具代替长毛绒玩具,或参照床品及家居品进行清洗。室内布置宜简化,不在卧室内堆放杂物,不摆放盆栽。家具选用皮革垫或木制材质。

（2）避免室内真菌产生:卧室、客厅或厨房的霉菌与哮喘发生相关,阴暗、潮湿、通风不良的居室尤其是地下室是真菌生长的理想地方。应注意室内通风、使用抽湿机降低室内湿度、使用空气过滤器过滤部分真菌、定期清洗或清除容易繁殖霉菌的家庭设施、用干燥剂等除湿防霉等。

（3）减少与宠物接触:所有带皮毛或者羽毛的动物都有可能引起过敏反应,诱发哮喘发作,特别是猫毛皮屑和狗毛皮屑是常见的宠物过敏原。宠物过敏者不养宠物。如必须饲养,应使宠物远离卧室、至少每周清洗宠物、定期室内吸尘、使用高效微粒空气过滤器、改善家居环境通风等。

（4）避免环境中刺激性气味:刺激性气味可以诱发哮喘发作,应该避免。如房屋新装修后室内有油漆味等刺激性气味;家长中有人吸烟,室内有烟味;杀虫剂、香水都会产生刺激性气味。

4. 出行"坑" 呼吸室外新鲜空气,沐浴在阳光下,有利于孩子的成长。在出行之前,哮喘儿童需要避开外界环境中的过敏"坑"。

(1)关注天气预报:建议出行前关注天气预报,如室外温度较低,建议及时添加衣物、佩戴口罩;如雾霾天、空气质量差,避免或减少出行,必须出行时佩戴口罩。

(2)避免花粉过敏:花、树、牧草和杂草三类植物的花粉是由风媒传播的。不同的花粉过敏原具有一定的季节规律。花粉过敏者在花粉季节(春夏季)留在室内、紧闭门窗、使用新风过滤系统、减少外出也是有效的预防途径。必须外出参加活动时,可以佩戴口罩或应用花粉阻隔剂,外出归来及时更换衣物洗头洗澡,避免花粉沉积在家中。

5. 运动"坑" 生命在于运动,哮喘症状控制良好的儿童可以正常运动。规律运动可以增加儿童活动的耐力、提高心肺功能,改善由哮喘引起的身体不适。哮喘儿童在运动之前,必须认真选择合适的项目,避开运动"坑"。

(1)准备工作:运动前可以先做 10 分钟的热身运动。热身运动可以让气管适应周围的环境。

(2)运动频率:每周至少 3 天;每次至少 20 分钟。如果不能坚持持续运动20 分钟,可以在每次运动中插入 2~3 分钟的休息间隔。

(3)运动强度:因人而异,随着哮喘儿童运动能力提高可及时调整,以不出现哮喘相关症状如胸闷、气促、咳嗽、呼吸困难为宜。

(4)运动项目:推荐步行、跑步、游泳、自行车、瑜伽等有氧运动。步行是哮喘儿童首选的运动方式。

**(二) 健康教育**

对于儿童支气管哮喘,首先,需要注意日常护理,平时需要远离过敏原。其次,需要注意日常保暖,关注天气变化情况,尽量减少致病诱因。再次,在做好日常护理的前提下,也需要配合药物一起治疗,一般可以使用支气管舒张剂、吸入型糖皮质激素等药物来治疗。对于症状特别严重的儿童,也可以通过吸氧增加肺部供氧,进而缓解哮喘症状,预防哮喘急性发作。儿童哮喘缓解期,即可开始康复治疗与管理,达到并维持症状控制。最后,在社区管理中通过多种途径指导家长和患儿正确认识疾病,有助提高自身应急处理能力,降低住院和急诊的就诊频率,减少患儿及照护者的焦虑、恐惧等不良情绪。对家长或照护者进行哮喘基本知识教育,指导他们培养患儿的独立性,并能够在哮喘发作时自行处理。

# 第三节 儿童语言发育迟缓

## 一、概述

### (一) 定义

儿童语言发育迟缓是指儿童语言发育落后于同龄儿童相应的语言水平。儿童语言发展包括语言理解、构音能力、语言表达和交流等能力发展。在中医理论中,儿童语言发育迟缓被纳入"五迟""语迟"范畴。隋代医学家巢元方在其著作《诸病源候论》中深入探讨了其成因,主要归因于先天禀赋不足与后天调养失当,两者共同导致阴阳失衡或不足,进而引发心神语塞、神志不清之症。中医学认为,脑为"元神之府",主管精神意识与思维活动,同时脑为髓海,肾生骨髓,故肾精充足与否直接关系脑的发育与功能。心则藏神,开窍于舌,故语言与智力发展障碍与心、肾、脑三者的功能失调紧密相连。儿童语言发育迟缓不仅妨碍了儿童与他人的正常沟通,还可能对其学习、社交及心理健康产生不良的影响。

### (二) 需求与现状

根据国内的相关报道,24～29 月龄的男童和女童中,语言发育迟缓的检出率分别为 16.2% 和 15.2%,而在 30～35 月龄的男童和女童中,该比例分别为 8.3% 和 2.6%。随着年龄增长,大约有一半的语言发育迟缓儿童能够在学龄前自然地跟上同龄人的语言发育进程。然而,另一半儿童则可能会出现持续性语言发育困难。此外,即使语言发育追赶上同龄儿童,在小学高年级时也可能会面临与叙事和阅读相关的学习困难。

然而,社会上目前存在一些常见的误区。例如,许多家长错误地认为"贵人语迟",即说话迟的孩子更加聪明,或者认为随着孩子年龄增长,问题会自然解决。此外,还有家长将孩子开口晚归因于舌系带短。舌系带是指口腔底到舌下面中线的一个黏膜褶。这些家长错误地认为舌系带短导致孩子无法开口说话。实际上,舌系带短主要影响孩子的构音,如翘舌音发音不清,但通常不会减少孩子发音的数量,也不会影响孩子开口说话或与人交流的意愿。由于这些误区,家长对儿童语言发育迟缓的敏感度不足,对孩子的语言表达能力也缺乏足够重视。这导致许多儿童的语言发育迟缓未能得到及时发现和早期干预,从而错失了最佳的语言训练时机。

目前,儿童语言发育迟缓问题正遭遇多方面的严峻挑战。社会公众对于这一问题了解尚显浅薄,同时,因诊断资源相对匮乏,专科门诊供不应求,专业人员数量不足,干预机构亦难以满足需求,这些问题均对儿童语言发育迟缓的早期诊断和治疗造成了严重阻碍,使得许多孩子错失了最佳的干预时机。因此,迫切需要提升公众对儿童语言发育迟缓问题的认知程度,加大早期诊断和干预的力度,以改善这一现状。

## 二、病因与危险因素

### (一) 病因

儿童语言发育迟缓的病因可能涉及生物学、环境和社会心理等多个方面。生物学因素包括遗传、脑损伤、听力障碍等;环境因素如家庭语言环境不良、缺乏语言刺激等;社会心理因素如孤独症、情感障碍等也可能导致儿童语言发育迟缓。

### (二) 危险因素

儿童语言发育迟缓的危险因素包括家庭语言环境单一、早期教育不足、社交互动缺乏等。此外,家庭环境中存在心理压力、家庭矛盾等因素也可能增加儿童语言发育迟缓的风险。

## 三、临床表现

(1)词汇量不足是语言发育迟缓的一个显著特征。这些儿童可能难以掌握和使用足够的词汇来表达自己的需求和情感。这可能是大脑处理语言信息能力受限,或者是环境刺激不足导致的。

(2)发音不清是语言发育迟缓儿童常见的临床表现之一。这可能是口腔肌肉发育不良、听力障碍或神经系统问题导致的。例如,某些儿童可能因为舌头、唇部或口腔其他部位的肌肉控制不足,而无法发出清晰的语音。

(3)语法结构错误和语言组织能力差也是语言发育迟缓儿童常见的临床表

现。这些儿童可能在使用语言时经常出现语序颠倒、句子结构不完整等问题。这可能是他们对语言规则的理解不足或应用能力有限。

除了上述症状外,语言发育迟缓儿童还可能出现语音、语调异常和交流障碍等问题。这些问题可能导致儿童在与他人交流时遇到困难,进而影响其社交能力和心理健康。

综上所述,儿童语言发育迟缓的临床表现多种多样,这些症状既影响了儿童的日常交流,还可能对其学习和社交能力产生不良影响。

## 四、康复评定

### (一) 中医辨证

1. 肝肾亏虚证　发育迟缓,坐、立、行走、牙齿的发育均迟于同龄孩子,颈项萎软,平素活动甚少,容易疲倦喜卧,面色不华,舌淡,苔薄,脉细软。

2. 心血不足证　语言迟钝,智力低下,四肢萎软,口角流涎,咀嚼吮吸无力,头发生长迟缓,肌肉松弛,纳食欠佳,大便秘,舌淡苔少,脉细。

儿童的语言发育是一个复杂的过程,涉及神经系统、心理、环境等多方面因素。中医通过辨证施治,可以深入了解儿童的整体身体状况,分析语言发育迟缓的原因和机制。

中医学认为,语言发育迟缓可能与先天禀赋不足、后天调养失当等因素有关。通过四诊合参,可以辨识出儿童是否存在脾胃虚弱、肾精不足等问题,进而制订针对性康复治疗方案。这种个性化治疗方案,不仅有助改善儿童语言能力,还能够促进其身体和心理全面发展。

### (二) 康复医学评定方法

目前国内可以应用的语言发育筛查量表包括丹佛发育筛查量表(DDST)、图片词汇测验(PPVT)、早期语言发育进程量表(上海标准化版)。语言诊断评估测验包括汉语沟通发展量表(Chinese Communicative Development Inventory,CCDI)、语言发育迟缓检查法(Sign-Significate Felations,S - S 法)及普通话听力理解和表达能力标准化评估(Diagnostic Receptive Expressive Assessment of Mandarin-Comprehensive,DREAM - C)。

康复医学常用的评定工具中,DREAM - C 是首个以普通话为母语、常模建于中国大陆的儿童标准化诊断性语言测试,适用年龄在 2.5～8 岁,以普通话为母语的儿童。儿童与测试者共同完成约 60 分钟的测评过程,结束后系统自动生成评估报告。DREAM-C 测试报告提供 5 个方面的标准分:听力理解、语言表达、词义、句法和整体语言,能够对儿童语言能力进行全面测试,辅助临床医师做出循证诊断。对有语言发育迟缓的儿童,测试结果可以指导康复专业人士设计个性化康复计划和定期跟踪儿童的康复进展。

另外,语音评估工具也是康复医学中常用的评估手段。语音评估工具可以帮助医生对儿童的发音、语调、语速等语音特征进行细致分析。通过对儿童语音评估,医生可以判断儿童是否存在语音障碍,以及障碍的具体类型和程度。

这些康复医学评定工具的使用,不仅可以帮助医生全面了解儿童语言能力水平,而且为制订个性化康复方案提供了重要的依据。医生根据评估结果,可以针对儿童的具体问题和需求,针对性地制订康复计划,以促进儿童语言能力快速发展。

## 五、康复

### (一) 中医康复技术

中医康复技术强调整体观念,通过调整儿童的整体身体状况,改善其语言环境,进而促进语言发育。针灸、推拿、中药等中医康复技术在儿童语言发育迟缓的康复治疗中占有重要的地位。

**1. 针灸疗法** 作为一种古老而神奇的医术,通过刺激人体穴位,调整气血流通,达到治疗疾病的目的。在儿童语言发育迟缓的康复治疗中,针灸可以帮助患儿改善神经功能,提高语言表达能力。针灸还能调节患儿情绪,减轻其焦虑和压力,为康复治疗创造良好的心理环境。

**2. 推拿疗法** 是中医康复技术中的另一重要手段。它通过按摩、揉捏等手法,作用于儿童的肌肉、骨骼和神经系统,促进其正常发育。推拿可以帮助语言发育迟缓儿童改善口腔肌肉功能,提高发音清晰度。此外,推拿还能促进血液循环,为大脑提供更多的养分和氧气,有助于语言中枢发育。

**3. 中药疗法**

(1) 肝肾亏虚证:治以补肾养肝,方用加味六味地黄丸。若偏于行走迟缓者,可选用虎骨散,以强壮筋骨。

(2) 心血不足证:治以补心养血,方用菖蒲丸。

**4. 其他疗法** 如艾灸足两踝、心俞穴,每次 3 壮,每日 1 次,均可用于语迟。

值得一提的是,中医康复技术强调个性化治疗。每个患儿的情况都是独特的,因此,中医康复技术会根据患儿的具体病情、体质等因素,制订针对性的康复方案。这种个性化治疗方法,使得中医康复技术在儿童语言发育迟缓的康复治疗中更具针对性和实效性。

总之,中医康复技术在儿童语言发育迟缓的康复治疗中发挥重要的作用。它通过调整儿童的整体身体状况,改善其语言环境,促进语言发育。同时,中医康复技术还注重个性化治疗,为患儿制订针对性的康复方案。然而,中医康复技术并非万能的,它应与现代医学技术相结合,共同为儿童语言发育迟缓的康复治疗贡献力量。

## (二) 西医康复技术

**1. 言语治疗** 是语言发育迟缓儿童西医康复技术中非常重要的一个环节。言语治疗师通过与儿童互动,评估他们的语言能力,并设计特定的练习和活动,帮助他们提高发音、词汇、语法和表达能力。这些练习和活动通常包括游戏、故事、歌曲等多种形式,旨在激发儿童的兴趣,使他们在轻松愉快的氛围中学习语言。

语言训练是直接针对儿童语言发育落后症状进行训练的,主要通过手势符号训练、语言词汇学习、不同句式表达训练、互动式绘本阅读、创造良好的语言交流环境等干预手段,帮助患儿建立语言体系。在训练过程中,突出语言前技能训练,提升儿童的专注力、游戏能力及环境理解能力,进而提高其主动性,建立共同注意力、加强物件概念,提高认知能力和语言理解能力,加强儿童以目光结合手势及动作表达能力的训练,增强其与人沟通的动机及强化良好的沟通行为。语言理解与表达训练聚焦于儿童的语义、语法、语用能力,以各种情境下的游戏活动为载体,使儿童在学于情景的同时也能用于情景,最终达到有效沟通的目的,为患儿提高口语表达,为过渡进入下一个语言发展阶段奠定基础。

**2. 认知训练** 以帮助儿童建立物件、因果关系、颜色、形状、数学等概念为主。语言是一种符号系统,概念的建立有助于儿童理解语言符号。比如,将实物"杯"和"杯"这个字符联系,以此促进语言能力发展。儿童在探索性游戏中建立物的概念、因果关系概念等认知能力是语言理解及语言表达的先决条件。

**3. 社会交往能力训练** 包括遵从指令、等待、轮流、分享、回应等。有语言发育问题的儿童常在与同伴交往、遵守课堂规则等方面存在困难,而儿童交往能力在学校教育中占主要地位,因此早期针对性的康复训练对儿童日后能够较好地融入学校生活、遵守规则等起重要作用。可依托系列绘本对其进行训练,同时结合绘本相关延伸游戏将训练内容与现实生活相联系,引导儿童将脱离现实的绘本内容与现实情景相结合,促使儿童将绘本中习得的技能运用于日常生活活动,并在各种社会情境中不断泛化。

4. **家庭康复训练** 家长是最熟悉儿童并陪伴儿童时间最长的人,除治疗师对儿童进行训练外,正确利用家庭康复训练的时间非常重要,可达到事半功倍的效果。家庭康复训练指导的目的是优化家长与儿童互动时的技巧,示范适合儿童能力的优质语言及创造沟通环境,以激发儿童的沟通动机并恰当回应,是能够更有效输入、儿童愿意主动输出的必要条件,也是将儿童课堂学习的技能真正用于日常生活活动的重要环节。

5. **心理治疗** 除了言语治疗外,心理治疗也是西医康复技术中不可或缺的一部分。许多语言发育迟缓儿童可能因为存在语言发育迟缓而感到自卑、焦虑或沮丧。心理治疗师通过与他们建立信任关系,提供心理支持和鼓励,帮助他们建立积极的心态和自信,从而能更好地应对语言发育迟缓带来的挑战。

西医康复技术还特别强调早期干预的重要性。通过语言治疗、心理治疗等多种手段,结合早期干预的理念,西医康复技术为儿童提供全面、个性化的治疗方案,帮助他们克服语言发育迟缓,实现更好的交流和发展。

## 六、社区调养与预防

### (一)社区调养

首先,在社区中建立一个优质的语言环境无疑对儿童语言能力的全面发展具有至关重要的影响。一个丰富多彩的语言环境不仅能够刺激儿童的语言感知,还能在无形中培养他们的语言表达和理解能力。在这样的环境中,家长和社区居民被鼓励与儿童交流,从而为他们提供更为广泛的语言刺激和输入。这种丰富的语言环境有助儿童接触更多的词汇、语法结构和表达方式,从而丰富他们的语言经验。

其次,社区可以积极组织各种亲子活动和社区活动,如亲子阅读、故事会、音乐会等,为儿童提供多样化的语言学习机会。这些活动不仅能够让儿童在愉快的氛围中学习语言,还能通过互动和交流,提高他们的语言表达和理解能力。例如,在故事会上,儿童可以通过听故事、讲故事,学习不同的故事情节、人物形象和语言表达方式。在音乐会上,他们可以通过听音乐、唱歌,接触音乐词汇和音乐表达方式。

此外,社区还可以邀请专业人士,如语言治疗师、教育心理学家等,为家长提供培训和指导。这些专业人士能够为家长提供实用的方法和技巧,帮助他们在日常生活中为儿童创造更多的语言交流机会。通过专业培训,家长可以更加科学地引导孩子进行语言学习,有效促进儿童的语言发展。

值得一提的是,社区环境对儿童语言发展具有潜移默化的影响。一个充满关爱、支持和鼓励的社区环境,能够让儿童更加自信地表达自己的观点和想法,从而培养他们的语言表达能力和社交能力。因此,社区应该营造一个温馨、和谐、积极向上的氛围,为儿童的语言发展提供良好的土壤。

综上所述,社区环境对儿童语言发展具有至关重要的作用。通过建立多语言的社区环境、组织丰富的亲子活动和社区活动以及邀请专业人士为家长提供培训和指导等方式,可以为儿童创造一个优质的语言学习环境,促进他们的语言能力全面发展。

### (二) 预防策略

预防儿童语言发育迟缓的关键在于早期识别与及时干预。儿童语言发展是一个复杂而又关键的过程,它不仅是儿童与外界沟通的主要方式,更是他们认知、情感和社会交往能力发展的基石。因此,家长和教育工作者在儿童成长过程中,必须密切关注他们的语言发展。

首先,家长和教育工作者需要掌握儿童语言发展的正常规律和关键里程碑。这包括儿童在不同年龄阶段应达到的语言能力,如词汇量的积累、语法的掌握、语言的流畅度和清晰度等。通过观察和比较,可以及时发现儿童语言发育迟缓的迹象,如发音不清、词汇有限、语法错误频繁等。一旦发现这些问题,家长和教育工作者应立即寻求专业人士的帮助和建议。

其次,对那些存在高危因素的儿童,如家庭语言环境单一、有语言发育迟缓家族史等,应定期进行语言评估。语言评估可以通过标准化的测试工具和专业人员观察,全面了解儿童的语言能力水平和发展状况。这种评估不仅可以及时发现问题,还可以为后续的干预措施提供科学的依据。

　　在干预方面,早期教育和干预项目发挥着重要的作用。这些项目可以通过提供丰富的语言刺激、培养儿童的语言兴趣等方式,促进他们的语言发展。例如,可以通过阅读、讲故事、唱歌、游戏等活动,激发儿童对语言的兴趣和热情。同时,这些项目还可以帮助家长更好地了解和支持儿童语言发展,提供实用的指导和建议。

　　值得注意的是,预防儿童语言发育迟缓还需要全社会的共同努力。政府应加大对早期教育和干预项目的投入,为更多的儿童提供优质的教育资源。同时,社会各界也应加强对儿童语言发展的关注和宣传,提高公众对语言发育迟缓问题的认识和理解。

　　综上所述,预防儿童语言发育迟缓是一个系统工程,需要家长、专业人士、教育工作者和全社会的共同参与和努力。通过早期识别、及时干预和推广早期教育和干预项目等措施,可以有效地促进儿童的语言发展,帮助他们更好地融入社会和生活。

# 第七章

# 社区老年疾病中西医康复

## 第一节 脑 卒 中

### 一、概述

#### (一) 定义

脑卒中(stroke)又称中风或脑血管意外,是一种急性脑血管疾病,是因脑部血管突然破裂或因血管阻塞导致血液不能流入大脑而引起脑组织损伤的一组疾病。脑卒中可分为缺血性脑卒中和出血性脑卒中两大类,包括脑出血、脑血栓形成、脑栓塞、脑血管痉挛等。该疾病临床症状持续超过 24 小时,具有发病率高、死亡率高、致残率高、复发率高、医疗费用高的特点,多发于 50 岁及以上人群。临床表现为一过性或永久性脑功能障碍的症状和体征,常以突然发生一侧肢体无力、笨拙、沉重或麻木,一侧面部麻木或口角歪斜,说话不清并伴意识障碍或抽搐等为特征性表现。

#### (二) 需求与现状

根据《中国脑卒中防治报告(2023)》,我国 40 岁及以上人群脑卒中现有患病人数达 1242 万,且发现患者人群呈年轻化。我国平均每 10 秒就有 1 人初发或复发脑卒中,每 28 秒就有 1 人因脑卒中离世;幸存者中,约 75% 留下后遗症、40% 重度残疾,病患家庭将因此蒙受巨大的经济损失和身心痛苦。

### 二、病因及危险因素

#### (一) 病因

**1. 动脉硬化** 最常见的是动脉粥样硬化和高血压性动脉硬化。脑动脉硬化和狭窄都可促发脑缺血性卒中。

**2. 动脉炎** 如结核、梅毒、结缔组织疾病和钩端螺旋体所致的动脉炎等,可使动脉增生、肥厚、狭窄,而促发脑卒中。

**3. 先天性血管疾病** 如颅内动脉瘤、动静脉畸形可发生破裂出血造成出血性脑卒中,先天性血管狭窄可造成缺血性脑卒中。

**4. 血管外伤性损伤** 外伤、受压、颅脑手术、插入导管和穿刺导致的血管损伤,可造成出血性卒中。

**5. 血液异常导致血栓易形成** 如高黏血症(见于脱水、红细胞增多症、高纤维蛋白原血症和白血病等),凝血机制异常(应用抗凝剂口服避孕药和弥散性血管内凝血等),血友病及血液流变学异常所导致的血黏度增加和血栓前状态。

**6. 血压异常** 高血压是脑出血最常见病因。低血压会导致脑部血流供应减少引起缺血性脑卒中。血压急骤波动也能增加脑卒中的风险。

**7. 心脏病** 心功能障碍、传导阻滞、风湿性或非风湿性瓣膜病、心肌病等心脏病发作,可导致低血压;心律失常,特别是心房颤动,可导致其他部位形成的栓子脱落并游离,最后可能堵塞在脑部。

**(二) 危险因素**

**1. 不可控制的危险因素** ①年龄:年龄越大,脑卒中发生风险越高;②性别:男性发病风险大于女性;③种族:不同种族的人群患病率有一定差异;④家族史:有脑卒中或其他脑血管疾病家族史者发病风险增大;⑤有脑卒中发作病史的患者,若不积极控制危险因素,仍有发病的风险。

**2. 可控制干预的危险因素** ①疾病因素,如高血压、糖尿病、房颤、高血脂、高同型半胱氨酸血症、短暂性脑缺血发作(transient ischemic attack,TIA)、颈动脉狭窄等;②生活因素,如长期熬夜、吸烟、酗酒、体力活动不足、肥胖和超重。

## 三、临床表现

由于病因、病变部位不同,脑卒中的症状也不一致。脑卒中可能突然发生,也可能渐进性发展。例如,患病初期患者可能只感到轻微乏力,可一段时间后,则会发现一侧的上肢和(或)下肢无法活动;而有的患者突然急性发作,给人预留的反应和抢救时间很短。

**1. 先兆表现** 有些患者可能发病前出现以下症状:①头晕,特别是突然感到眩晕；②肢体麻木，突然感到一侧面部或手脚麻木，有的为舌麻、唇麻；③暂时性吐字不清或讲话不灵；④肢体无力或活动不灵；⑤与平时不同的头痛；⑥不明原因突然跌倒或晕倒；⑦短暂意识丧失或个性和智力的突然变化；⑧全身明显乏力，肢体软弱无力；⑨恶心呕吐或血压波动；⑩整天昏昏欲睡，处于嗜睡状态；⑪一侧或某一侧肢体不自主地抽动；⑫双眼突感一时看不清眼前的事物。

**2. 缺血性脑卒中**　急性患者发病前可能会出现短暂性的肢体无力；也可能在没有症状的前提下突发脑梗死后出现一系列症状，如单侧肢体无力或麻木、单侧面部麻木或口角歪斜、言语不清、视物模糊、恶心呕吐等。

**3. 出血性脑卒中**　症状突发，多在活动中起病，常表现为头痛、恶心、呕吐、不同程度的意识障碍及肢体瘫痪等。

## 四、康复评定

### （一）中医辨证

#### 1. 中经络

（1）风痰瘀血，痹阻脉络。症状：半身不遂，口舌歪斜，舌强言謇或不语，偏身麻木，头晕目眩，舌质暗淡，舌苔薄白或白腻，脉弦滑。

（2）肝阳暴亢，风火上扰。症状：半身不遂，偏身麻木，舌强言謇或不语，或口舌歪斜，眩晕头痛，面红目赤，口苦咽干，心烦易怒，尿赤便干，舌质红或红绛，脉弦有力。

（3）痰热腑实，风痰上扰。症状：半身不遂，口舌歪斜，言语謇涩或不语，偏身麻木，腹胀便干便秘，头晕目眩，咯痰或痰多，舌质暗红或暗淡，苔黄或黄腻，脉弦滑或偏瘫侧脉弦滑而大。

（4）气虚血瘀证。症状：半身不遂，口舌歪斜，口角流涎，言语謇涩或不语，偏身麻木，面色苍白，气短乏力，心悸，自汗，便溏，手足肿胀，舌质暗淡，舌苔薄白或白腻，脉沉细、细缓或细弦。

（5）肝阳上亢证。症状：半身不遂，口舌歪斜，舌强言謇或不语，偏身麻木，烦躁失眠，眩晕耳鸣，手足心热，舌质红绛或暗红，少苔或无苔，脉细弦或细弦数。

#### 2. 中腑脏

（1）痰热内闭清窍（阳闭）。症状：起病骤急，神昏或昏愦，半身不遂，鼻鼾痰鸣，肢体强痉拘急，项背身热，躁扰不宁，甚则手足厥冷，频繁抽搐，偶见呕血，舌质红绛,舌苔黄腻或干腻,脉弦滑数。

（2）痰湿蒙塞心神（阴闭）。症状：素体阳虚,突发神昏,半身不遂,肢体松懈,瘫软不温,甚则四肢逆冷,面白唇暗,痰涎壅盛,舌质暗淡,舌苔白腻,脉沉滑或沉缓。

（3）元气败脱,神明散乱（脱证）。症状：突然神昏或昏愦,肢体瘫软、手肢冷汗多,重则周身湿冷,二便失禁,舌痿,舌质紫暗,苔白腻,脉沉缓、沉微。

### （二）康复医学评定方法

**1. 脑损害严重程度评定**　常采用格拉斯哥昏迷量表（Glasgow coma scale,GCS)和中国的脑卒中患者临床神经功能缺损程度评定标准(1995 年)。

**2. 临床神经功能缺损程度评定**　该量表是在 1995 年全国第四届脑血管病学术会议上制定并推荐应用,具有较好的信度和效度,是目前我国用于脑卒中临床神经功能缺损程度评定最广泛的量表之一。其评分为 0～45 分,0～15 分为轻度神经功能缺损,16～30 分为中度神经功能缺损,31～45 分为重度神经功能缺损。

**3. 运动功能评定**　包括肌力、关节活动度、肌张力、痉挛、步态分析、平衡功能等,常用的方法有 Brunnstrom 运动恢复 6 级分期、Fugl-Meyer 运动评定量表、改良 Ashworth 痉挛评定量表等,它们各有侧重,可根据临床需要选用。

**4. 痉挛评定**　上肢运动神经损伤出现痉挛性瘫痪,痉挛造成严重的运动功能障碍,临床常需要进行评定,现以改良 Ashworth 痉挛评定量表应用较广泛。检查时,患者一般取仰卧位,分别对其双侧上、下肢关节进行被动活动。

**5. 步态评定**　可用足迹分析或步态分析仪检测。脑卒中偏瘫患者步态运动学指标的表现特点：支撑期可出现膝过伸、骨盆后缩,支撑期缩短；摆动期由于患侧下肢伸肌张力过高,踝关节跖屈、足内翻,使负重的下肢过度伸长而形成画圈步态,摆动期延长。

**6. 平衡功能评定**

（1）三级平衡检测法：在临床上经常使用。Ⅰ级平衡是指在静态下不借助外力,患者可以保持坐位或站立平衡；Ⅱ级平衡是指在支撑面不动（坐立或站立）进行某些功能活动时可以保持平衡；Ⅲ级平衡是指患者在外力作用下仍能保持坐位或站立平衡。

（2）Berg 平衡评定量表（Berg Balance Scale Test)：是脑卒中康复临床与研究中最常用的量表,共有 14 项检测内容（①坐→站；②无支撑站立；③足着地,无支撑座位;④站→坐;⑤床椅转移;⑥无支撑闭眼站立;⑦双脚并拢,无支撑站立;⑧上肢向前伸;⑨从地面拾物;⑩转身向后看;⑪转体 360°角;⑫双脚交替踏台阶;⑬双足前后位,无支撑站立;⑭单腿站立)。每项评分 0～4 分,满分为 56 分,得分高表明平衡功能好,得分低表明平衡功能差。

7. **日常生活活动能力(ADL)评定**　常用巴氏指数(Barthel index,BI)和功能独立性评定(functional independence measure,FIM)量表。用 FIM 量表评定患者的独立生活能力,评定内容包括 6 个方面 18 项内容,总分最高为 81～126 分。

8. **感知觉功能评定**　感觉反映客观存在,是知觉的基础。知觉是对感觉的认识和理解,通常是人直接反映客观事物的形式。临床上常见的感知觉障碍有失认症、失用症等。

9. **言语功能评定**　失语症严重程度和言语功能评定通常均采用波士顿诊断性失语症检查法(Boston Diagnostic Aphasia Examination,BDAE)。

汉语标准失语症检查量表(Chinese Rehabilitation Research Center Standard Aphasia Examination,CRRCAE)。

10. **吞咽障碍评定**　饮水试验:依据饮水后有无呛咳或语言清晰度可预测误咽是否存在。方法:患者取坐位,饮 30 ml 常温水,观察全部饮完的时间和是否有水从口角流出。

11. **认知障碍评定**　认知是脑的高级功能活动,是获取和理解信息,进行判断和决策的过程,包括注意、记忆、学习、思维、执行功能等。常用的评定方法有简易精神状态检查(Mini-Mental State Examination,MMSE)量表、洛文斯顿作业疗法认知评定成套测验(Loewnstein Occupational Therapy Cognitive Assessment,LOTCA)和电脑化认知测验等。

12. **构音障碍评定**　常用的方法有 Frenchay 构音评定总结表。

13. **心理评定**　常用的方法有 Zung 焦虑自我评定量表、汉密尔顿抑郁评定量表、电脑辅助心理测试分析系统等。

## 五、康复

### (一)中医康复技术

1. 针灸治疗

(1)应用时机:病情平稳后方可进行。

（2）治疗方法：主穴取肩髃、极泉、曲池、手三里、外关、合谷、环跳、阳陵泉、足三里、丰隆、解溪、昆仑、太冲、太溪穴；闭证加十二井、合谷、太冲穴；脱证加关元、气海、神阙穴。操作：毫针刺，平补平泻。每日1次，10次1个疗程。

### 2. 推拿治疗

首选叩击法或拍法作用于患侧，叩击或拍打时手掌应尽量放柔软，慢拍快提，顺序从下到上，频率约100次/分，以皮肤发热潮红为度。若伴有患侧上肢肿胀，可选用轻柔的滚法和推法治疗，顺序从下到上，向心性施术。

注意：各关节特别是肩关节、腕关节不宜使用拔伸法、扳法、抖法，以免造成韧带、肌肉损伤，甚至引起关节脱位。

### 3. 中药熏洗

主要针对常见的并发症，如肩-手综合征或偏瘫痉挛状态，以活血通络的中药为主加减，局部熏洗患肢，每日1～2次或隔日1次，每次15～30分钟，水温宜在37～40℃，浸泡数分钟后，再逐渐加水至踝关节以上，水温不宜过高，以免烫伤皮肤。

### 4. 物理治疗

根据病情需要，可选用多功能艾灸仪、数码经络导平治疗仪、针刺手法治疗仪、特定电磁波治疗仪、经络导平治疗仪及智能通络治疗仪等设备。

### 5. 中药疗法

是一种传统而有效的方法，强调整体观念和辨证论治，通过调节人体内环境，达到治疗疾病的目的。

## （二）中医辨证

### 1. 中经络

1）风痰瘀血，痹阻脉络

治法：活血化瘀，化痰通络。

方药：桃红四物汤合涤痰汤。

方中桃红四物汤活血化瘀通络，涤痰汤涤痰开窍。瘀血症状突出，舌质呈紫暗色或有瘀斑者，可加重桃仁、红花等药物剂量，以增强活血化瘀之力。舌苔黄腻，烦躁不安等有热象者，加黄芩、山栀以清热泻火。头晕、头痛加菊花、夏枯草以平肝熄风。若大便不通，可加大黄以通腑泄热凉血，大黄用量宜轻，不可过量。本型也可选用现代经验方化痰通络汤，方中半夏、茯苓、白术健脾化湿；胆南星、天竺黄清化痰热；天麻平肝熄风；香附疏肝理气，调畅气机，助脾运化；配丹参活血化瘀；大黄通腑泄热凉血。

2）肝阳暴亢，风火上扰

治法：平肝熄风，清热活血，补益肝肾。

方药：天麻钩藤饮。

方中天麻、钩藤以平肝熄风，生石决明以镇肝潜阳，黄芩、栀子以清热泻火，川牛膝以引血下行，益母草以活血利水，杜仲、桑寄生以补益肝肾，夜交藤、茯神以安神定志。伴头晕、头痛加菊花、桑叶以疏风清热，心烦易怒加丹皮、郁金以凉血开郁，便干便秘加生大黄。若症见神志恍惚、迷蒙者，为风火上扰清窍，由中经络向中脏腑转化，可配合灌服牛黄清心丸或安宫牛黄丸以开窍醒神。

3）痰热腑实，风痰上扰

治法：通腑化痰。

方药：大承气汤加味。

方中生大黄荡涤肠胃，通腑泄热；芒硝咸寒软坚，枳实泄痞，厚朴宽满。可加瓜蒌、胆南星清热化痰；加丹参活血通络。热象明显者，加山栀、黄芩；年老体弱津亏者，加生地、麦冬、玄参。本型也可选用现代经验方星蒌承气汤，方中大黄、芒硝荡涤肠胃，通腑泄热；瓜蒌、胆南星清热化痰。

若大便多日未解，痰热积滞较甚而出现躁扰不宁、时清时寐、谵妄者，此为浊气不降，携气血上逆，犯于脑窍而为中脏腑证，按中脏腑的痰热内闭清窍论治。

针对本证腑气不通，采用化痰通腑法，一可通畅腑气，祛瘀达络，敷布气血，使半身不遂等症进一步好转；二可清除阻滞于胃肠的痰热积滞，使浊邪不得上扰神明，气血逆乱得以纠正，达到防闭防脱之目的；三可急下存阴，以防阴劫于内，阳脱于外。

4）虚血瘀

治法：益气活血，扶正祛邪。

方药：补阳还五汤。

本方重用黄芪补气，配当归养血，合赤芍、川芎、桃仁、红花、地龙以活血化瘀通络。

脑卒中病恢复期和后遗症期多以气虚血瘀为基本病机，故此方亦常用于恢复期和后遗症期的治疗。气虚明显者，加党参、太子参以益气通络；言语不利，加远志、石菖蒲、郁金以祛痰利窍；心悸、喘息，加桂枝、炙甘草以温经通阳；肢体麻木加木瓜、伸筋草、防己以舒筋活络；上肢偏废者，加桂枝以通络；下肢瘫软无力者，加川断、桑寄生、杜仲、牛膝以强壮筋骨；小便失禁加桑螵蛸、益智仁以温肾固涩;血瘀重者,加莪术、水蛭、鬼箭羽、鸡血藤等破血通络之品。

5)肝阳上亢

治法:滋养肝肾,潜阳熄风。

方药:镇肝熄风汤。

方中怀牛膝补肝肾,并引血下行;龙骨、牡蛎、代赭石镇肝潜阳;龟板、白芍、玄参、天冬滋养阴液,以制亢阳;茵陈、麦芽、川楝子清泄肝阳,条达肝气;甘草、麦芽和胃调中。并可配以钩藤、菊花熄风清热。挟有痰热者,加天竺黄、竹沥、川贝母以清化痰热;心烦失眠者,加黄芩、栀子以清心除烦,加夜交藤、珍珠母以镇心安神;头痛重者,加深石决明、夏枯草以清肝熄风。

## 2. 中腑脏

1)痰热内闭清窍(阳闭)

治法:清热化痰,醒神开窍。

方药:羚角钩藤汤配合灌服或鼻饲安宫牛黄丸。

羚羊角为清肝熄风主药;桑叶疏风清热,钩藤、菊花平肝熄风,生地清热凉血,白芍柔肝养血,川贝母、竹茹清热化痰,茯神养心安神,甘草调和诸药;安宫牛黄丸可辛凉透窍。

若痰热内盛,喉间有痰声者,可加服竹沥水 20～30 天,或猴枣散 0.3～0.6 g 以豁痰镇痉。肝火旺盛,面红目赤,脉弦有力者,可加龙胆草、栀子以清肝泻火;腑实热结,腹胀便秘,苔黄厚者,削口生大黄、枳实、芒硝以通腑导滞。

2)痰湿蒙塞心神(阴闭)

治法:温阳化痰,醒神开窍。

方药:涤痰汤配合灌服或鼻饲苏合香丸。

方中半夏、陈皮、茯苓健脾燥湿化痰,胆南星、竹茹清化痰热,石菖蒲化痰开窍,人参扶助正气。苏合香丸芳香化浊,开窍醒神。寒象明显,加桂枝温阳化饮;兼有风象者,加天麻、钩藤平肝熄风。

3)元气败脱,神明散乱(脱证)

治法:益气回阳固脱。

方药:参附汤。

方中人参大补元气,附子温肾壮阳,两药合用以奏益气回阳固脱之功。汗出不止加山萸肉、黄芪、龙骨、牡蛎以敛汗固脱;兼有瘀象者,加丹参。

### (三) 西医康复技术

**1. 早期** 病情稳定 48 小时后尽早进行康复治疗。主要是预防并发症和继发性损害,调整心理状态,促进各项功能障碍恢复。

(1) 体位变换:每 2 小时转换 1 次,减少仰卧位。

(2) 良肢位摆放。

(3) 关节被动活动:扩大和维持关节活动范围。

(4) 自我辅助训练:包括采用博巴斯技术、握手双臂上举练习、搭桥训练等。

(5) 动作转移训练。转移训练:床-椅子或轮椅、椅子或轮椅-床;床上坐起:半坐位、长坐位;起立床站立训练:克服直立性低血压。

(6) 言语及吞咽功能训练:舌肌、唇等吞咽肌训练,摄食训练,理疗刺激,包括咽部冷刺激法、针刺法、低频脉冲电治疗等,心理支持及营养支持。

(7) 语言治疗原则:①要有针对性;②综合训练时注重口语;③因人施治,循序渐进;④配合心理治疗方式灵活多样;⑤家庭指导和语言环境调整;⑥对有多种语言障碍的患者,要区别轻重缓急分别治疗。

(8) 心理治疗:药物治疗、认知行为治疗等。

(9) 基本日常生活活动训练:健手的日常活动(吃饭、洗漱)。

**2. 恢复期** 重点进行抗痉挛治疗、异常姿势纠正、动态平衡训练、步行训练、作业训练、言语认知训练,提高患者的日常生活能力等。

(1) 抑制躯干和躯体痉挛的训练:治疗顺序为先躯干、后四肢,先近端、后远端,包括药物治疗、运动疗法、物理疗法(湿、热、冷、振动、电等)、矫形器、神经阻滞疗法及外科手术治疗。

(2) 上肢及手功能训练:通过运动疗法与作业疗法相结合的方式,训练动作要充分应用到日常生活中并不断训练和强化,使患者恢复的功能得以巩固。

(3) 躯干姿势调整和骨盆及肩胛带旋转训练。

(4) 步态训练:由静态平衡过渡到动态平衡训练,及下肢负重和重心转移训练,为步行姿势控制和协调步态做准备。

(5) 下肢主动运动和分离运动诱发训练:重点诱发步行时常见的关节分离运动,或根据步行的不同环节进行有针对性的训练。

(6) 步行训练:注意掌握下地步行的时机,避免加重下肢异常模式和膝关节反张。

（7）感觉障碍恢复训练：建立感觉-运动一体化概念。遵循原则：感觉刺激要适度，同一动作要反复多次训练，训练循序渐进，避免烫伤、创伤、感染等。

（8）继续加强日常生活能力训练，以实用性为原则。

**3. 后遗症期** 继续前一阶段的训练，进一步巩固维持，提高现有功能，将训练成果运用到家庭环境中去。

（1）继续进行维持性康复训练，防止功能退化。

（2）适时使用必要的辅助器具（如手杖、步行器、轮椅、支具、功能性电刺激）以补偿患肢功能。

（3）对患者功能不可恢复或恢复很差者，充分发挥健侧代偿功能。

（4）对家庭、社会环境做必要、可能的改造。

（5）应重视职业、社会、心理康复。

## 六、社区调养与预防

### （一）起居调护

**1. 仰卧位** 头部放在枕头上，面部朝向患侧，枕头高度要适当。双上肢置于身体的两侧，患侧肩关节下方垫一个枕头，使肩关节向前突。上肢肘关节伸展，置于枕头上，腕关节保持背伸位（约30°角），手指伸展。双下肢自然平伸，患侧膝关节外下方垫软枕或卷好的毛巾，防止髋关节外旋。患侧踝关节保持中间位，防止足尖下垂。

**2. 患侧卧位** 患侧肢体在下方，肩胛带向前伸、肩关节屈曲呈90°角。肘关节伸展，前臂旋后，腕关节背伸，手指伸展。患侧下肢伸展，膝关节轻度屈曲，踝关节轻度跖屈。健侧髋关节弯曲呈90°角。膝关节屈曲呈90°角。踝关节呈跖屈位。

**3. 健侧卧位** 健侧肢体在下方，患侧上肢向前伸抬起肩胛骨，肩关节屈曲呈90°角，胸前放置一枕头，肩、肘关节放置于枕上如抱物状，腕关节轻度屈曲，手指伸展。患侧髋、膝关节屈曲，置于枕上。健侧髋关节伸展，膝关节轻度屈曲。

### （二）饮食调护

中医认为"食能养人，亦能伤人"。保持饮食清淡，适量摄入富含蛋白质、维生素的食物，如豆类、蔬菜、水果等，有助降低脑卒中的风险，有利于康复。因每个脑卒中患者的具体情况不同，需将饮食个性化。根据个人体质、病情及营养需求制订个性化饮食计划。在制订饮食计划时,听取专业营养师或医生的建议。保持规律的进餐时间,避免暴饮暴食或过度饥饿。合理分配每日的热量摄入,保持营养均衡。不要偏食某种食物或营养素,以免导致营养不均衡或营养过剩。脑卒中患者应遵循多样化的饮食原则,摄入各种营养丰富的食物。

### (三) 情志调护

情志不畅,如长期焦虑、抑郁等不良情绪,会导致气血运行不畅,影响身体的正常生理功能。中医学认为,情志与脏腑、气血息息相关,情志不畅容易损伤脏腑,导致气血失衡,进而增加脑卒中的风险。因此,脑卒中患者情志调护显得尤为重要。

中医情志调护的原则在于调和脏腑、平衡气血、调整心理。针对脑卒中患者的具体情况,可以采用针灸、按摩、中药等方法进行调护。针灸和按摩可以疏通经络,调和气血,有助改善患者的身体功能;中药则可以根据患者的体质和病情,选用具有活血化瘀、疏肝解郁等功效的药物,达到调理情志的目的。

在具体实施情志调护时,需要注意以下几点:首先,要充分了解患者的情志状态,针对不同类型和程度的脑卒中患者,采取个性化的调护方案;其次,要与患者建立良好的沟通机制,鼓励他们表达自己的情感和需求,帮助他们建立战胜疾病的信心。此外,还要注重患者的家属和亲友的作用,鼓励他们给予患者更多的关心和支持。与患者保持沟通,让患者了解中医对情志变化对疾病不利的影响。了解脑卒中的发生和发展,以及脑卒中后康复都不是一种现象,而是一个过程。预防和治疗都是一个漫长的过程,尤其要避免情绪激动,过分急躁不利于健康,更不利于疾病康复,甚至还可能诱发其他疾病。让患者理解,疾病的康复过程是医生和患者共同努力的过程,通过积极的心态及临床各种手段的实施。丧失的功能可以得到最大限度的恢复,甚至可以恢复正常工作与生活。

### (四) 健康教育

用中医理论方法进行有关脑卒中的预防、治疗及康复知识宣传。通过健康教育,让患者对疾病的规律有较正确的认识,树立战胜疾病的信心,注意保暖,防止风寒湿邪侵袭,通过中药调理达到气血阴阳平衡。指导患者适当进行科学康复锻炼。

# 第二节　老年认知障碍

## 一、概述

### (一) 定义

老年认知障碍是指因各种原因导致不同程度的认知功能损害,涉及定向力、记忆力、计算力、注意力、语言功能、执行功能、推理功能和视空间功能等一个或多个认知域,可以不同程度影响患者的社会功能和生活质量,严重时甚至导致患者死亡。认知障碍按其严重程度分为轻度认知障碍和痴呆。主观认知下降视作比轻度认知障碍更早期的阶段。主观认知下降是指个人主诉或抱怨记忆力或其他认知功能下降,但客观认知测验仍处于正常范围。随着年龄增长,老年认知障碍的患病率越来越高。老年认知障碍属于中医学的痴呆范畴,多由七情内伤,久病年老等病因,导致髓减脑消,神机失用而致,是以呆傻愚笨反应迟钝为主要临床表现的一种神志疾病。其轻者可见寡言少语,反应迟钝,善忘等症;重者则表现为神情淡漠,终日不语,哭笑无常,分辨不清昼夜,外出不知归途,不欲食,不知饥,二便失禁等,生活不能自理。

### (二) 需求与现状

根据最近一项全国横断面研究,中国 60 岁及以上的认知障碍患者达 1507 万例,占世界认知症患者总数的 20%,位列世界第一。其中阿尔茨海默病患者接近 1000 万例,位列世界第一。此外,60 岁以上人群中,轻度认知障碍的患病率为 15.54%,其中有 3877 万人受其影响。国际阿尔茨海默病协会 (Alzheimer's Disease International, ADI) 2018 年全球报告指出,世界上每 3 秒就将有 1 名痴呆患者出现;而我国每 7 名老人中即有 1 人存在不同程度或类型的认知障碍。认知障碍疾病负担重,诊断治疗以及照护给个人、家庭及全社会造成极其沉重的负担,需要全社会给予更多关切。2015 年,中国阿尔茨海默病所致社会经济负担总额达到 1677.4 亿美元,预计到 2030 年,将达到 2.54 万亿美元。

## 二、病因及危险因素

### (一) 病因

1. **脑变性疾病** 会引起多种认知障碍症,最常见的是阿尔茨海默病。其发病缓慢,为逐渐进展的进行性疾病。除此之外,还有皮克病、廷顿舞蹈病致精神障碍、进行性核上性麻痹、帕金森病失智症等,这些疾病相对少见。

2. **脑血管病** 最常见的有多发性脑梗死性认知障碍症,由一系列多次的轻微脑缺血发作,多次积累造成脑实质性梗死所致。此外,还有皮质下血管性失智症、急性发作性脑血管性失智症,可以在一系列脑出血、脑栓塞引起脑卒中后迅速发展成认知障碍症,少数也可由一次大面积脑梗死引起。总之,脑血管病也是老年认知障碍症较为常见的病因。

3. **遗传因素** 国内外许多研究都表明,认知障碍症的后代有更多机会患上此病。但是,其遗传方式目前仍不清楚。也有一些研究认为,认知障碍症属非遗传性疾病,如血管性失智症。

4. **药物及其他物质中毒** 酗酒、慢性酒精中毒引起认知障碍症并不少见。长期接触铝、汞、金、银、砷及铅等,防护不善,引起慢性中毒后可能导致认知障碍症。一氧化碳中毒也是常见的导致急性认知障碍症的原因之一。

### (二) 危险因素

1. **人口学因素** 高龄、低文化水平是轻度认知障碍和痴呆的危险因素。

2. **遗传因素** 轻度认知障碍和痴呆具有一定的遗传性,患者近亲的发病率高于普通人群。10%～15%的患者有明显的家族史,目前已经发现多个基因与痴呆发病相关。

3. **血管因素** 心脑血管疾病、高血压、糖尿病、高血脂是轻度认知障碍和痴呆的危险因素。

4. **生活习性** 高脂饮食、病态肥胖是痴呆的危险因素。

## 三、临床表现

1. **记忆力减退** 是发病早期的主要表现,表现为近期记忆力减退;随着疾病发展,远期记忆也会丢失,严重时甚至会不认识镜中的自己。

2. **时间、空间、人物定向差** 认知障碍的老人经常记不起年月日星期几,春夏秋冬也不能分辨,出远门找不到回家的路,甚至连镜子中的自己也不认识。

3. **计算能力障碍** 患病较轻的老人计算速度会明显变慢,不能完成稍复杂的计算;严重的老人则连简单的加减计算也无法进行,完全丧失"数"的概念。

4. **分析判断能力减弱** 患病老人对周围事物不能正确理解,会直接影响对事物的推断和判断,不能正确处理问题。一个很简单的问题都瞻前顾后、犹豫不决,与以前的行事风格判若两人。

5. **语言障碍** 病情轻的老人表现为说话啰唆、杂乱无章等;病情严重者可能会答非所问,说的话让人无法理解或经常自言自语,丧失阅读能力等。

6. **性格发生改变** 表现为自私、急躁、易怒、焦虑、多疑等;还有一部分人表现为性格孤僻,对周围事物不感兴趣,与发病前判若两人等。

## 四、康复评定

### (一)中医辨证

1. **髓海不足** 智能减退,记忆力和计算力明显减退,头晕耳鸣,懒情思卧,齿枯发焦,腰酸骨软,步行艰难;舌瘦色淡,苔薄白,脉沉细弱。

2. **脾肾两虚** 表情呆滞,沉默寡言,记忆减退,失认失算,口齿含糊,词不达意,伴气短懒言,肌肉萎缩,食少纳呆,口涎外溢,腰膝酸软,或四肢不温,腹痛喜按,泄泻;舌质淡白,舌体胖大,苔白,或舌红,苔少或无苔,脉沉细弱。

3. **痰浊蒙窍** 表情呆钝,智力衰退,或哭笑无常,喃喃自语,或终日无语,伴不思饮食,脘腹、胀痛,痞满不适,口多涎沫,头重如裹;舌质淡,苔白腻,脉滑。

4. **瘀血内阻** 表情迟钝,言语不利,善忘,易惊恐,或思维异常,行为古怪,伴肌肤甲错,口干不欲饮,双目暗晦;舌质暗或有瘀点瘀斑,脉细涩。

### (二)康复医学评定方法

1. **简易精神状态检查量表**(Mini-Mental Examination,MMSE) 也称为Folstein测试,是目前世界上最有影响力、最普及、最常用的量表之一。主要用于整体认知功能的简单评定和痴呆的筛查。

2. **蒙特利尔认知评估量表**(Montreal Cognitive Assessment,MoCA)主要用于轻度认知障碍患者和早期 AD 患者的筛查,内容覆盖 8 个认知域,共计30 分,包括短时间记忆和延迟回忆、视空间能力、执行能力、注意力、计算力和工作记忆、语言、定向。

3. **Mattis 痴呆评估量表（Mattis Dementiarating Scale，DRS）** 包括 5 个因子:注意、启动～保持、概念形成、结构、记忆。该量表对额叶-皮质下功能障碍敏感,适用于帕金森病痴呆、路易体痴呆、额颞叶痴呆、小血管性痴呆等额叶～皮质下痴呆的诊断、评定和随访。

4. **艾登布鲁克认知测试修订版（ACE－R）** 是一个快速的认知测试,它能评估 5 个认知领域,包括注意力、记忆、口头表达流畅性、语言视觉空间认知能力。总分 100 分,分值越高,表示认知能力越好。

5. **阿尔茨海默病评估量表认知部分（ADAS－cog）** 由 12 个条目组成,覆盖记忆力、定向力、语言、注意力等,可评定阿尔茨海默病认知症状的严重程度及治疗变化,常用于轻中度阿尔茨海默病的疗效评估(通常将改善 4 分作为临床上药物显效的判断标准),由于 ADAS－cog 偏重于记忆和语言功能,注意/执行功能项目少,反映血管性痴呆的认知变化不够敏感,在这个基础上增加了数字倒背、数字划销、符号数字转换、言语流畅和迷宫测验等 5 个反映注意/执行功能的分测验。称为血管性痴呆评估表（VaDAS－cog）。

6. **临床痴呆评定表（Clinical Dementia Rating，CDR）** 包括记忆、定向、判断和解决问题、工作及社交能力、家庭生活和爱好、独立生活能力 6 个项目组成,可以做出"正常 CDR＝0,可疑痴呆 CDR＝0.5,轻度痴呆 CDR＝1,中度痴呆 CDR＝2,重度痴呆 CDR＝3"5 级判断。其使用简单,广泛应用于痴呆分级与分期,并可用于评估 AD 的进展。

7. **全科医生认知评价量表** 是一种专为全科医生设计的,旨在帮助全科医生诊断痴呆的量表。该量表包括两部分,分别为患者评估部分和知情者评估部分,包含 8 个问题,共计 15 分。

8. **老年认知功能减退知情者问卷** 通过询问知情者/照料者,评价老年人日常认知功能与 10 年前的变化,从而获知患者的认知衰退程度。

## 五、康复

### （一）中医康复技术

1. **针灸疗法** 是中医康复技术的重要组成部分,具有疏通经络、调和气血、醒脑开窍的作用。通过对痴呆患者进行针灸治疗,可以刺激脑部神经元活动,提高患者的认知功能。

治法：填精益髓、醒脑调神，以取督脉穴为主。

主穴：百会、四神聪、风府、太溪、悬钟、足三里。

配穴：根据病情不同，配穴也会有所变化。例如，髓海不足的患者可配肾俞；脾肾两虚的患者可配脾俞、肾俞穴；痰浊蒙窍的患者可配丰隆穴；瘀血内阻的患者可配膈俞、内关穴。

操作：采用毫针常规刺法，百会穴针刺后加灸。

除了基本治疗外，还可以结合头针、耳针、穴位注射等进行综合治疗。头针可选取顶中线、额中线、前线、后线，耳针可选用心、肝、肾、枕、缘中、神门、肾上腺等耳穴，穴位注射可选用风府、风池、肾俞、足五里等穴位，并使用营养神经药如胞磷胆碱钠注射液等进行常规注射。

### 2. 推拿按摩

1）肾虚髓亏型

症状：此型患者多表现为记忆力减退、腰膝酸软、头晕耳鸣、失眠多梦等肾虚症状。

推拿按摩方法：①揉肾俞：双手掌搓热后，置于肾俞穴（第二腰椎棘突下，旁开1.5寸）上，顺时针方向揉按3～5分钟，以局部有酸胀感为宜；②按摩涌泉：用拇指指腹点按涌泉穴（足底，卷足时足前部凹陷处），每次按压30～50下，以感到酸胀为度。

2）痰浊蒙窍型

症状：此型患者多表现为思维迟钝、言语不清、舌苔厚腻、脘腹胀满等痰浊症状。

推拿按摩方法：①揉中脘：用中指指腹揉按中脘穴（上腹部，前正中线上，脐上4寸），顺时针方向揉按5～10分钟，以局部有温热感为宜。②拍胸背：双手空掌，交替拍打胸背部，每次拍打30～50下，以促进气血流通，帮助祛痰化浊。

3）瘀血内阻型

症状：此型患者多表现为面色晦暗、口唇紫暗、舌质紫暗或有瘀点瘀斑等瘀血症状。

推拿按摩方法：①揉血海：用拇指指腹揉按血海穴（大腿内侧，髌底内侧端上2寸），每次揉按5～10分钟，以局部有酸胀感为宜。②拍打四肢：用双手空掌，从四肢远端向近端拍打，每次拍打30～50下，以促进血液循环，消除瘀血。

4）肝阳上亢型

症状：此型患者多表现为头晕头痛、急躁易怒、面红目赤、失眠多梦等肝阳上亢症状。

推拿按摩方法：①按揉太冲：用拇指指腹按揉太冲穴（足背，第一、二跖骨结合部之前凹陷处），每次按揉 30～50 下，以感到酸胀为度；②摩头清脑：双手五指自然分开，从前额向后枕部推摩，每次推摩 30～50 下，以局部有温热感为宜。

### 3. 中药疗法

1）髓海不足

治法：补肾益髓，填精养神。

方药：七福饮。

方中重用熟地以滋阴补肾，以补先天之本；人参、白术、炙甘草益气健脾，用以强壮后天之本；当归养血补肝；远志、杏仁宣窍化痰。若本方填补脑髓之力尚嫌不足，可选加鹿角胶、龟板胶、阿胶、紫河车等血肉有情之晶，以填精补髓。还可以以本方制蜜丸或膏滋以图缓治，也可用河车大造丸大补精血。

2）脾肾两虚

治法：补肾健脾，益气生精。

方药：还少丹。

方中熟地、枸杞子、山萸肉滋阴补肾；肉苁蓉、巴戟天、小茴香温补肾阳；杜仲、怀牛膝、楮实子补益肝肾；人参、茯苓、山药、大枣益气健脾而补后天；远志、五味子、石菖蒲养心安神开窍。如见气短乏力较著，甚至肌肉萎缩，可配伍紫河车、阿胶、川断、杜仲、鸡血藤、何首乌、黄芪等以益气养血。

若脾肾两虚，偏于阳虚者，出现四肢不温，形寒肢冷，五更泄泻等症，方用金匮肾气丸温补肾阳，再加紫河车、鹿角胶、龟板胶等血肉有情之品，填精补髓。若伴有腰膝酸软，颧红盗汗，耳鸣如蝉，舌瘦质红，少苔，脉弦细数者，为肝肾阴虚，可用知柏地黄丸滋养肝肾。

3）痰浊蒙窍

治法：健脾化浊，豁痰开窍。

方药：洗心汤。

方中人参、甘草益气；半夏、陈皮健脾化痰；附子协助人参、甘草以助阳气，脾正气健旺则痰浊可除；茯神、酸枣仁宁心安神；石菖蒲芳香开窍；神曲和胃。脾气亏虚明显者,可加党参、茯苓、黄芪、白术、山药、麦芽、砂仁等健脾益气之品,以截生痰之源。若头重如裹、哭笑无常、喃喃自语、口多涎沫、痰浊壅塞较著者,重用陈皮、半夏,配伍胆南星、莱菔子、佩兰、白豆蔻、全瓜蒌、贝母等豁痰理气之品。若痰郁久化火,蒙蔽清窍,扰动心神,症见心烦躁动,言语颠倒,歌笑不休,甚至反喜污秽等,宜用涤痰汤涤痰开窍,并加黄芩、黄连、竹沥以增强清化热痰之力。

4)瘀血内阻

治法:活血化瘀,开窍醒脑。

方药:通窍活血汤。

方中麝香芳香开窍,并活血散结通络;桃仁、红花、赤芍、川芎活血化瘀;大枣、葱白、生姜散达升腾,使行血之品能上达巅顶,外彻肌肤。常加石菖蒲、郁金开窍醒脑。如久病气血不足,加党参、黄芪、熟地、当归以补益气血。瘀血日久,瘀血不去,新血不生,血虚明显者,可加当归、鸡血藤、三七以养血活血。瘀血日久,郁而化热,症见头痛、呕恶、舌红苔黄等,加丹参、丹皮、夏枯草、竹茹等清热凉血、清肝和胃之品。

**4. 传统运动疗法** 可选择练习太极拳、八段锦、易筋经、五禽戏等功法。通过调整身体的阴阳平衡,增强肌肉力量。促进躯体活动以促进气血运行,调畅气机,益脑增智。运动量可根据个人具体情况而定,一般每次练习20~30分钟,每日1~2次。

### (二)西医康复技术

老年认知障碍的康复训练包括认知能力训练、语言能力训练、运动能力训练、生活自理能力训练、保持爱好、缅怀治疗、参加社会性活动、进行生活性事务,还可经常与患者聊天,让患者做时事评论。

**1. 认知能力训练** 可以让患者进行图片匹配,将标有蔬菜、水果、动物的卡片打乱,让患者按种类进行整理。对忘记吃药的患者,可以把药物放到闹钟位置,设定闹钟提醒,还可以通过简单的算式来训练患者的计算能力,比如"100-7等于多少"等。

**2. 语言能力训练** 对发音不清楚的认知障碍老人,可以教他简单的词以及句子,也可以给患者看食物,然后让患者叫出食物的名称。

**3. 运动能力训练** 包括肌力增强训练和关节活动度的训练。肌力增强训练可以通过功率自行车、走路、抗阻等训练来增强肌力;关节活动度范围训练,要包括肩关节、肘关节、腕关节等关节的训练。

4. **生活自理能力训练** 包括吃饭、穿脱衣服、洗漱、打电话,甚至理财等方面的训练。

5. **其他训练方法** 如患者患病前有哪些爱好,病后可以继续鼓励他保持爱好;还可以让患者通过看以前的老照片、想以前做过的事,这种缅怀治疗方式进行训练;也可以让患者参加社会性活动,如唱歌、绘画等。

## 六、社区调养与预防

### (一)起居调护

痴呆患者应保持规律的作息时间,每天按时起床、吃饭、休息和睡觉,有助于维持身体的生物钟,促进身体功能正常运行。同时,避免过度熬夜和疲劳,以免加重病情。

### (二)饮食调护

中医学认为,痴呆患者宜进食营养丰富、易于消化的食物。建议适量摄入富含蛋白质、维生素和矿物质的食物,如瘦肉、鱼、蛋、奶类、豆类、新鲜蔬菜和水果等。此外,还可适当食用具有补肾益精、益智安神作用的中药食材,如核桃、黑芝麻、枸杞等。

### (三)情志调护

痴呆患者常面临记忆力减退、思维行动迟缓等困扰,容易产生焦虑、抑郁等负面情绪。因此,保持良好的心态对痴呆患者至关重要。建议家人、朋友多与患者交流,分享心情和感受;同时,可以让其通过听音乐、阅读、绘画等方式放松心情,缓解压力。

### (四)健康教育

通过基于中医理论对痴呆的健康教育,可以提高公众对痴呆的认识,了解痴呆的症状、预防与保健方法,以及患者家庭护理与关爱的重要性,有助于减少痴呆发生,提高患者的生活质量,同时可减轻家庭和社会的负担。让我们携手关注老年认知障碍问题,共同为创造一个健康、和谐的社会环境而努力。

# 第三节 老年性便秘

## 一、概述

### (一) 定义

便秘是指表现为排便困难和排便次数减少、粪便干硬的一组症状。排便困难包括排便费力、排出困难、排便不尽感、肛门直肠有堵塞感、排便费时和需辅助排便。排便次数减少，是指每周排便少于 3 次。慢性便秘的病程至少 6 个月。中医学认为，便秘的病因主要有外感寒热之邪，内伤饮食情志，病后体虚，阴阳气血不足等。本病病位在大肠，与脾胃肺肝肾密切相关。形成便秘的基本病机是邪滞大肠，腑气闭塞不通或肠失温润，推动无力，导致大肠传导功能失常。辨证以寒热虚实为要点。

### (二) 需求与现状

便秘是一种常见的消化系统症状。随着生活节奏加快、饮食结构改变和社会心理因素影响，便秘患病率呈上升趋势。我国成人便秘患病率为 $7.0\% \sim 20.3\%$，且随着年龄增长，便秘患病率有所升高；我国老年人便秘患病率为 $15\% \sim 20\%$，农村高于城市，北方高于南方，男性患病率低于女性，男女患病率之比为 $1 : 1.22 \sim 1 : 4.56$。

## 二、病因及危险因素

### (一) 病因

1. **功能性便秘** 正常肠道传输(也有便秘的可能)、肠道传输缓慢、盆底肌功能失常、便秘型肠易激综合征。

2. **服用药物造成便秘** 服用阿片类止痛药、抗胆碱药物、铁剂、钙离子通道阻断剂、利尿剂、非甾体抗炎药。

3. **阻塞性便秘** 癌症、肠道狭窄、直肠膨出、肛门狭窄，以及其他外来的压迫。

4. **代谢性便秘** 糖尿病、甲状腺功能减退、尿毒症、妊娠、垂体功能减退、高钙血症、低钾血症、低镁血症。

**5. 神经方面因素导致便秘** 帕金森病、先天性巨结肠、脊髓损伤、自身神经病变。

### (二) 危险因素

**1. 经济状况和文化程度** 均与便秘的患病率成负相关,农村地区便秘患病率高于城市。经济地位和文化水平的不同对便秘的影响可能因不同阶层的饮食习惯和生活方式的差异所致。低 BMI 和生活在人口密集区的人群更易发生便秘。

**2. 性别** 女性更容易发生便秘,多次妊娠导致腹肌衰弱,经产妇肛提肌衰弱造成排便动力缺乏等均可引起便秘。

**3. 饮食习惯** 低纤维素食物、水分摄入不足可增加便秘发生的可能性。老年人进食减少或因牙齿缺失致咀嚼困难,进食过于精细,食物残渣相对减少,故大便量也减少,不能有效刺激肠蠕动而引发便秘。

**4. 生活习惯** 老年人室外活动减少,特别是脑卒中、糖尿病、冠心病患者感觉迟钝、肢体活动受限,甚至卧床不能下地活动,可致肠蠕动减弱而引起便秘。

**5. 不合理用药** 许多药物长期服用是引起便秘的因素之一。如一些抗高血压药物同时含有利尿剂成分,由于长期使用可能引起排便障碍。钙离子拮抗剂、抗胆碱能药物、抗抑郁药等的使用,会使肠壁肌松弛,抑制或减弱胃肠蠕动引起或加重便秘。另外,长期滥用泻药可降低直肠压力感受器的敏感性,可抑制排便反射。

**6. 年龄** 老年人消化系统的生理改变容易发生便秘。随着年龄增大,个体存在不同程度的生理改变,唾液腺、胃肠和胰腺等分泌消化酶逐渐减少,使得食物在胃肠的消化时间相应延长或难以消化;腹部和骨盆肌肉乏力,在排便时腹压降低;结肠肌层变薄,肠平滑肌张力减弱,肠反射降低,蠕动减慢。以上生理改变均可造成大便在肠管停留时间过久、水分吸收过多、大便干结而产生便秘。

**7. 疾病影响** 老年人大多伴有多种老年性疾病,如患肺气肿、肺心病、糖尿病、心血管病等患者易内分泌紊乱,神经系统功能失调导致无力排便,或对排便有恐惧感而有意抑制排便,引起便秘。慢病的病程越长,便秘的发病率越高,以糖尿病、脑卒中伴发便秘者为甚。

### 三、临床表现

老年性便秘主要表现为每周排便少于 3 次,排便困难,每次排便时间长,排出粪便干结如羊粪状且数量少,排便后仍有粪便未排尽感,可有下腹胀痛或绞痛,食欲减退,疲乏无力,头晕、烦躁、焦虑、失眠等症状。部分患者可因用力排硬粪块而伴有肛门疼痛、肛裂、痔疮和肛乳头炎。部分功能性便秘患者可在左下腹乙状结肠部位触及条索状块物。当便秘患者出现报警征象,包括便血、粪便隐血试验阳性、贫血、消瘦、腹痛持续加剧、腹部包块等,对于有结直肠息肉史和结直肠肿瘤家族史等情况时,应与器质性疾病相鉴别。

**(一)慢性功能性便秘**

慢性功能性便秘是老年人最常见的便秘类型,根据患者的肠道动力和直肠肛门功能改变的特点分为 4 个亚型。

1. **慢传输型便秘**　老年人结肠动力减退,易发生慢传输型便秘,其特点是结肠传输时间延长,主要表现为排便次数减少、粪便干硬、排便费力。

2. **排便障碍型便秘**　即功能性排便障碍,既往称出口梗阻型便秘,主要表现为排便费力、排便不尽感、排便时肛门直肠有堵塞感、排便费时,甚至需要手法辅助排便等,此型便秘在老年人中多见。

3. **混合型便秘**　患者同时存在结肠传输延缓和肛门直肠排便障碍。

4. **正常传输型便秘**　多见于便秘型肠易激综合征,腹痛、腹部不适与便秘相关,排便后症状可缓解,老年人较少见。

**(二)器质性疾病相关性便秘**

1. **肠道疾病**　如肿瘤、憩室病、痔疮、肛裂、炎症性肠病、腹壁疝、肠扭转、肠结核、直肠脱垂、直肠膨出、腹腔肿瘤或其他外压性疾病所致肠梗阻,既往有炎症性、外伤性、放射性或手术所致的肠道狭窄、盆腔或肛周手术史等。

2. **神经系统疾病**　如脑血管疾病、多发性硬化、帕金森病、外伤或肿瘤所致脊髓损伤、自主神经病变、认知障碍、痴呆等。

3. **肌肉疾病**　如淀粉样变性、硬皮病、系统性硬化等。

4. **电解质紊乱**　如高钙血症、低钾血症、高镁血症等。

5. **内分泌和代谢疾病**　如糖尿病、甲状腺功能减退、甲状旁腺功能亢进等。

6. **心脏疾病**　如充血性心力衰竭等。

### （三）药物相关性便秘

老年人常用的可引起或加重便秘的药物有阿片类镇痛药、三环类抗抑郁药、抗胆碱能药物、抗组胺药、抗震颤麻痹药、神经节阻滞剂、非甾体抗炎药、含碳酸钙或氢氧化铝的抗酸剂、铋剂、铁剂、钙拮抗剂、利尿剂及某些抗菌药物等。

## 四、康复评定

### （一）中医辨证

中医治疗便秘着眼于大肠、肝、脾、肾等脏腑,治疗便秘不能只顾促进排便,一味泻下,要真正解决便秘,须从病因入手。中医把便秘大致分成热秘、气秘、冷秘、虚秘四类。

1. **热秘** 大便干结,腹胀腹痛,面红身热,口干口臭,心烦不安,小便短赤,舌红苔黄燥,脉滑数。

2. **气秘** 大便干结,或不甚干结,欲便不得出,或便而不畅,肠鸣矢气,腹中胀痛,胸胁满闷,嗳气频作,饮食减少,舌苔薄腻,脉弦。

3. **冷秘** 大便艰涩,腹痛拘急,胀满拒按,胁下偏痛,手足不温,呃逆呕吐,舌苔白腻,脉弦紧。

4. **虚秘** 又可细分为气虚、血虚、阴虚。气虚患者粪质并不干硬,也有便意,但临厕排便困难,需努挣方出,挣得汗出短气,便后乏力,体质虚弱,面白神疲,肢倦懒言,舌淡苔白,脉弱。血虚患者大便干结,排出困难,面色无华,心悸气短,健忘,口唇色淡,脉细。阴虚大便干结,如羊屎状,形体消瘦,头晕耳鸣,心烦失眠,潮热盗汗,腰酸膝软,舌红少苔,脉细数。

### （二）康复医学评定方法

1. **病史询问** 是评估老年性便秘的第一步,应向老年人或者其看护人进行完整的病史询问,先了解排便的详细情形及所造成的困扰,以确定是否为便秘。之后再询问可能发生的原因,如饮食情况、目前疾病史、目前用药、既往疾病史、旅游史及家族史等。

（1）便秘症状及粪便性状:包括排便次数、排便习惯及排便困难的程度等,是否伴随腹胀、腹痛、腹部不适以及胸闷、胸痛、气急、头晕等症状;粪便性状可采用布里斯托大便分类法进行评估。

（2）报警征象:包括便血或粪隐血试验,贫血、食欲、体重变化、腹痛、腹部包块、排便习惯改变等。同时要了解患者有无结直肠息肉和结直肠癌、炎症性肠病等肠道疾病家族史。

（3）便秘相关器质性疾病：主要通过仔细询问病史、体检和必要的辅助检查，对前述可能引起便秘的器质性疾病予以甄别。

（4）共病与全身状况：老年人生活经历漫长，器官功能随增龄衰退，且常多种慢病并存，因此，衰弱在老年人群中甚为常见；衰弱是老年综合征之一，是指随增龄，多系统、多个器官和组织的储备功能下降到接近阈值时的一种状态或一组症状，外界较小的刺激即可引起临床事件发生。健康老年人肠内粪便运转至直肠的时间不少于 5 天，而衰弱老年人可长达 8 天。老年人的膈肌、腹肌、肛提肌和结肠平滑肌的收缩能力随增龄而普遍下降，排便动力不足；另外，盆底结构老化、直肠前突、直肠黏膜脱垂以及老年女性会阴下降等局部结构改变，也是导致老年人尤其是老年女性慢性便秘高发的原因之一。

（5）用药情况：仔细询问前述可导致药物性便秘的药物使用情况。老年人共病多，常多重用药，因服药诱发便秘的机会增多，也是老年群体发生便秘的重要原因之一。仔细询问泻药的使用情况：包括服用泻药的种类、剂量、频率和期限，是否使用栓剂、灌肠剂或其他通便的处方或非处方药物等。老年人长期服用泻药，尤其是刺激性泻药，可损伤肠肌间神经丛，导致结肠对肠内容物刺激的反应性降低，结肠运动功能孱弱，甚至失去自行排便的功能，即所谓"泻药结肠"。

（6）认知功能状况：老年便秘患者认知功能障碍发生率高，便秘随认知功能障碍加重而加重，因此，了解患者的认知功能状况，有利于制订个性化便秘干预措施。认知功能状况评估可采用简易智力状态检查（MMSE）量表。

（7）体格检查：包括全身检查、腹部检查和肛门直肠检查，注意有无腹部压痛、腹部包块等；直肠指检尤为重要，不仅可了解有无粪便嵌塞、肛门狭窄、直肠脱垂、直肠肿块等病变，还可了解有无矛盾性或不松弛性的耻骨直肠肌运动。

（8）便秘严重程度评估：可根据便秘症状轻重以及对生活影响的程度分为轻度、中度、重度。轻度：症状较轻，不影响日常生活，可通过整体调整、短时间用药等恢复正常排便；重度：便秘症状重且持续，严重影响工作、生活，需要药物治疗，不能停药或药物治疗无效；中度：介于轻度和重度之间。难治性便秘又称慢性顽固性便秘，属于重度便秘，是指经药物及各种非手术治疗难以奏效、可能需要手术治疗的患者，常见于出口梗阻型便秘、结肠无力、重度便秘型肠易激综合征等患者。

## 2. 危险因素评估

（1）液体摄入：尽管液体需要量因人而异，但是每天总液体量（包括食物内的水分）摄入少于 1.5 L 时，肠道内水分减少，可造成粪便干结、量减少而发生便秘。老年人口渴感觉功能下降，即便体内缺水也不一定会感到口渴，可根据患者尿量、皮肤弹性及口唇黏膜干燥程度帮助判断液体摄入量是否充足。

（2）饮食情况：膳食中纤维素不仅可增加粪便容积、保持水分，从而软化粪便，且可促进肠道蠕动，但老年人由于牙齿松动、脱落、缺损，咀嚼功能减退，饮食往往过于精细，纤维素摄入不足（<25 g/d），对肠壁刺激减少，进而影响结肠传输时间、肠蠕动频率以及粪便量。

（3）活动量：活动量减少可增加便秘的风险。坐轮椅、卧病在床、躯体移动障碍的老年患者，由于长期缺乏运动，肠道蠕动功能减退，粪便在肠道内滞留时间过长，水分被过多吸收，导致大便干结，诱发和加重便秘。运动减少导致腹肌萎缩、肌力降低，屏气乏力，也不利于排便。活动量减少相关的便秘在衰弱以及久病卧床的老年住院患者中最为常见。

（4）环境因素：不适宜的排便环境，如缺乏私密性、不能独立如厕、需要他人协助排便、厕所设施不便利等，均可引起老年人便意抑制，诱发或加重便秘

（5）精神心理因素：老年人常同时面临多病、丧偶或独居等问题，焦虑、抑郁等心理因素以及不良的生活事件对老年人的生活质量造成了较大的负面影响。精神心理因素影响胃肠道的感觉、运动和分泌功能，抑制副交感神经，钝化排便反射，诱发或加重便秘。临床上可采用焦虑自评量表（Self-Rating Anxiety Scale，SAS）、抑郁自评量表（Self-Rating Depression Scale，SDS）等工具对患者的精神心理因素进行评估。

（6）社会支持：包括客观支持和主观支持。客观支持泛指物质上、经济上的直接援助以及稳定的婚姻、子女关怀等；主观支持是指患者受尊重、被支持、被理解，在情感上的满意程度。同时，社会支持还包括患者对社会支持利用的情况，以及利用他人支持和帮助的程度。与老年人其他慢病一样，老年人慢性便秘与社会支持关系密切，增加社会支持可以降低老年人便秘的发病率；慢性便秘患者生活质量和社会支持及对支持的利用度呈正相关，可以通过社会支持评定量表初步判断患者是否缺失社会支持。

## 五、康复

### (一)中医康复技术

#### 1. 推拿疗法

(1)仰:患者保持仰卧位,双肩、头部与脚掌均贴地,双膝微曲。

(2)抚:用双手轻抚腹部,自两侧肋骨下方往腹股沟处一路向下轻揉,重复数次。

(3)按:双手交叠,以指腹顺时针轻按腹部,重复数次,帮助粪便在肠道中行进。

(4)压:此为按摩法的关键,用惯用手的掌腹顺时针挤压腹部,下压深度为3~5 cm,重复数次。目的是粉碎肠道内的粪便,但也可能因挤压带来不适感,所以挤压时应根据个人感受调整力道。

(5)震:为帮助肠道排气,可以将惯用手握拳,拳面朝下,另一只手的手掌置于拳头上方,顺时针快速按压以震动腹部,每次移动距离约两指,拳和掌必须同步运动,重复数次。

#### 2. 针灸疗法

(1)热秘:以手阳明大肠经穴为主,常选用具有清热作用的合谷、曲池穴。

(2)气秘:多配属足阙阴肝经的太冲、行间穴;属足少阳胆经的阳陵泉穴。

(3)冷秘:用足少阴肾经的经大钟、太溪、照海穴等。

(4)虚秘:以辅为主。以膀胱经的背腧穴及足太阴脾经首选三阴交、太白、大横等穴。

#### 3. 中药疗法

(1)热秘:治以泻热导滞,润肠通便。方用麻子仁丸。若津液已伤,可加生地、玄参、麦冬以养阴生津;若兼郁怒伤肝,易怒目赤者,加服更衣丸以清肝通便;若燥热不甚,或药后通而不爽者,可用青麟丸以通腑缓下,以免再秘。

(2)气秘:治以顺气导滞。方用六磨汤。若气郁日久,郁而化火,可加黄芩、栀子、龙胆草清肝泻火;若气逆呕吐者,可加半夏、旋覆花、代赭石;若七情郁结,忧郁寡言者,加白芍、柴胡、合欢皮疏肝解郁;若跌仆损伤,腹部术后,便秘不通,属气滞血瘀者,可加桃仁、红花、赤芍之类活血化瘀。

(3)冷秘:治以温里散寒,通便导滞。方用大黄附子汤。可加枳实、厚朴、木香助泻下之力,加干姜、小茴香以增散寒之功。

（4）虚秘:①气虚:治以补气润肠,健脾升阳。方以黄芪汤。若气虚较甚,可加人参、白术,"中气足则便尿如常",气虚甚者,可选用红参;若气虚下陷脱肛者,则用补中益气汤;若肺气不足者,可加用生脉散;若日久肾气不足,可用大补元煎。②血虚:治以养血润肠。方用润肠丸。可加玄参、何首乌、枸杞子养血润肠。若兼气虚,可加白术、党参、黄芪益气生血,若血虚已复,大便仍干燥者,可用五仁丸润滑肠道。③阴虚:治以滋阴润肠通便。方用增液汤。可加芍药、玉竹、石斛以助养阴之力,加火麻仁、柏子仁、瓜蒌仁以增润肠之效。若胃阴不足,口干口渴者,可用益胃汤;若肾阴不足,腰酸膝软者,可用六味地黄丸。

**（二）西医康复技术**

**1. 生物反馈治疗**　在患者模拟排便时,腹壁电极和肛直肠压力感受器可感知并向患者显示其腹壁、直肠、肛管肌肉用力的状态,患者借此自我调节并纠正不协调的排便用力方式,训练患者协调腹部和盆底肌肉,从而恢复正常的排便模式。诸多研究表明,无论功能性排便障碍是否合并肠道慢传输,生物反馈疗效均优于其余大部分疗法。生物反馈可改善功能性排便障碍患者的排便次数、盆底功能失调缩短球囊逼出时间和结肠转运时间,其疗效优于饮食、运动、泻剂等治疗方法,并且该疗效可维持 2 年以上。推荐生物反馈治疗的频率为每周 2 次至隔日 1 次,每次 30～60 分钟,每例患者至少完成 4～6 次。

**2. 骶神经刺激**　又称为骶神经调控,是神经调控治疗方法之一。可用于常规内科治疗无效的难治性便秘。骶神经刺激能够调节迷走神经和躯体神经的传入神经,改善肠道感觉和运动功能,影响盆底器官和低位肠段（主要影响左半横结肠、降结肠和直肠肛管）,促进排便。骶神经刺激流程包括两个阶段:第一阶段是临时电极植入（或称为试验性电极植入）阶段,应用体外调节器进行测试调节,筛选治疗有效的便秘患者;第二阶段为永久性植入阶段,对于治疗有效（经过2～3 周的筛选期,便秘症状改善达 50％以上）的患者,可植入永久性的骶神经调节器。刺激部位一般选择 $S_2$～$S_4$ 的骶神经根,选用的刺激参数为脉冲宽度 $210\,\mu s$,频率 10～15 Hz,一般 2～4 周起效。

**3. 其他疗法**　如穴位电针、直肠和（或）结肠电刺激、胫神经刺激、腹部体表电刺激等神经调控治疗均可能改善便秘症状,但须完善更多的循证证据,目前可作为便秘的补充治疗方法。

## 六、社区调养与预防

### (一) 起居调护

指导患者养成良好的排便习惯,让老年人养成定时排便的习惯,时间可安排在餐后半小时至 1 小时,此时是胃结肠反射的好机会,容易推动结肠蠕动,引起排便。也有放在清晨或睡前排便,按各自的习惯而定。上厕时应将双手压在腹部,做屏气动作,增加腹部压力,可促进大便。上厕坐定身体后,将腿抬举几次,可加强腹直肌和耻骨直肠肌的强度,容易排便。指导老年人进行适当的有氧运动,如做操、散步、打太极拳、练金刚功、八段锦等。每日行肛周舒缩运动,有意收缩肛门和会阴 5 s,再舒张 5 s,反复 10 次,每日练习 3 次,以增加肛门外括约肌、耻骨直肠肌和肛提肌的随意收缩能力,保持排便通畅。不可滥用或依赖泻药,倘若使用不当,反而会使便秘加重。

### (二) 饮食调护

饮食上避免过度煎炒、油炸、酒类或辛辣物,也不要过食寒凉生冷,宜多食蔬菜、水果,并在早上起床时喝开水,每天总量 2 000 ml 以上。平时多吃含纤维素的食物,如欲保持正常粪便的量,成人每千克体重每天需 0.1 g 纤维素。主食中燕麦、玉米、黑面包的纤维素含量多。主食也可吃些杂粮、薯类食物。蔬菜中大豆、花生等含有很高纤维素,肉类中以牛肉,尤其是红牛肉含有较多肌纤维。新鲜水果也是很好的通便食品。平时多饮茶水,对排便也很重要。热秘宜食西瓜、水梨、芦荟、决明子、椰子、香蕉、梨、甘蔗、竹笋、冬瓜、黄瓜、丝瓜、苦瓜等清凉食物。气秘宜食橘子、橘饼、柚子、陈皮、玫瑰花、薰衣草、佛手柑、砂仁、萝卜等解郁行气的食物。虚秘宜食人参、黄芪、党参、山药、糯米、黑芝麻、当归、首乌、桑椹子、蜂蜜等补气补血食物。冷秘宜食葱、姜、蒜、肉桂、茴香、干姜、姜黄、荞麦、肉苁蓉、韭菜等温阳食物

### (三) 情志调护

应多与人沟通,以增强患者信心,保持健康的心理状态消除恐惧焦虑心理,使其具备最佳的治疗与康复心理状态。培养广泛的兴趣爱好,积极参加社会活动,热爱生活,如琴棋书画、旅游交友、唱歌、户外散步、养殖花草、早睡早起等,也可做一些力所能及的家务活动。

### （四）健康教育

**1. 便秘的危险因素和危害**　告知居民便秘相关的危险因素，包括便秘的病因、诱发因素，尤其对高危人群，如女性、老年人、体重偏低者、文化程度低者、人口密集区居住者、滥用泻药者。并且将便秘可能造成的危害告知居民，有利于提高居民对便秘防治的依从性。

**2. 便秘的自我预防技巧**　应从饮食、生活习惯、心理等方面向居民宣教预防便秘的技巧。

**3. 病情自我监测与管理**　教会患者识别便秘的诊断，区分便秘症状轻、中、重三种不同的程度，告知患者便秘治疗的基本原则、药物的选择方法、药物的不良反应，以提升患者自我管理的能力，避免滥用药物，让患者知道何时该寻求全科医生帮助，配合全科医生的管理。

# 第四节　肌　少　症

## 一、概述

### （一）定义

肌少症的概念是 1989 年开始引出，由 Irwin Rosenberg 开创。2010 年，欧洲肌少症工作组发布首个关于肌少症的共识声明，将其界定为一种与年龄增长密切关联的、持续进展且影响全身骨骼肌系统的病症。其核心特征包括肌肉质量缩减、肌肉力量减弱，可能出现身体功能衰退。

目前，肌少症的确切病因机制尚未得到充分阐明，在临床实践中观察到的病例不仅包括因自然老化过程引发的典型或原发性肌少症，也可见其他疾病导致的继发性肌少症，如长期制动、卧床所致的肌肉废用、骨骼肌去神经支配、严重营养不良、肿瘤恶病质、内分泌代谢疾病以及基因遗传等因素导致的肌少症。本章节中的肌少症指增龄相关的老年人原发性肌少症。

中医学将肌少症归属为"痿证""虚劳"等范畴，其病机主要责于先天禀赋不足与后天失于濡养，尤以脾胃失和、气血亏虚为要，病责营卫，本在脏腑，多在肺脾，久及肝肾，病损在四肢肌肉，尤见筋骨、关节痿弱。

## (二) 需求与现状

当前,我国正面临人口老龄化的重大社会议题。根据民政部及国家统计局发布的数据,截至 2023 年底,全国 60 周岁及以上老年人口达到了 29 697 万人,占总人口的 21.1%。其中,65 周岁及以上老年人口为 21 676 万人,占总人口的 15.4%。预计"十四五"时期(2021—2025 年),60 岁及以上老年人口总量将突破 3 亿,占比将超过 20%,标志着我国进入中度老龄化阶段。到 2035 年左右,60 岁及以上老年人口将突破 4 亿,在总人口中的占比将超过 30%,进入重度老龄化阶段。值得注意的是,肌少症的患病率与年龄增长呈正相关,以男性患者更为多见。据估计,当下全球已有约 5 000 万人受到肌少症影响,而这一数字预计到 2050 年将剧增至 5 亿。中国西部地区高于东部地区,故生活方式和环境可能是影响肌少症患病率的主要因素。相较于欧美群体,亚洲老年人群中肌少症的患病率相对较低,这一现象可能与亚洲人峰值骨骼肌含量的基准值低于欧美人有关。

肌少症作为一种严重影响老年人身体功能的综合征,已日益成为老年医学领域研究的核心焦点。肌少症起病隐匿,会引起机体功能障碍,增加老年人跌倒、失能和死亡的风险,严重损害老年人的生活质量和健康,给医疗系统及社会造成沉重的负担。因此,肌少症将是未来我国老年人面临的重大健康问题。

## 二、病因与危险因素

### (一) 病因

肌少症由多种因素共同导致。

1. **机械力学因素** 力学负荷改变会影响肌肉的质量和强度。体力活动下降会导致神经、肌肉退化。

2. **遗传基因** 线粒体功能障碍和蛋白酶抑制剂不平衡是骨骼肌减少症的标志,但这些过程的调节和功能联系尚未被解决。

3. **炎症因素** 肌肉和骨骼的脂肪浸润、炎性细胞因子分泌、脂质毒性,会诱发肌力减弱,增加骨折风险,最终促成肌少症发生。

4. **内分泌失调** 如糖尿病、甲状腺功能失常、维生素 D 不足、性激素分泌不调、生长激素水平异常等,连同营养不良、肥胖及长期使用类固醇皮质激素等因素,都与肌少症的发病存在关联。

## （二）危险因素

增龄、女性、家族史、营养素摄入不足、少动/制动/卧床、多重用药、慢病和老年综合征等多病共存是肌少症的危险因素。

## 三、临床表现

肌少症最主要的表现是肌肉力量减弱或肌肉无力、虚弱、疲劳、行走困难和疼痛。临床表现如下：①平衡能力下降，易因跌倒而受伤；②易疲劳，较难集中精力；③肌肉持续性疼痛感，影响身体多个部位，患者主观描述为"僵硬和持续疼痛"；④其他的影响健康和共病状态，如体重减轻、关节炎、骨折、心血管疾病、腕管综合征和红斑狼疮；⑤对情感和心理产生负面影响，如老年人中与年龄相关的肌力和肌质量丧失与不良临床结果（如跌倒、行动受限、意外致残和骨折）有关，最终导致生活质量降低、医疗费用增加。

## 四、康复评定

### （一）中医辨证

1. **肺热津伤型** 发病急，病起发热，或热后突然出现肢体软弱无力，可较快发生肌肉瘦削，皮肤干燥，心烦口渴，咳呛少痰，咽干不利，小便黄赤或热痛，大便干燥。舌质红，苔黄，脉细数。

2. **湿热浸淫型** 起病较缓，逐渐出现肢体困重，痿软无力，尤以下肢或两足痿弱为甚，兼见微肿、手足麻木，扪及微热，喜凉恶热，或有发热，胸脘痞闷，小便赤涩热痛。舌质红，舌苔黄腻，脉濡数或滑数。

3. **脾胃虚弱型** 起病缓慢，肢体软弱无力逐渐加重，神疲肢倦，肌肉萎缩，少气懒言，纳呆便溏，面色白或萎黄无华，面部浮肿。舌淡苔薄白，脉细弱。

4. **肝肾亏损** 起病缓慢，渐见肢体痿软无力，尤以下肢明显，腰膝酸软，不能久立甚至步履全废，腿胫大肉渐脱，或伴有眩晕耳鸣，舌咽干燥，遗精或遗尿，或妇女月经不调。舌红少苔，脉细数。

5. **脉络瘀阻** 久病体虚，四肢痿弱，肌肉瘦削，手足麻木不仁，四肢青筋显露，可伴有肌肉活动时隐痛不适。舌萎不能伸缩，舌质暗淡或有瘀点、瘀斑，脉细涩。

### （二）康复医学评定方法

1. **初级筛查评估方法** 简单、易行，便于早期识别肌少症患者，下面为推荐的具体方法。

（1）小腿最大周长测量法：小腿周长男性＜34 cm、女性＜33 cm 即为阳性。

（2）SARC-F 问卷评分量表法：当 SARC-F 问卷评分结果总和≥4 分时，判定为阳性（表 7-1）。

表 7-1　SARC-F 问卷评分量表

| 序号 | 测试项目 | 询问方式及内容 | 评分标准计分 |
|---|---|---|---|
| 1 | 肌肉力量(S) | 搬运 4 kg 物品是否困难 | 0 分＝无困难,1 分＝偶有困难,2 分＝难度较大,无法独立完成 |
| 2 | 辅助行走(A) | 走出房间是否困难 | 同上 |
| 3 | 站起能力(R) | 从床上或椅子上站起是否困难 | 同上 |
| 4 | 爬楼梯能力(C) | 爬 10 个楼梯台阶是否困难 | 同上 |
| 5 | 跌倒次数(F) | 过去 1 年跌倒次数 | 0 分＝无跌倒史,1 分＝跌倒 1～3 次,2 分＝跌倒 4 次以上 |

注:分数合计总分≥4 分为筛查阳性。

（3）SARC-CalF 评分量表法：评分≥11 分为筛查阳性（表 7-2）。

表 7-2　SARC CalF 评分量表

| 序号 | 测试项目 | 询问方式及内容 | 评分标准计分 |
|---|---|---|---|
| 1 | 肌肉力量(S) | 搬运 4 kg 物品是否困难 | 0 分＝无困难,1 分＝偶有困难,2 分＝难度较大,无法独立完成 |
| 2 | 辅助行走(A) | 走出房间是否困难 | 同上 |
| 3 | 站起能力(R) | 从床上或椅子上站起是否困难 | 同上 |
| 4 | 爬楼梯能力(C) | 爬 10 个楼梯台阶是否困难 | 同上 |
| 5 | 跌倒次数(F) | 过去 1 年跌倒次数 | 0 分＝无跌倒史,1 分＝跌倒 1～3 次,2 分＝跌倒 4 次以上 |
| 6 | 小腿最大周长 |  | 0 分＝男性小腿围＞34 cm 或女性小腿围＞33 cm<br>1 分＝男性小腿围≤34 cm 或女性小腿围≤33 cm |

注:分数合计总分≥11 分为筛查阳性。

（4）Ishii 评分筛查：Ishii 评分选择年龄、握力、小腿围 3 项指标，年龄由一般情况资料获得,握力测量同肌少症诊断标准。小腿围测量时,老年人取坐位,双腿屈膝 90°角,选取老年人小腿最粗处测量,分别记录左右小腿围度,单位为 cm。Ishii 评分计算式如下:男性得分为 0.62×(实际年龄－64)－3.09×(握力－50)－4.64×(小腿围－42);女性得分为 0.80×(实际年龄－64)－5.09×(握力－34)－3.28×(小腿围－42)。

(1)握力检测:建议握力阳性的诊断临界值设定:男性握力<28 kg,女性握力<18 kg。

(2)椅子站起测试:人在不使用手臂情况下,从一个坐着的位置站起来 5 次所需的时间,推荐诊断阈值≥12 s 为阳性。

3. 肌量检查方法

(1)生物电阻抗分析法(bioelectrical impedance analysis,BIA):用来评估总肌量和四肢骨骼肌肌量的方法之一。推荐 BIA 诊断阈值:男<7.0 kg/m²,女<5.7 kg/m² 即为阳性;或者用青年成人标准差对照下降 2.0 为诊断阈值。

(2)双能量 X 射线吸收仪(dual energy X-ray absorptiometry,DXA):是一种应用较为广泛的无创测量肌肉量的仪器,但不同品牌的 DXA 仪器检测结果并不一致。推荐用身高平方校正,推荐诊断阈值:男性<7.0 kg/m²,女性<5.4 kg/m²;或者用青年成人标准差对照下降 2.0 为诊断阈值。

4. 肌功能测试方法　肌功能代表身体机能状态,是一种全身运动功能的客观指标,涉及肌肉、中枢和外周神经功能和平衡功能。下面为常用方法。

(1)步行速度:一般测试被检者走完 6 m 距离,并记录所需时间,计算被检者步行速度。推荐步行速度诊断阈值≤1 m/s 为阳性。

(2)简易体能状况量表:是一项综合性的评估工具,包含步速测量、平衡检验以及起坐测试三个组成部分。该测试总成绩最高为 12 分,通常将≤9 分视为阳性结果。

5. 肌少症的诊断

(1)可疑肌少症诊断标准:小腿最粗处周长测量法阳性,或者 SARC-F 问卷评分量表法阳性(或者 SARC-CalF 评分量表法阳性),伴有握力测试阳性(或者伴有或者不伴有任意一项肌功能测试阳性),即可诊断为可疑肌少症。

(2)肌少症诊断标准:推荐任意一项肌量(DXA 或 BIA)测试阳性,伴有任意一项肌力测试阳性(或者伴有任意一项肌功能测试阳性),即可诊断为肌少症。

（3）严重肌少症诊断标准：肌量（任意一项）、肌力（任意一项）和肌功能（任意一项）测试均为阳性，即可诊断为严重肌少症。

（4）肌少症评估及诊断标准阈值表如表7-3所示。

表7-3　肌少症评估及诊断标准阈值表

| 项目 | 名称 | 男性阈值（阳性） | 女性阈值（阳性） |
|---|---|---|---|
| 初筛 | SARC-F | ≥4分 | ≥4分 |
| | SARC-CalF | ≥11分 | ≥11分 |
| | Ishii | ≥105分 | ≥120分 |
| | 小腿围 | <34 cm | <33 cm |
| 肌力测试 | 握力测试 | 男性<28 kg | 女性<18 kg |
| | 椅子站立测试 | ≥12 s | ≥12 s |
| 肌量测试 | DXA | <7.0 kg/m² | <5.4 kg/m² |
| | BIA | <7.0 kg/m² | <5.7 kg/m² |
| 肌功能测试 | 步速测试 | ≤1 m/s | ≤1 m/s |
| | SPPB | ≤9分 | ≤9分 |

## 五、康复

### （一）中医康复技术

1. 中药疗法

（1）肺热津伤型：治以清热润燥，养阴生津。方用清燥救肺汤加减（人参、麦冬、甘草、阿胶、杏仁、胡麻仁、生石膏、桑叶、枇杷叶）。

（2）湿热浸淫型：治以清热利湿，通利经脉。方用加味二妙散加减（苍术、黄柏、萆薢、防己、薏苡仁、蚕沙、木瓜、牛膝）。

（3）脾胃虚弱型：治以补中益气，健脾升清。方用参苓白术散合补中益气汤加减（人参、白术、山药、扁豆、莲肉、甘草、大枣、黄芪、当归、薏苡仁、茯苓、砂仁、陈皮、升麻、柴胡、神曲）。

（4）肝肾亏损：治以补益肝肾，滋阴清热。方用虎潜丸加减（狗骨、牛膝、熟地、龟板、知母、黄柏、锁阳、当归、白芍、陈皮、干姜）。

（5）脉络瘀阻：治以益气养营，活血行瘀。方用圣愈汤合补阳还五汤加减（人参、黄芪、当归、川芎、熟地、白芍、川牛膝、地龙、桃仁、红花、鸡血藤）。

2. 针灸推拿　基于《黄帝内经》"治痿独取阳明"理论的针灸，配合调脾胃、补中气、调肝补肾的穴位,改善多气多血的阳明经经络之气的运行,以使营卫调和,筋脉得养,四肢功能增强可改善肌少症症状。推拿主要施于四肢部位的肌肉,取穴以阳明经穴为主,通过外力的温和刺激,调节脾胃功能,促进阳明经气血循行流注全身。

**3. 传统功法锻炼**　太极拳、八段锦、五禽戏等传统功法可以通过调节呼吸及肢体运动,拉伸关节、牵引脏腑,促进身体气血运行,调节气机升降,达到气顺血调、营卫调和之作用。太极拳可以提高各组骨骼肌力量、质量与功能,进而改善行走能力和平衡能力。八段锦可有效改善老年肌少症患者的平衡能力和肌肉力量,提高身体活动能力。易筋经中的扎马步是锻炼下肢的基础功法,能使气机下降,气血循经络贯于四末,久练可以增强下肢及腰部力量,增加四肢的灵活性,增加筋骨关节的柔韧性,使肌肉强健、脏腑坚固。五禽戏是模仿虎、鹿、猿、熊、鸟5 种动物的 10 种动作,其中熊戏对应脾胃,熊运及熊晃两式可助中焦运化、疏通经气,四肢协调能力得以增强。

### (二)西医康复技术

西医康复技术体系主要涵盖了运动疗法与物理因子治疗两大核心组成部分。

**1. 运动疗法**　可以显著增加肌量、肌肉力量和改善身体功能,对维持骨结构、提高骨密度以及降低跌倒和脆性骨折风险有促进作用。实施运动疗法时,应严格遵守个体化定制与长期持续执行的原则,同时须警惕并防范因运动方法不当引发损伤等不利情况。渐进性抗阻力、有氧运动及平衡柔韧性训练都对肌少症和骨质疏松症改善有积极的作用。老年肌少症患者建议选择单独的抗阻运动或基于抗阻运动的联合或综合运动方案。运动方案多样,包括抗阻运动:每周运动 2 次,每次 3～5 组动作,每组动作 10～15 分钟;有氧运动和平衡运动:每周运动 2～3 次,每次 30～45 分钟。运动处方需要个性化。抗阻运动项目包括弹力带训练、举重、卧推、重量训练设备、肌肉强化训练、壶铃及抗体重运动等;有氧运动涵盖多种活动形式,诸如散步、快步走、慢跑、太极拳、健身舞蹈、跳绳、有氧操、健步走以及骑行自行车等;平衡运动项目涉及平衡车、平衡木、平面支撑及普拉提等。

**2. 物理因子康复治疗**　功能性电刺激、全身震动、电磁场在肌肉和骨量减少的防治中均有积极的作用。

### 六、社区调养与预防

#### (一)营养支持

肌少症是一种受多因素影响的增龄性疾病,充足的能量和蛋白质摄入是相关危险因素中可改变的因素之一。膳食中蛋白质摄入的数量和质量与肌少症的发生和发展密切相关。提升老年人日常饮食中的蛋白质摄取量有助刺激肌肉蛋白质合成,而肌肉质量与力量的减退现象往往与膳食中蛋白质摄入偏低紧密相关。一项随机开放性研究显示,无论是通过膳食蛋白质摄入还是口服补充蛋白质,蛋白质总摄入量在 $1.2\sim1.5\,g/(kg\cdot d)$ 均可改善四肢肌肉质量指数。因此,充足的蛋白质摄入是防治肌少症的重要措施。

肌少症建议食物多样,主食以谷类为主,杂粮占 $1/4\sim1/2$。谷类中富含的碳水化合物是神经系统的主要能源,杂粮富含 B 族维生素(维生素 $B_1$、烟酸、维生素 $B_2$)、镁等,这些营养素在维持神经、肌肉的线粒体功能、抑制凋亡中发挥重要的作用。配菜建议适量吃鱼、禽、蛋、瘦肉、奶制品、豆制品,保证优质蛋白摄入。鱼肉富含 $\omega-3$ 脂肪酸和维生素 D;动物性蛋白质中支链氨基酸含量较高,鱼肉和鸡肉的支链氨基酸含量尤为丰富。牛奶中乳清蛋白吸收较快,并且含有丰富的支链氨基酸,尤其是亮氨酸。乳清蛋白属于快消化蛋白,可引起餐后血液中必需氨基酸浓度更高、更快地上升,从而更好地促进肌肉蛋白质合成,提高肌肉量和肌肉功能。将动物蛋白与植物蛋白搭配食用,能更有效地增强餐后肌肉蛋白质合成的效果。多吃深色蔬菜水果,可能通过抗氧化作用(如类胡萝卜素)和碱盐发挥保存肌肉量的作用。英国一项随机对照试验显示,每天摄入 5 份蔬菜比每天摄入 2 份蔬菜水果能更好地增加握力。还有特殊食品,如蜂产品。动物研究发现,蜂王浆可改善实验鼠的肌力和躯体功能,减少骨骼肌脂肪积聚,减缓肌肉减少,增加肌卫星细胞的分化和增殖,改善肌肉再生,其机制可能包括促进肌肉合成、抑制分解代谢基因表达、拮抗代谢异常、抗炎、抗氧化应激、促进周围神经再生、改善肌肉血供、改善肠道微生态等。然而,由于尚缺乏人体试验研究数据,暂不推荐;未来需要对蜂产品在肌少症防治中的作用开展进一步的研究。

对肌少-骨质疏松症共患者,膳食钙的摄入每天需达到 $1.2\,g$,$500\,mg$ 为单次补钙最佳剂量,添加甘露醇的钙剂不仅能缓解便秘还能提高患者依从性。老年人日常蛋白质摄入量应维持在每千克体重 1.0～1.2 g 的标准。对参与耐力训练、阻力训练等体育活动的老年人群体,其蛋白质摄入量应不低于每千克体重 1.2 g。此外,对同时伴有急慢性疾病的老年人,推荐其蛋白质摄入量提高至每千克体重 1.2～1.5 g。摄入动物蛋白较植物优质蛋白对肌少症的改善效果更优;除饮食补充蛋白质外,适当添加乳清蛋白等肠内口服制剂对改善肌少-骨质疏松症也是有利的。

### (二) 社区管理、预防

鉴于肌少症的临床表现相对隐匿,初期阶段往往难以察觉,待症状显现时通常肌肉质量下降及功能减退较为明显,故在老年人群中进行肌少症普查、教育及针对性的预防有重要的意义。

**1. 控烟、限酒**　饮酒者一天酒精摄入量不超过 15 g(一小盅烈酒,白酒或威士忌,酒精度数为 40%,约 50 ml;一杯红酒,酒精度数为 13%,约 150 ml;一瓶啤酒,酒精度数为 3.5%,约 450 ml);饮酒可通过增加自噬、破坏肠道微生态等机制诱发肌少症。

吸烟患者需要积极戒烟,戒烟后如食欲增加,可多食蔬菜、水果等食物,不要吃高热量的零食。吸烟是引起慢阻肺的主要原因,会增加肌少症的患病风险,其机制为一方面烟碱通过升高瘦素(leptin)、降低饥饿素、损伤口腔健康等机制降低食欲,导致食物摄入减少;另一方面,慢阻肺使人体处于炎症状态而导致肌肉量下降和功能丧失。

**2. 肌少症社区管理及预防**

(1) 提高健康管理能力和健康素养。我国对老年人肌少症问题尚缺乏科学的认识和足够的重视,对肌少症预防的研究仍有待完善。增强公众对肌少症的科学认识,提高老年人的健康素养和主动健康意识,全面培养良好、积极的生活方式。

(2) 培养良好的运动习惯。老年人要坚持有氧运动、抗阻运动和全身协调运动,如坐位抬腿、静力靠墙蹲以及拉弹力带等,以有效改善肌肉质量、力量和躯体功能。此外,宜多参加户外活动,增加日晒时间。

(3) 重视膳食营养,适当补充营养,需常规对老年人进行营养不良风险或营养风险评估。合理膳食,适当增加蛋白质摄入量(建议每天每千克体重蛋白质摄入量为 1.2 g);应保持适当体重,避免体重过重、过低或波动过大。

（4）及时发现与尽早确诊。着力于对肌少症高危因素的早期辨识。对疑似病例，尤其是有衰弱、易跌倒、行走困难、步态迟缓、四肢瘦弱无力等症状的老年人，若男性小腿围＜34 cm、女性小腿围≤33 cm，强烈建议就医进行肌少症的专业评估。

（5）强化对跌倒问题关注与预防措施普及。在老年群体中积极开展防跌倒知识的宣传教育工作。当老年人出现跌倒尤其是反复跌倒时，应进行肌少症、跌倒风险评估，并积极干预以避免造成严重功能下降和身体损害。

（6）做好慢病管理。定期体检，早期发现和干预导致肌少症的高风险急慢性疾病；诊疗中需根据综合评估结果进行全人、个体化管理，避免出现肌少症。

（7）重视非自愿性体重下降。体重近期（半年内）下降超过 5％应引起老年人重视，及时就诊。

（8）避免绝对静养。提倡老年人根据身体状况坚持适宜的体力活动，如行走、打太极拳等，避免因长期卧床、受伤和术后绝对静养引起或加重肌少症，特别是有心脑血管疾病的老年人，更应适量活动。

总之，如果在门诊中早期识别到肌少症可疑人群，应及早进行宣教及生活方式干预，避免其发展。遇到罹患肌少症的人群，应重视防跌倒干预，及时进行营养干预及运动方案制订，避免疾病进展及不良事件发生。

# 主要参考文献

[1]《中成药治疗血管性痴呆临床应用指南》标准化项目组,中成药治疗血管性痴呆临床应用指南(2020 年).中国中西医结合杂志,2021,41(3):273 - 279.

[2] 陈聪,史蕾,耿连霞,等.女性压力性尿失禁患者运动康复的研究进展[J].中华现代护理杂志,2024,30(12):1665 - 1670.

[3] 程晓菲,代金刚.五禽戏现代研究进展[J].河南中医,2018,38(1):151 - 154.

[4] 郭玉红.高血压患者的生活与用药调护[J].中国民间疗法,2016,24(1):88 - 89.

[5] 国家卫生健康委能力建设和继续教育中心疼痛病诊疗专项能力提升项目专家组,程志祥,刘先国,等.中国慢性腰背痛诊疗指南(2024 版)[J].中华疼痛学杂志,2024,20(01):4 - 22.

[6] 国家卫生健康委医政医管局.精神障碍诊疗规范(2020 年版)[M].北京:人民卫生出版社,2020:426 - 432.

[7] 何书励,刘鹏举,王勃诗,等.肌少症膳食指导与营养补充剂使用共识[J].实用老年医学,2023,37(6):649 - 652.

[8] 侯晓,李霞,孙群,等.女性盆底功能障碍性疾病诊治流程及物理康复技术临床应用——定义、流行病学、发病机制及物理康复技术概要[J].生殖医学杂志,2024,33(3):277 - 282.

[9] 黄宏兴,史晓林,李盛华,等.肌少-骨质疏松症专家共识[J].中国骨质疏松杂志,2022,28(11):1561 - 1570

[10] 金星明,静进.发育与行为儿科学[M].2 版.北京:人民卫生出版社,2022:158 - 163.

[11] 李会会,王翔,詹红生."凝肩"的中西医诊治进展[J].中国中医骨伤科杂志,2019,27(09):85 - 88.

[12] 刘娟,丁清清,周白瑜,等.中国老年人肌少症诊疗专家共识(2021)[J].中华老年医学杂志,2021,40(8):943 - 952.

[13] 刘盼盼,张晶晶,梁冰燚.基于八段锦运动的Ⅱ期心脏康复运动处方对 STEMI 行 PCI 术后患者的影响[J].中国疗养医学,2024,33(1):42 - 45.

[14] 刘晓辉.运用传统康复技术治疗 2 型糖尿病疗效观察[J].中医临床研究,2018,10(34):3.

[15] 刘雪曼.儿童语言发育迟缓与语言评估[J].中国听力语言康复科学杂志,2019,17(3):161 - 165.

[16] 刘雪曼.语言发育迟缓和语言障碍以及相关发育障碍性疾病的综合评估及鉴别诊断的临床思考框架[J].中华儿科杂志,2021,59(11):901 - 904.

[17] 马晓贞,张成宇,杜珂,等.中医外治法治疗高血压的研究进展[J].中外医学研究,2024,

22(4):161 - 164.

[18] 孟醒,熊兴江.《高血压中医诊疗专家共识》解读[J].中国实验方剂学杂志,2022,28(11):192 - 205.

[19] 倪秀石,吴方,宋娟,等.老年人认知障碍评估中国专家共识(2022)[J].中华老年医学杂志,2022,41(12):1430 - 1440.

[20] 秦晓宽,孙凯,徐卫国,等.腰椎间盘突出症中医循证实践指南[J].西部中医药,2024,37(5):1 - 15.

[21] 社区成人血脂管理中国专家共识撰写组.社区成人血脂管理中国专家共识(2024年).中华全科医师杂志,2024,23(3):220 - 228.

[22] 沈妍交,郝秋奎,张蒙,等.老年肌少症综合干预循证临床实践指南[J].中国循证医学杂志,2024,24(4):1 - 7.

[23] 孙振晓,孙宇新,于相芬.SF - 36量表在颈椎病患者中的信度及效度研究[J].山东医学高等专科学校学报,2017,39(05):335 - 339.

[24] 王海燕,张雪君,陈梦玲,等.中医诊治肩周炎研究进展[J].实用中医药杂志,2023,39(11):2291 - 2294.

[25] 王珏莲,潘静琳,黄仲羽,等.国医大师邓铁涛调理脾胃治未病理论与实践探析[J].广州中医药大学学报,2018,35(3):525 - 528.

[26] 杨汀.慢性呼吸疾病康复临床操作路径[M].北京:人民卫生出版社,2020:81 - 86.

[27] 于红蕊,陈珂.冠心病患者的中医养生调护[J].中国中医药现代远程教育,2020,18(8):48 - 49.

[28] 余昆,谢珍国,余志海,等.中国成年女性尿失禁患病率的meta分析[J].中国循证医学杂志,2019,19(01):36 - 43.

[29] 张慧君.针灸联合中医辨证治疗老年痴呆的临床观察.中西医结合心血管病电子杂志,2019,7(19):160 - 162.

[30] 赵青喜.慢性阻塞性肺疾病康复治疗概况[J].广西中医药大学学报,2021,24(3):62 - 66.

[31] 中国健康管理协会临床营养与健康分会,中国营养学会临床营养分会,《中国健康管理学杂志》编辑委员会,等.血脂异常医学营养管理专家共识.中华健康管理学杂志,2023,17(8):561 - 573.

[32] 中国康复医学会.骨质疏松症康复指南(上)[J].中国康复医学杂志,2019,34(11):1265 - 1272.

[33] 中国康复医学会脊柱脊髓专业委员会,中华医学会骨科学分会骨科康复学组.中国非特异性腰背痛临床诊疗指南[J].中国脊柱脊髓杂志,2022,32(3):258 - 268.

[34] 中国康复医学会脊柱脊髓专业委员会基础研究与转化学组.腰椎间盘突出症诊治与康复管理指南[J].中华外科杂志,2022,60(5):401 - 408.

[35] 中国心血管健康与疾病报告编写组,胡盛寿,王增武.《中国心血管健康与疾病报告2022》概要[J].中国介入心脏病学杂志,2023,31(7):485 - 508.

[36] 中国血脂管理指南修订联合专家委员会,李建军,赵水平,等.中国血脂管理指南(2023年).中国循环杂志,2023,38(3):237 - 271.

[37] 中国中医药研究促进会中西医结合心血管病预防与康复专业委员会.稳定性冠心病中

西医结合康复治疗专家共识[J].中西医结合心脑血管病杂志,2019,17(3):321-329.

[38] 中华医学会,中华医学会杂志社,中华医学会全科医学分会,等.冠心病心脏康复基层指南(2020年)[J].中华全科医师杂志,2021,20(2):150-165.

[39] 中华医学会,中华医学会杂志社,中华医学会消化病学分会,等.慢性便秘基层诊疗指南(2019年)[J].中华全科医师杂志,2020,19(12):1100-1107.

[40] 中华医学会,中华医学杂志社,中华医学会全科医学分会,等.高血压基层诊疗指南(2019年)[J].中华全科医师杂志,2019,18(4):301-313.

[41] 中华医学会骨质疏松和骨矿盐疾病分会,章振林.原发性骨质疏松症诊疗指南(2022)[J].中国全科医学,2023,26(14):1671-1691.

[42] 中华医学会骨质疏松和骨矿盐疾病分会.原发性骨质疏松症诊疗指南(2022)[J].中华内分泌代谢杂志,2023,39(5):377-406.

[43] 中华医学会呼吸病学分会慢性阻塞性肺疾病学组,中国呼吸系统疾病基层诊疗与管理指南制定专家组.中国慢性阻塞性肺疾病基层诊疗与管理指南(2024年)[J].中华全科医师杂志,2024,23(6):578-602.

[44] 中华医学会呼吸病学分会慢性阻塞性肺疾病学组,中国医师协会呼吸医师分会慢性阻塞性肺疾病工作委员会.慢性阻塞性肺疾病诊治指南(2021年修订版)[J].中华结核和呼吸杂志,2021,44(3):170-205.

[45] 中华医学会老年医学分会.预防老年人肌少症核心信息中国专家共识(2021)[J].中华老年医学杂志,2021,40(8;953-954).

[46] 中华医学会内分泌学分会.中国高尿酸血症与痛风诊疗指南(2019)[J].2020,36(1):1-13.

[47] 中华医学会内分泌学分会.中国高尿酸血症与痛风诊疗指南(2019)[J].中华内分泌代谢杂志,2020,36(1):1-13.

[48] 中华医学会消化病学分会胃肠动力学组,功能性胃肠病协作组.中国慢性便秘专家共识意见(2019,广州)[J].中华消化杂志,2019,39(9):577-598.

[49] 中华中医药学会.慢性阻塞性肺疾病中医诊疗指南(T/CACM1319-2019)[S].2019-04.

[50] 中华中医药学会女性压力性尿失禁中医诊疗指南项目组.女性压力性尿失禁中医诊疗指南(2023)[J].中医杂志 2024,65(13):1408-1416.

[51] 中华中医药学会心血管病分会.高血压中医诊疗专家共识[J].中国实验方剂学杂志,2019,25(15):217-221.

[52] 中华中医药学会心血管病分会.冠心病稳定型心绞痛中医诊疗指南[J].中医杂志,2019,60(21):1880-1890.

[53] 中医康复临床实践指南·腰痛(腰椎间盘突出症)制定工作组,章薇,娄必丹,等.中医康复临床实践指南·腰痛(腰椎间盘突出症)[J].康复学报,2021,31(4):265-270.

[54] 周莹莹,王春南,张欢.中医外治法治疗小儿脑瘫概况[J].实用中医内科杂志,2018,32(11):68-70.

[55] 朱丽娟,江华,朱开欣.南京市产妇盆底功能障碍性疾病的流行病学研究[J].中国妇幼保健,2020,35(19):3544-3546.

[56] Frank Jessen, Rebecca E Amariglio, Rachel F Buckley, et al. The characterisation of

subjective cognitive decline [J]. Lancet Neurol, 2020,19(3):271 - 278.

[57] Huang K, Yang T, Xu J, et al. Prevalence, risk factors, and management of asthma in China: a national crosssectional study [J]. Lancet, 2019,394(10196):407 - 418.

[58] Palmieri S, De Bastiani S S, Degliuomini R, et al. Prevalence and severity of pelvic floor disorders in pregnant and postpartum women [J]. Int J Gynaecol Obstet, 2022,158(2): 346 - 351.

[59] Safiri S, CarsonChahhoud K, Noori M, et al. Burden of chronic obstructive pulmonary disease and its attributable risk factors in 204 countries and territories, 19902019: results from the global burden of disease study 2019 [J]. BMJ, 2022,378:e069679.

[60] Wang C, Xu J, Yang L, et al. Prevalence and risk factors of chronic obstructive pulmonary disease in China (the China Pulmonary Health [CPH] study): a national crosssectionalstudy [J]. Lancet, 2018,391(10131):17061717.